不寐古今汇录

主审◎陈宝田

主编◎赵云燕　谢　炜

SPM 南方传媒

广东科技出版社

全国优秀出版社

·广州·

图书在版编目（CIP）数据

不寐古今汇录 / 赵云燕，谢炜主编. -- 广州：广东科技出版社，2024.10
ISBN 978-7-5359-8323-7

Ⅰ. ①不… Ⅱ. ①赵… ②谢… Ⅲ. ①失眠－中医治疗法 Ⅳ. ①R277.797

中国国家版本馆CIP数据核字(2024)第082513号

不寐古今汇录
Bumei Gujin Huilu

出 版 人：严奉强
责任编辑：曾永琳　王　珈
装帧设计：友间文化
责任校对：曾乐慧　杨　乐
责任印制：彭海波
出版发行：广东科技出版社
（广州市环市东路水荫路11号　邮政编码：510075）
销售热线：020-37607413
https://www.gdstp.com.cn
E-mail：gdkjbw@nfcb.com.cn
经　　销：广东新华发行集团股份有限公司
印　　刷：广州一龙印刷有限公司
（广州市增城区荔新九路43号1幢自编101房　邮政编码：511340）
规　　格：787 mm × 1092 mm　1/16　印张28　　字数755千
版　　次：2024年10月第1版
2024年10月第1次印刷
定　　价：168.00元

编委会

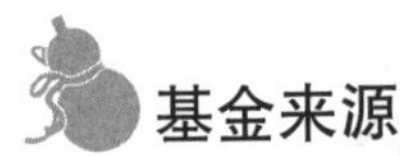

基金来源

陈宝田全国名中医传承工作室（G623291031）

广东省名中医传承工作室建设项目（穗卫中医〔2022〕3号）

第七批全国老中医药专家学术经验继承工作（G623291027）

中医药师承薪火工程（G623291019）

广东省中医药重点学科建设项目（中医脑病科）（20220105）

主审、主编简介

陈宝田（1938—），二级教授，主任医师，博士研究生及中医师承制导师，全国名中医，享受国务院政府特殊津贴。推崇中医经典，善用经方合方，擅长治疗内科疑难病症，尤其在中医脑病的基础和临床研究方面取得了突出成绩。陈宝田教授研究头痛近五十年，总结传统中医治疗头痛的理论和实践，并结合自身临证体会，提出“头部多风，多瘀，多湿，多虚，四者杂合而致”的慢性头痛病因病机新理论，被引用于王永炎、严世芸主编的《实用中医内科学（第2版）》，并多次被重要文献引用。成功研制出“正天丸”，成为治疗慢性头痛的专药之一，该药被誉为头痛“克星”。主编了《经方的临床应用》《时方的临床应用》《头面部疼痛诊断治疗学》等著作，发表过科研论文50余篇。获全军科技进步奖二等奖2项、三等奖4项，广东省中医药科技进步奖二等奖1项。除了“正天丸”外，他还成功研制了“泻必止”“头痛新一号冲剂”等药物。

谢炜（1964—），二级教授，主任医师，博士研究生导师，广东省名中医，国家中医药管理局中医脑病重点学科及重点专科带头人，国家中医药管理局陈宝田名老中医传承工作室负责人，中华中医药学会脑病分会常委，中国民族医药学会脑病分会头痛学组组长，广东省中西医结合学会综合医院中医专业委员会主任委员。在临床上，谢炜教授擅长中西医结合诊治各类头痛、癫痫、脑血管病、帕金森病、眩晕、颈椎病、抑郁焦虑障碍、不宁腿综合征、失眠及其他系统常见疾病等。科研方向主要包括“慢性头痛病因病机及规范化治疗的研究”和“癫痫的中医药防治及机制研究”，提出癫痫及癫痫共病抑郁“从肝论治”的学术观点，并应用自拟方“柴胡疏肝汤”对癫痫进行治疗，取得较好的疗效。作为主要研究人员研制了急性感染性腹泻的中药新药“连番止泻胶囊”，获得国家新药证书；主持国家自然科学基金项目5项，省部级科研课题10余项，发表学术论文80余篇；获得发明专利2项；获省部级科技进步奖二等奖1项、三等奖3项。

赵云燕，1964年生，二级教授，硕士研究生导师，广东省名中医，二级主任医师，广东省、广州市优秀中医人才，全国老中医药专家学术经验继承人。现任广东省中西医结合学会疼痛专业委员会主任委员、广东省传统医学会副会长、广东省中医药学会疑难病专业委员会副主任委员、广东省中医药学会重症医学专业委员会副主任委员、广东省健康管理学会重症医学专业委员会副主任委员、广东省医学会重症医学分会常委等。赵云燕教授擅治多器官功能障碍重症及顽固性咳喘、失眠、抑郁焦虑障碍、眩晕、痛症、结节性疾病、口腔溃疡等疑难杂症，尤其擅长肿瘤术后消化功能障碍，胃肠溃疡性疾病，食管炎，胃炎，结肠炎，急、慢性肝炎和胰腺炎等消化系统疾病的中西医诊治。自拟“通腑泻肺汤”治疗急性胃肠损伤，取得了良好的临床疗效。主要科研领域为胃肠功能障碍性疾病等。主持广东省自然科学基金10余项，主编医学著作3部，副主编5部，发表论文30余篇，获广东省科技进步奖二等奖1项，广州市科技成果1项。

出版说明

不寐，即西医所称的“失眠”，是以经常不能获得正常睡眠为特征的一类病证，主要表现为睡眠时间、深度的不足。轻者入睡困难，或寐而不酣，或醒后不能再寐；重者彻夜不寐。在《黄帝内经》中，称其为“不得卧”“目不瞑”。《2018中国睡眠质量调查报告》中的数据显示，在对全国近10万人的调研后发现，83.81%的人受睡眠问题困扰，16%的人夜间睡眠不足6小时，可见目前我国居民的睡眠状况不容乐观。失眠不仅会降低患者的生活质量，影响患者工作和生活，还会引发一系列躯体和精神疾病，如心血管病、代谢性疾病、癌症、抑郁症等，甚至还可能诱发交通事故等意外事件而危及个人及公共生命、财产安全，对个人及社会都造成了严重的负担，因此，如何有效地对失眠进行防治是值得认真研究的课题。

中医认为不寐与饮食不节、情志失常、劳倦、思虑过度及病后、年迈体虚等因素相关，导致心神不安，神不守舍。不寐的病位主要在心，与肝、脾、肾关系密切。因心主神明，神安则寐，神不安则不寐。血由水谷精微所化，上奉于心，则心得所养；受藏于肝，则肝柔和；统摄于脾，则生化不息；调节有度，化而为精，内藏于肾，肾精上承于心，心气下交于肾，阴精内守，卫阳护于外，阴阳协调，则神志安宁。如思虑、劳倦伤及诸脏，精血内耗，心神失养，神不内守，阳不入阴，将导致顽固性不寐。治疗当以补虚泻实，调整脏腑阴阳为原则。实证泻其有余，如疏肝泻火、清化痰热、消导和中；虚证补其不足，如益气养血、健脾、补肝益肾。在此基础上安神定志，如养血安神、镇惊安神、清心安神。

笔者长期从事有关不寐的基础研究，也积累了较为丰富的临床经验。通过多年的临证经验，发现失眠发生发作的关键因素在于肝脏生理功能失常，主张用“调肝安神，调和阴阳”来辨治失眠。并且，根据失眠患者病程的不同，总结“二期二方”进行分期治疗。短期失眠宜健脾养心、和胃疏肝，予自拟“佛手宁神方”；长期失眠宜疏肝解郁、调肝安神、调和阴阳，予柴胡桂枝汤治疗，临床疗效显著。

长期的古籍阅读，使笔者在不寐的中医治疗中受益匪浅，同时也深刻认识到古人的智慧，整理中医药古籍还能为科学研究提供丰富的文献基础，为教学提供系统的参考资料。故特编撰此书，以整理和总结从春秋战国时期至清代的古籍中与不寐相关的描述，以及近现代中医与西医对失眠的研究进展，并汇总了一部分近现代医家的医案与临证经验，以便更好地服务中医临证者和广大群众。

本书纵贯古今，时间跨度从远古医学起源至今，分为春秋战国、秦汉、三国两晋南北朝、隋唐五代、两宋、辽夏金元、明代、清代、近现代九个时期，较全面地搜录与不寐相关的古籍内容，在以时间为一级分类标准的前提下，对选录的古籍内容以病名、病因病机、诊断、鉴别诊断、治疗（针灸、方药）、预防调摄等方面进行二次分类，并在每条摘录的原文下撰写按语（为本次整理之特色），以利于中医药工作者和大众更好地理解、思考与应用，为本书整理研究之初衷。此外，本书还整理了近现代中医与西医在不寐领域的研究进展，摘录了部分近现代中医名家的不寐临证医案和临证经验，在书末亦附上了笔者多年辨治不寐的临证经验，以供广大临床医生参考。

本书的出版得到了“陈宝田全国名中医传承工作室、广东省名中医传承工作室建设项目（穗卫中医〔2022〕3号）”等相关课题的资助。在编写过程中，全体编写人员竭尽心智，力求完美，但因时间仓促，工作量大，加之编者水平有限，书中疏漏不足之处，谨望读者不吝指教。

谢　炜

2024年11月16日

目录

Contents

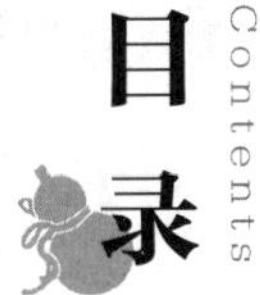

第五章 两宋时期

第六章 辽夏金元时期

第七章 明代时期

第八章 清代时期

第九章 近现代研究进展

第十章 近现代名医经验

附 录

第一章 春秋战国时期

人类对不寐疾病的认识早在春秋战国时期就已开始，此时期对不寐的病名、病因、病机、临床表现、诊断、治疗及预后在《黄帝内经》中已有初步的记载，尤其在对不寐病因病机的认识上奠定了中医理论基础，提出了一些基本的治则、方药运用及针灸治疗方法，大大发挥了中医在治疗不寐疾病方面的特长及优势。但是，该时期对于不寐的认识仍处于萌芽、探索阶段，还存在着无统一病名、症状叙述，也无主治不寐的方药。如在《黄帝内经》中“不得卧”“卧不安”等以“卧”来称名者，含有两个义项，即不能安卧和不能安眠，这要结合文章的具体内容加以分辨。对此，后世医家和学子需详读古籍，揣摩古代医家对于疾病的描述及思考，不能拘于前人经验，更不能不加思索而照搬前人所述所用。

“不寐”一词出现较早，可远溯至春秋时期的《诗经》，如“耿耿不寐，如有隐忧”“明发不寐，有怀二人”，以及存在于屈原的《远游》、屈原弟子宋玉的《九辨》等诗辞、典籍之中，而在中医学典籍中作为病名则首见于《难经·四十六难》：“老人卧而不寐，少壮寐而不寤者，……故昼日不能精，夜不得寐也。”在现存医学文献中，有关不寐病证的最早记载在马王堆汉墓出土的帛书《十问》《阴阳十一脉灸经》《足臂十一脉灸经》中，三书始将本证称为“不卧”“不能卧”“不得卧”。该时期与不寐意思相同或相近的名称还有“不得眠”“目不瞑”“夜不瞑”等。

在奠定中医学基础理论的经典著作《黄帝内经》中对不寐病因病机的论述已较为详细，包括其病因病机、临床表现、针刺治疗。其对睡眠生理的叙述多见于《灵枢》，天地万物阴阳消长变化，营卫的循行是人体睡眠产生的生理基础。《黄帝内经》从经络气血失衡到脏腑寒热气机失调，阐述睡眠规律被打破产生不寐的病因病机，其创立不寐为阳不入于阴的理论作为该病基本病机被后世医家广泛采用，并奉为圭臬。在治疗上，《黄帝内经》为后世确立了基本原则，即“补其不足，泻其有余，调其虚实，以通其道而去其邪”及“决渎壅塞，经络大通，阴阳得和”的失眠治疗原则，并创造性地提出半夏秫米汤治疗，使阴阳通，脾胃和，其人入睡。此外，《黄帝内经》也提出失眠的调养法则，指出人的日常活动需顺应营卫之气运行。

一、《足臂十一脉灸经》

《足臂十一脉灸经》，撰成于公元前168年以前，是现存最早的经络专著。系1973年自湖南长沙马王堆汉墓出土之帛书。记述了足太阳、足少阳、足阳明、足少阴、足太阴、足厥阴、臂太阴、臂少阴、臂太阳、臂少阳、臂阳明十一脉之走向均由四肢末端流向躯体中心或头面方向，有向心性的规律；其治病均用灸法，反映了早期经络学说之面貌。《足臂十一脉灸经》和《灵枢·经脉第十》从内容到词句，均有许多相同之处，说明它们之间存在某种传承关系。《足臂十一脉灸经》较为古朴，成书年代似较《黄帝内经》更早，故可以说《灵枢·经脉第十》是《足臂十一脉灸经》理论的进一步发展。《足臂十一脉灸经》提出了“不得卧”为足厥阴脉之病的证候之一。

【原文】《足臂十一脉灸经》

足卷（厥）阴（脉）：循大指间，以上出胻内兼（廉）①，上踝八寸。……其病：病胜（脞）瘦②（搔），多弱（溺）③，者（嗜）饮，足怫（胕）種（肿），疾畀（痹）。诸病此物者，皆久（灸）卷（厥）阴温（脉）。皆有此五病者，有（又）烦心，死。三阴之病乱，（不）过十日死。循（脉）如三人参舂不过三日死。……烦心，有（又）复（腹）张（胀），死。不得卧，有（又）烦心，死。唐（溏）泄恒出，死。三阴病杂以阳病，可治。

【按语】

肝气不调是不能安卧的病因病机。足厥阴脉之病，若患者出现不能入睡，伴心烦意乱症状，则预后不良。肝藏魂，心主神，脏腑间由经络互相联

---

① 内廉：指内侧。如《医宗金鉴·刺灸心法要诀》所述：“其支者，从腕后直出次指内廉，出其端。”

② 胜（cuǒ）瘦：胜，疑“脞”字之误，指髀部。而髀，又称“股”。《灵枢·经脉第十》分称“髀阳”“股阴”。《足臂十一脉灸经》则未细分，“胜瘦”一说指大腿肉消瘦，一说“瘦”通“搔”，意指大腿瘙痒。

③ 溺（niào）：此处弱通“溺”，同“尿”，即此处意指多尿症状。

络、沟通，若肝气不舒，母病及子，易致心气不足，故魂不守舍、神不得安，因而夜不能寐。

二、《阴阳十一脉灸经》

《阴阳十一脉灸经》为经络专著，撰成于公元前168年以前，稍晚于《足臂十一脉灸经》，系1973年自湖南长沙马王堆汉墓出土之帛书。该书记述了足钜阳脉、足少阳脉、足阳明脉、肩脉、耳脉、齿脉、足太阴脉、足厥阴脉、足少阴脉、臂钜阳脉、臂少阴脉十一脉循行路线及各脉之是动病、所生病。治疗均用灸法。其脉之循行方向较《足臂十一脉灸经》有所调整，出现了肩脉由头部起始，经上肢外侧而止于手部；足太阴脉由少腹起始，经下肢内侧而止于足部的远心性方向。但脉与脉之间尚没有相互衔接之联系。亦可以说《灵枢·经脉第十》是《阴阳十一脉灸经》理论的进一步发展。《阴阳十一脉灸经》中提出了“不得卧”为胃脉所生病的证候之一。

【原文】《阴阳十一脉灸经》甲本

大（太）阴脉，是胃脉蔟[①]殹（也）。彼[②]（被）胃，出鱼股阴下廉，腨上廉，出内踝之上廉。是动则病：上当走心，使复（腹）张（胀），善噫，食欲欧（呕），得后与气则怢然衰。是钜阴脉主治其所产病：◎◎，心烦，死；心痛与复（腹）张（胀），死；不能食，不能卧，强吹[③]（欠），三者同则死；唐（溏）泄，死；水与闭同则死；为十病。

---

① 蔟（cù）：《说文解字》中曰“蔟，行蚕蓐”。蚕蔟即供蚕作茧的东西，用稻麦秆等堆聚而成。此处形象地表明太阴脉为胃气汇聚之经脉。

② 彼：《说文解字》指出“彼，往有所加也”。本义即与所据相对者。本条文中通“被”，有“覆盖”之意，如《促织》中的“成归，闻妻言，如被冰雪”。此处或可译为“太阴脉之气凝聚于胃”。或作动词，有“分散、散开”之意，译为“太阴脉经胃走行”。

③ 吹：此处通“欠”。《说文解字》述：“欠，张口气悟也。”故古义多作打哈欠之意。“欠”亦有欠缺之意，如陆游《老学庵笔记》中的“甚妙，但似欠四字耳”。故此处可译为反复呃逆、短气。

【按语】

胃经失运是不能安卧的病因病机。该书指出，足太阴胃脉所生病中，患者出现不能饮食、不能睡眠、呃逆喘息三种症状，为死亡之候。《阴阳十一脉灸经》乙本则提出“（巨阴）脉：是胃脉也，……不食，不卧，强欠，三者同则死”。将“不能食”“不能卧”称为“不食”“不卧”。此外，《足臂十一脉灸经》和《阴阳十一脉灸经》都将不能卧作为死候之一认识，虽然受到时代医疗技术制约，但“不能卧”提示着经脉之气不循常度的观点仍适用于中医理论。尤其《阴阳十一脉灸经》中认为“不能卧”为胃腑所生疾病，为《黄帝内经》中“胃不和则卧不安”提供了经络理论依据，并为后世医家“胃不足则不得眠”的观点奠定了理论基础。

三、《黄帝内经》

《黄帝内经》是一部综合性的医书，也是中国最早的医学典籍，奠定了人体生理、病理、诊断以及治疗的认识基础，是影响极大的一部医学著作，被称为“医之始祖”。其成书于战国时期至秦汉时期，在东汉至隋唐时期仍继续修订和补充。《黄帝内经》包括《素问》和《灵枢》两部分，其基本素材来源于中国古人对生命现象的长期观察、大量临床实践以及简单的解剖学知识，基本内容包括整体观念、阴阳五行、脏象经络、病因病机、诊治法则、预防养生和运气学说等。《素问》重点论述了脏腑、经络、病因、病机、病证、诊法、治疗原则以及针灸等内容。《灵枢》是《素问》不可分割的姊妹篇，内容与之大体相同。除了论述脏腑功能、病因、病机之外，还重点阐述了经络、腧穴的分布，针具、刺法及治疗原则等。

《黄帝内经》记载了“不得卧”“卧不安”“卧不得安”“不得安卧”“不卧”“不能卧”“少卧”“目不瞑”“夜不瞑”“不夜瞑”“不能眠”等。以“卧”而称者共有25处，其中以称“不得卧”者为最多，计15处。以“瞑”而称者仅4处，其中称“目不瞑”者2处；以“眠”而称者仅有1处，称为“不得眠”，散见于《灵枢·营卫生会第十八》《灵枢·邪客第七十一》

《灵枢·大惑论第八十》《素问·逆调论篇第三十四》《素问·病能论篇第四十六》《素问·刺热篇第三十二》等20余篇文献之中。《黄帝内经》中记载了大量不寐的相关叙述，包括病因病机、临床表现、针刺治疗、治法方药及调摄养生。

1. 病名

【原文】《素问·逆调论篇第三十四》

帝曰：人有逆气不得卧而息有音者，有不得卧而息无音者，有起居如故而有音者，有得卧行而喘者，有不得卧不能行而喘者，有不得卧卧而喘者，皆何脏使然，愿闻其故。岐伯曰：不得卧而息有音者，是阳明之逆也。足三阳者下行，今逆而上行，故息有音也。阳明者，胃脉也，胃者，六府之海，其气亦下行。阳明逆，不得从其道，故不得卧也。《下经》曰："胃不和，则卧不安。"此之谓也。

【按语】

《黄帝内经》所指的"胃不和，则卧不安"是最早对失眠病机的文献记载。此段意即因胃主通降，"其气亦下行"，其道乃"通降之道"，阳明胃脉气机发生紊乱，不能顺其本来的通道运行，故而发为卧不安寐。"胃和"为"夜寐"之前提条件，"胃和"则"卧安"，因此，"卧不安"之辨证依据，须以"胃不和"为其法度之一。而胃之主要生理功能是主受纳、腐熟水谷，主通降，以降为和。凡影响此二者，必使胃气受伤，通降失衡，皆为"胃不和"也，则致失眠。后世医家延伸为凡脾胃不和、痰湿、食滞内扰以致夜寐不安者均属于此。

2. 病因病机

【原文一】《灵枢·脉度第十七》

跷脉者，少阴之别，起于然骨之后。上内踝之上，直上循阴股，入阴，上循胸里，入缺盆，上出人迎之前，入頄，属目内眦，合于太阳，阳跷而上行，气并相还，则为濡目，气不荣则目不阖。

【按语】

《黄帝内经》指出跷脉经气之盛衰决定着人体的觉醒与睡眠。寤寐的生理状态通过跷脉主目之开阖的功能来体现，阴跷脉气盛则目阖而入睡，阳跷脉气盛则清醒而目张，阴阳跷脉失司则不寐。神不守舍，睡眠和觉醒是由神的活动来主宰，神源于脑髓，神统摄于心，“心主血脉，心藏神，脉舍神”。瘀血阻滞血脉，血不养心则神不守舍，若人之气血虚弱，营卫失和，跷脉失司，可引起失眠。

【原文二】《灵枢·营卫生会第十八》

黄帝曰：老人之不夜瞑者，何气使然？少壮之人，不昼瞑者，何气使然？岐伯答曰：壮者之气血盛，其肌肉滑，气道通，营卫之行，不失其常，故昼精而夜瞑。老者之气血衰，其肌肉枯，气道涩，五脏之气相搏，其营气衰少而卫气内伐，故昼不精，夜不瞑。

【按语】

此处采用对比法阐述睡眠的自然规律之常。人之“气血盛”，方能“昼精而夜瞑”；“气血衰”，则“昼不精而夜不瞑”，故气血充盛虚衰与否，直接关系到人之“夜瞑”与“夜不瞑”。青少年气血旺盛，肌肉壮实，气道畅通，营卫运行有序，故白天精神饱满，晚上睡得熟；老人之夜不瞑者，是因其营阴衰少，卫阳内伐，阴阳不交，日间阳气不足，故无精神，夜间阳不能入阴故不瞑，这提示气血充盛对维持睡眠的重要性。

【原文三】《灵枢·寒热病第二十一》

阴跷、阳跷，阴阳相交，阳入阴，阴出阳，交于目锐眦。阳气盛则瞋目，阴气盛则瞑目。

【按语】

上文指出阴跷、阳跷气血流注乃寤寐之兆始。阴阳跷脉调节全身经络气血，阳跷脉交通两侧阳经脉气，主一身左右之阳；阴跷脉交通左右两侧阴经脉气，主一身左右之阴，故阴阳跷脉协调一身阴阳之气，其脉气推动营卫二气运行。由于阴阳跷脉皆交会于目内眦，故中医认为跷脉濡养眼目，司眼睑开阖。阴阳失调，卫气留于阳，致阳气、阳跷脉盛，而阴气虚，阴阳不得相交，故目不瞑而失眠。

【原文四】《灵枢·淫邪发梦第四十三》

黄帝曰：愿闻淫邪泮衍奈何？岐伯曰：正邪从外袭内，而未有定舍，反淫于脏，不得定处，与营卫俱行而与魂魄飞扬，使人卧不得安而喜梦。

【按语】

上文论述了由于五脏六腑的虚实不同而致多梦、卧不得安的具体情况。“魂”伴随心神活动而产生思维意识，影响人的睡眠质量，睡眠过程与“魂”相关。清代大医唐容川认为：“夜则魂归于肝而能寐。”但若肝中有邪气，魂不得归，就会导致肝魂妄动，出现卧不得安、夜梦纷纭的症状。且“梦乃魂魄役物，恍有所见之故也”，若是因邪气伤肝所致，伴有多梦症状的不寐病治法当以祛邪安魂为主。

【原文五】《灵枢·大惑论第八十》

黄帝曰：病而不得卧者，何气使然？岐伯曰：卫气不得入于阴，常留于阳，留于阳则阳气满，阳气满则阳跷盛，不得入于阴则阴气虚，故目不瞑矣。

【按语】

《黄帝内经》认为患病者邪气侵扰其卫气的正常运行，使得卫气不得入于阴分，就形成阴气虚，阴虚不能敛阳的病理状态，故不能闭目安眠。在病理上，营卫之气的循行不循常度，对睡眠的影响也是由于它致使阴阳脉的脉气异常。此阳盛阴衰者，阳盛者在于烦劳则张；阴虚者，在于精生于谷不足，故中老年食少事繁多见此证。

【原文六】《灵枢·口问第二十八》

阳气尽，阴气盛，则目瞑；阴气尽而阳气盛，则寤矣。

【按语】

上文指出人体阴阳盛衰与寤寐直接相关。在生理状态下，如医学名家张志聪所注："日暮在外之阳气将尽，而阴气渐盛，则目瞑而卧。平旦在外之阴气将尽，而阳气渐盛则寤矣，此阴阳之外内也。"而在病理状态下，一般为"多阳者多寤，多阴者多寐"。

【原文七】《灵枢·大惑论第八十》

黄帝曰：人之多卧者，何气使然？岐伯曰：此人肠胃大而皮肤湿，而分肉不解焉。肠胃大则卫气留久；皮肤湿则分肉不解，其行迟。夫卫气者，昼日常行于阳，夜行于阴，故阳气尽则卧，阴气尽则寤。故肠胃大，则卫气行留久；皮肤湿，分肉不解，则行迟。留于阴也久，其气不清，则欲瞑，故多卧矣。其肠胃小，皮肤滑以缓，分肉解利，卫气之留于阳也久，故少瞑焉。

【按语】

上文指出体质因素造成不寐的病因病机。喜卧睡之人，人肠胃偏大，皮肤粗涩，分肉不滑利。肠胃偏大，卫气停留的时间就长；皮肤粗涩，分肉不滑利，卫气就运行得缓慢。卫气运行与人生理状态下的寤寐息息相关，故进一步指出人的寤寐时间长短与人体肠胃大小相关，与"胃不和则卧不安"的理论相契合。

【原文八】《素问·生气通天论篇第三》

因于寒，欲如运枢①，起居如惊，神气乃浮。

【按语】

上文指出卧不安及脉浮为伤寒体征。机体感受寒邪，由于寒邪束闭肌表，阳气被遏，寒胜则阳气不能运输津液出于表为汗。寒气收敛，阳为所

---

① 欲如运枢：据《素问》新校正记载，全元起本和杨上善本"运枢"均作"连枢"。王冰注本误"连"为"运"而强为之说，非经义也。"欲"字疑误。考之旧本繁体字，"運"与"連"形近貌似，极易笔误。所谓连枢，即形容门枢滞碍，完全不能转动之态。欲如连枢，则表示介乎连与不连的中间状态。临床多表现为肢体僵硬不舒、顾盼不能自如等。

束，故不能适意，阳气内遏则劳扰不安而神气不得静。卫得风则热，浮者为风，阳气内扰，神气不静，剧者热甚生风，则起居如惊。因此临床可出现脉浮症状，脉浮也成为伤寒的主要体征之一。卧床多表现为肢体僵硬不舒，顾盼不能自如，卧不安也是伤寒的体征之一。

【原文九】《素问·评热病论篇第三十三》

岐伯曰：水者阴也，目下亦阴也，腹者至阴之所居，故水在腹者，必使目下肿也。真气上逆，故口苦舌干，卧不得正偃，正偃则咳出清水也。诸水病者，故不得卧，卧则惊，惊则咳甚也。

【按语】

上文提出水气病所致不寐的病机。水气之病多源于肾，水气上逆所致的失眠多与肾脏相关。因肾主水，肾虚膀胱气化不利，水液上泛，迫于肺，影响到肺的宣发肃降功能，则可出现咳喘；体位变化将加重咳喘。水邪凌心，迫使心火之气上逆，故口苦咽干，不能仰卧，仰卧则水气上逆而咳出清水。凡是有水气病的人，都因水气上乘于胃而不能卧，卧则水气上凌于心而惊，逆于肺则咳嗽加剧，故水气病多伴不得卧，难以入睡。

【原文十】《素问·病能论篇第四十六》

帝曰：善。人有卧而有所不安者，何也？

岐伯曰：脏有所伤，及精有所之寄则安，故人不能悬其病也。

【按语】

上文阐述了睡卧不宁的原因主要在于五脏有所伤。马莳注释：“此言人有卧而不安者，以脏气伤而精气耗也。盖五脏为阴，各藏其精，脏有所伤，及精有所之，则脏伤而精耗者，卧不安也。必精有所寄，各在本脏而无失，斯安矣。寄者，藏也，如肝藏魂，肺藏魄之类。故凡人有卧不安者，血不归肝，荣气以躁而消亡，卫气不能入于阴，此人之所以不能悬绝其病也。”后世亦有学者认为此处“精”应作“情”理解，指思想集中于一事一物，若损伤脏腑，或情绪过于偏颇，则眠不能安。

3. 临床表现

【原文一】《灵枢·经脉第十》

是主脾所生病者，舌本痛，体不能动摇，食不下，烦心，心下急痛，溏瘕泄，水闭，黄疸，不能卧。

【按语】

上文指出足太阴脾经病循行部位及脾脏功能失调伴不得卧所表现的临床证候。脾经血少气旺，若经气变动，因其脉连舌本，发生舌根强硬的现象；脾为至阴之所，喜燥而恶湿，湿困脾土，蕴久化热，阻滞中焦气机，故食而不下，胃脘胀痛。脾主肌肉，湿邪内蕴，故身重；筋脉失养，故肢体关节不能动摇；足太阴脉上膈注于心中，故脾经失运而烦心，心下急痛；脾经有寒，则溏泄；脾气郁滞，则癥瘕。脾病不能制水则为泄，为水闭，为黄疸，为不能卧。临床上用黄连温胆汤加减治疗此型失眠往往能取得较好的疗效。

【原文二】《灵枢·胀论第三十五》

夫心胀者，烦心短气，卧不安。……脾胀者，善哕，四肢烦悗①，体重不能胜衣②，卧不安。

【按语】

上文指出心胀病与脾胀病可伴有不寐的临床症状。心胀者，乃寒邪犯心所致，症见烦闷、短气而卧不安。心为阳脏，五行属火。心阳能温运血脉，振奋精神，温煦周身。今寒邪犯心，心阳必奋起而抗击，而致心阳不足，心阳衰减则神识衰弱，水谷运化失常，心烦满闷，短气而不寐。脾胀者，湿气归脾，壅塞不行，胃气上逆，故呃逆连连；因脾主运化，主四肢，气滞于脾，故四肢困重。脾土受湿，不能制水，水渍胃肠而溢于皮肤，故感身体沉重无力，难以安睡。

---

① 烦悗（mán）：躁扰闷胀不舒。
② 不能胜衣：指的是自觉身体重滞，难以承受身上所着的衣服。

【原文三】《素问·热论篇第三十一》

伤寒一日，钜阳受之，故头项痛、腰脊强。二日，阳明受之，阳明主肉，其脉挟鼻络于目，故身热、目疼而鼻干，不得卧也。

【按语】

上文阐述了阳明病可伴随不寐症状。伤寒二日，阳明经受邪，阳明主肌肉，足阳明经脉挟鼻络于目，下行入腹，故阳明受邪，入里郁而化火，故身热；热上循于目、鼻，故目疼鼻干；邪热内迫心包，上扰神明，亦可致失眠。

【原文四】《素问·痹论篇第四十三》

肝痹者，夜卧则惊，多饮，数小便，上为引如怀。

【按语】

肝痹等肝脏病变中均可出现睡眠异常的表现。肝痹症状为夜眠多惊，饮水多而小便频数，疼痛循肝经由上而下牵引少腹如怀孕之状。肝藏魂，肝经之气运行不畅则魂不安，故夜卧惊骇，睡眠欠佳；肝痹则气郁化火，消灼津液，故多饮；饮多则小便次数亦多，疏泄失调，故尿亦频。肝主疏泄，其经脉向下过阴器抵少腹，向上循喉咙之后上入颃颡，故肝气郁滞而上下牵引痛。

【原文五】《素问·厥论篇第四十五》

阳明之厥，则癫疾欲走呼，腹满不得卧，面赤而热，妄见而妄言。少阳之厥，则暴聋颊肿而热，胁痛，骭[①]不可以运。太阴之厥，则腹满䐜胀[②]，后不利，不欲食，食则呕，不得卧。

【按语】

此处指出阳明厥证和太阴厥证可伴随不得安卧的临床症状。厥，逆也。太阴、阳明二经病变均可出现“不得卧”的表现，原因是二经受邪，则经气

---

① 骭（héng）：又作“胻”，“胫”也，指小腿。

② 䐜（chēn）胀：意为胀起、胀大。

逆行，气机失常而影响睡眠。但二者不得卧伴随的其他症状不同。足阳明胃经之厥，胃本多气多血，故邪盛可出现疯癫样表现，神志不清，甚至出现幻觉、胡言乱语；胃脉下鬲属胃络脾，故伴腹部胀满；其脉循颐下交承浆也，故面部赤热。太阴厥证除腹胀、不得安卧之外，常伴随大便不爽，不思饮食的症状，以其脉入腹属脾络胃也。后不利者，以其脉之入腹属脾络胃，而厥逆则不利也。不欲食，食则呕者，以其脉之上鬲挟咽连舌本散舌下也。不得卧者，胃不和则卧不安，脾与胃同也。

【原文六】《素问·大奇论篇第四十八》

肝雍，两胠满，卧则惊，不得小便。

【按语】

上文指出肝雍可出现睡卧不安的症状。《素问悬解》注："肝壅则两胁满，肝位于左而脉行两胁也。卧则肝气愈壅，胆气不得降，是以惊生。"联系《素问·痹论篇第四十三》中"肝痹"亦可出现不寐症状，肝脏受损易出现不寐与肝的生理功能有关。肝主藏血，肝脏受邪，影响其藏血功能，则血液运行受到影响。营卫亦不能进行正常循行，卫气运行异常就会出现"不得安卧""不得卧""卧则惊"等症状。

4. 针灸治疗

【原文一】《素问·刺热篇第三十二》

肝热病者，小便先黄，腹痛多卧身热。热争，则狂言及惊，胁满痛，手足躁，不得安卧。庚辛甚，甲乙大汗，气逆则庚辛死。刺足厥阴少阳。其逆则头痛员员[①]，脉引冲头也。

【按语】

此处阐述肝受邪而不能寐的针灸治法。肝藏血，血属阴，肝经热盛，肝失藏血，阴不制阳，故见上述一派阳热之象。肝脏发生热病，先出现小便

---

① 头痛员（yún）员：指头痛状，头晕头痛；员员，语气词。一说"员员"作眩晕貌。

黄、腹痛、多卧、身发热；邪气入脏，与正气交争，可见狂言惊骇、胁肋满痛、手足躁扰而不得安卧。治疗上，应针刺足厥阴肝经及足少阳胆经。若肝气上逆，则见头痛晕眩，乃热邪循肝脉上冲于头所致。

【原文二】《素问·气穴论篇第五十八》

背胸邪系阴阳左右，如此其病前后痛涩，胸胁痛，而不得息，不得卧。

【按语】

此处指出背部及胸部穴位功效与不得卧相关。背与心相控而痛者，悉由任督二脉之为病也。盖任在前，督在后，背为阳，腹为阴，故为前后痛涩等而导致失眠。其在下者斜出尻脉，在上者络胸胁，支心贯膈，上肩加天突，左右斜下肩，交十椎下，所以当刺天突、中枢、胃脘、关元等穴。

【原文三】《素问·诊要经终论篇第十六》

冬刺春分，病不已，令人欲卧不能眠，眠而有见。

【按语】

上文指出针刺治疗需根据四季节气进行。因四季阳气在人体不同层面，而针刺疗法就是通过调节人体经络之气来达到人体自身阴阳协调的，如此治疗乃上上之策。然针刺在春夏秋冬，分别针刺穴位时得由浅入深，因冬季阳气潜藏，这是得针较为深入，若在春季则针刺较浅。若冬季使用春季的刺法，手法较浅，导致精气外泄，易伤了肝气，肝气少，则魂不藏，疾病不愈，使人困倦却睡不着，即便睡着，也会不安稳，易睡中见怪异等物。

5. 治法方药

【原文】《灵枢·邪客第七十一》

今厥气客于五脏六腑，则卫气独卫其外，行于阳，不得入于阴。行于阳则阳气盛，阳气盛则阳跷陷，不得入于阴，阴虚故目不瞑。

黄帝曰：善。治之奈何?

伯高曰：补其不足，泻其有余，调其虚实，以通其道，而去其邪。饮以半夏汤一剂，阴阳已通，其卧立至。

黄帝曰：善。此所谓决渎壅塞，经络大通，阴阳和得者也。愿闻其方。

伯高曰：其汤方以流水千里以外者八升，扬之万遍，取其清五升，煮之，炊以苇薪火，沸置秫米一升，治半夏五合，徐炊，令竭为一升半，去其滓，饮汁一小杯，日三，稍益，以知为度。故其病新发者，复杯则卧，汗出则已矣；久者，三炊而已也。

【按语】

上文论述了邪气内客脏腑，脏腑气机逆乱，阳不入阴所致不寐的病机、治法及方药半夏汤的制法。卫气正常出阳入阴的规律应是昼卫其外，夜安其内。若邪气客于人体，则卫气奋起抗邪于外，而不能入于阴分，则卫气浮盛于体表、脏腑之精气虚于内的病理状态，夜晚阳盛，阳不入阴，精神亢奋，故不眠。《黄帝内经》提出了阴阳失调所致不寐的治则治法，即“补其不足，泻其有余，调其虚实”，并提出了用方药半夏秫米汤治疗。半夏味辛性温，通阳降逆；秫米（即高粱米）味甘性微寒，养阴通利。二者相合，和胃化浊安神，对治疗胃不和所致失眠颇有疗效。

6. 调摄养生

【原文】《素问·生气通天论篇第三》

苍天之气，清净则志意治，顺之则阳气固，虽有贼邪，弗能害也，此因时之序。

故圣人传精神，服天气而通神明。失之则内闭九窍，外壅肌肉，卫气解散，此谓自伤，气之削也。

故阳气者，一日而主外，平旦人气生，日中而阳气隆，日西而阳气已虚，气门乃闭。

是故暮而收拒，无扰筋骨，无见雾露，反此三时，形乃困薄。

【按语】

上文提出了与睡眠卫生相关的调养法则。人体日常活动要顺应营卫之气的运行，白日要加强劳作以助振奋阳气，使阳气从阴出阳；日暮后则要“暮而收拒，无扰筋骨”，有助于在夜间阳气内敛，卫气顺时入营。同时也要加强精神调摄，强调通过人的主观能动性调节自身情绪，保持良好的心态有助于更好的睡眠。

第二章 秦汉时期

秦汉时期的医学文献中有关“不寐”病证的记载相对较少，“不寐”仅作为一个常见的临床症状出现，广大医家对其发生的机制缺乏系统化、理论化的认识，部分证候可帮助分析病机、指导治疗，因而积极搜集整理此时期有关本病病因病机的记载，对丰富而完善中医睡眠医学理论体系，对防治失眠病证具有重要的启发和指导作用。

《难经》是现存的医学文献中最早以“不寐”来命名失眠这类病证的，但《难经》中有关“不寐”的记载极少，在理论上也基本承袭了《黄帝内经》的观点，认为老年人发生“不寐”的病因病机为“气血不足，营卫失和”。

《伤寒论》中对于不寐病证的认识，将《黄帝内经》中营卫、阴阳的理论与临床实践紧密结合，使之进一步深化，并且论及脏腑功能失调对睡眠有直接影响。书中对这类病证的论治，具有明显的六经辨证的特点，对临床治疗更加具有指导意义。如太阳病，是外感风寒之邪的表证阶段，常因失治误治（如过汗、过下等）导致亡阴、亡阳、亡血、伤津，或余邪未尽，邪热扰动胸膈而造成“不得眠”。张仲景对此类病证病因病机的认识，大体上可以归纳为以下四个方面：阴阳气血失调、热邪滋扰、胃腑失和以及精神情志的影响。

《金匮要略》中有关“不寐”的记载分别散在百合、狐惑、虚劳、咳嗽上气、胸痹、痰饮等多种疾病之中，对于临床杂病中出现的不寐病证已有较为深刻的认识，与《伤寒论》中关于此类病证的论述互为羽翼，对后世不寐病证的辨治产生了极大影响。

《神农本草经》以上、中、下三品细致分类，列举了许多具有安魂定志、补五脏、安心益气之品，奠定了不寐的中医用药基础，以供后世医家参考。

通过对秦汉时期医学著作的梳理可以总结出不寐的病因，即外邪侵袭、饮食不节、情志不畅、失治误治或他病所致等因素，导致脏腑失调或经络遏阻，使营卫失和、阳不入阴进而引发不寐。这些关于不寐的论述，在当今临床研究中仍有着深刻的指导意义，值得后世医家借鉴和使用。

一、《黄帝八十一难经》

《黄帝八十一难经》，又称《八十一难》，简称《难经》，是中医现存较早的经典著作。关于《难经》的作者与成书年代历来有不同的看法，一般认为其成书不晚于东汉，内容可能与秦越人（扁鹊）有一定关系。全书共“八十一难”，采用问答方式探讨和论述了中医的一些理论问题，内容包括脉诊、经络、脏腑、阴阳、病因、病机、营卫、腧穴、针刺、病证等方面。其中关于奇经的论述以及八会穴等理论的提出，充实了经络学说的内容；以五行生克规律为指导的整体防治观，用于说明经脉与腧穴的五行属性和生克关系，解释疾病的发生和传变规律，并用于针刺的补泻；以天人相应的内外统一整体观，论述疾病与季节关系、脉象的四时变化、针刺因时制宜，对后世医学理论的发展有深远的影响。《难经》被认为是可以比肩《黄帝内经》的中医经典著作，其寸口诊法，对奇经八脉、三焦和命门的论述均为后世所继承。

《难经》是现存的医学文献中最早以“不寐”来命名失眠这类病证的，但《难经》中有关“不寐”的记载极少，在理论上也基本承袭了《黄帝内经》的观点。

【原文】《难经·论脏腑·四十六难》

经言少壮者，血气盛，肌肉滑，气道通，营卫之行不失于常，故昼日精，夜不寤也。老人血气衰，肌肉不滑，营卫之道涩，故昼日不能精，夜不得寐也。故知老人不得寐也。

【按语】

《难经》首次记载了不寐的病名，并阐述了不寐的病因病机。老人气血虚衰，营卫失调，卫阳昼不行于阳，夜不行于阴，故白天精力不足，晚上睡眠不佳。《灵枢·口问第二十八》亦云“卫气昼日行于阳，夜半则行于阴，阴者主夜，夜者主卧”，且“阳气尽，阴气盛，则目瞑；阴气尽而阳气盛，则寤矣”。正如《类证治裁》曰：“阳气自动而之静，则寐；阴气自静而之动，则寤；不寐者，病在阳不交阴也。”可见，营卫的昼夜运行有如人体内在的生物钟，控制着人体的睡眠觉醒周期。若营卫失和，运行失序；抑或阴血亏虚，阳不得入于阴，势必会导致睡眠障碍，而表现出不寐或多寐。

二、《伤寒论》

《伤寒论》为东汉张仲景所著汉医经典著作，是一部阐述外感病治疗规律的专著，全书共12卷。本书记载了397法和113方，提出了完整的组方原则，介绍了伤寒用汗、吐、下等治法，并将八法具体运用到方剂之中。《伤寒论》确立了六经辨证体系，运用四诊八纲，对伤寒各阶段的辨脉、审证、论治、立方、用药规律等，以条文的形式作了较全面的阐述。对伤寒六经病各立主证治法，如“太阳伤寒”用麻黄汤，“太阳中风”用桂枝汤，归纳总结了不同的病程阶段和证候类型的证治经验。《伤寒论》一书不仅为诊治外感疾病提出了辨证纲领和治疗方法，也为中医临床各科提供了辨证论治的规范，从而奠定了辨证论治的基础，被后世医家奉为经典。

《伤寒论》中称“不得眠”“不得卧”或“卧不安”，所涉及条文有15条，其中兼见烦或躁者有9条，不寐证兼烦躁共载有5首方剂，分别为黄连阿胶汤、栀子豉汤、栀子厚朴汤、猪苓汤和干姜附子汤，方剂配伍精当，疗效可靠，为历代医家所喜用，至今仍有较高的临床应用价值。

1. 临床表现

【原文一】《伤寒论·伤寒例第三》

尺寸俱长者，阳明受病也。当二三日发，以其脉侠鼻，络于目，故身热，目痛鼻干，不得卧。

【按语】

上文阐述了阳明经受邪发生不得卧的脉象及临床症状。本条根据《素问·热论篇第三十一》六经形症内容，补充阳明经病脉象及据脉测病。尺部、寸部脉象均长，为阳明受邪患病，大多两三天发病。由于阳明经脉起于鼻旁，行于目下，故伴随身热、双目赤痛、鼻干燥、不能安卧等症状。

【原文二】《伤寒论·平脉法第二》

趺阳脉浮而大，浮为气实，大为血虚；血虚为无阴，孤阳独下阴部者，小便当赤而难，胞中当虚；今小便利，而大汗出，法应胃家当微；今反更实，津液四射，荣竭血尽干，烦而不眠，血薄肉消而成暴液；医复以毒药攻其胃，此为重虚，客阳去有期，必下如淤泥而死。

【按语】

上文阐述了趺阳脉受邪发生不眠的脉象及临床症状。趺阳脉受邪，脉象浮甚为气强迸于表，大微为血虚不足于里。血弱则无阴，阳强则外泄而不秘，故气外鼓而浮，阴弱则不能敛阳，斯阳气孤行，故曰孤阳，此为阳强阴弱之脉。凡阳强阴弱之证，以小便难而赤，为阳未离根，尚可为治，宜泄气之实，补阴之虚。今小便反利而大汗出，此阳气偏强，致阴血由弱转竭，不能维系阳气，而阳由强以转散，此阴阳离绝也。“今反更实”者，言大汗后，脉仍浮强不减，孤阳外越，有出无入，是阴竭阳散也。“津液四射”者，谓周身上中下三部，皆大汗出，致荣竭血干，虚烦不眠。无汗可出，乃动脏腑真精，为似脂黏手之液，即暴液。

2. 治法方药

【原文一】《伤寒论·伤寒例第三》

大青龙加附子汤方：麻黄六两（去节），桂枝二两（去皮），甘草二两（炙），杏仁四十枚（去皮尖），生姜二两（切），大枣十枚（擘），石膏如鸡子大（碎，绵裹约一升），附子一枚（炮，去皮破八片），右八味，以水九升，先煮麻黄减二升，去上沫，纳诸药，煮取三升，去滓，温服一升，取微似汗，汗出多者温粉粉之，一服汗者，停后服；若复服汗多亡阳，遂虚，恶风烦躁不得眠也。

【按语】

此为伤寒表实兼郁热烦躁的证治。外感风寒之邪，郁闭肌表，见恶寒、发热、周身疼痛、不汗出、脉浮紧等伤寒表实证，邪实于表，郁而化热则烦躁不安。太阳病误用汗法，患者汗出过多而出现阳气虚衰甚则亡阳证候，出现烦躁不得眠的症状。故本证与麻黄汤证比较，表寒实见证相同，而多里热烦躁一证，故在麻黄汤的基础上加生石膏清解郁热。

【原文二】《伤寒论·辨太阳病脉证并治中第六》

伤寒下后，心烦、腹满、卧起不安者，栀子厚朴汤主之。

栀子厚朴汤方：栀子十四枚（劈），厚朴四两（炙，去皮），枳实四枚（水浸，炙令黄）。

以上三味，以水三升半，煮取一升半，去滓，分二服。温进一服，得吐者止后服。

【按语】

上文阐述了伤寒表实证过早使用下法导致不得安卧的治法。伤寒表实证，理应从汗而解，有可下之证，待表解之后方可攻下，遵循先表后里的治疗原则，若过早使用下法，表邪为下所陷，热留胸膈则心烦，或卧起不安，下伤胃气则腹满，故以栀子厚朴汤，凉膈除烦，理气除满。

【原文三】《伤寒论·辨少阴病脉证并治第十一》

少阴病，下利六七日，咳而呕渴，心烦不得眠者，猪苓汤主之。

【按语】

上文阐述了少阴病伴不寐症状的治法。本证因伤寒之邪传入少阴，化而为热，与水相搏，水热互结，从而形成阴虚有热，水气不利之证，治宜育阴润燥，清热利水。

【原文四】《伤寒论·辨少阴病脉证并治第十一》

少阴病，得之二三日以上，心中烦、不得卧，黄连阿胶汤主之。

【按语】

本证为少阴病热化证。肾水亏于下，不能上济于心，心火亢上，心肾不得相交，故心中烦不得卧，治宜滋阴养心安神，方用黄连阿胶汤。阳有余以苦除之，阴不足以甘补之，诸药合之，滋肾阴、泻心火，使心肾交合、水升火降、烦除卧安。该条文中的心烦并没有经过失治误治，说明发病具有一定的体质因素，即素体少阴阴虚，感邪之后，从阳热化，形成少阴热化证。少阴属心肾水火之脏，肾水亏虚则不能上济心火，心火独亢于上，故出现心中烦不得卧。黄连阿胶汤组方精妙，五味药中滋阴药与清热药比例为3：2，且用阿胶、鸡子黄血肉有情之品，滋阴养血之力大，加用黄芩、黄连二味苦寒之药，清心泻火，全方补中有泻，共奏清上滋下、交通心肾之功。

【原文五】《伤寒论·辨太阳病脉证并治中第六》

中风发热，六七日不解而烦，有表里证，渴欲饮水，水入则吐者，名曰水逆。五苓散主之。

未持脉时，病人叉手自冒心，师因试教令咳而不咳者，此必两耳聋无所闻也。所以然者，以重发汗，虚故此。

发汗后，饮水多，必喘，以水灌之，亦喘。

发汗后，水药不得入口为逆。若更发汗，必吐下不止。发汗吐下后，虚烦不得眠；若剧者，必反复颠倒，心中懊侬，栀子豉汤主之；若少气者，栀子甘草豉汤主之；若呕者，栀子生姜豉汤主之。

【按语】

“虚烦”之“虚”非“精气夺”之意，而是因汗吐下后，邪热乘宗气之虚陷入胸膈所致，热邪内扰，无可奈何，不能安卧。方中栀子苦寒，清热除烦；豆豉清宣透达，郁热得除，烦躁得止。

【原文六】《伤寒论·辨太阳病脉证并治中第六》

下之后，复发汗，昼日烦躁不得眠，夜而安静，不呕、不渴，无表证，脉沉微，身无大热者，干姜附子汤主之。

【按语】

阳主外，发汗是阳气外越的体现，因此过汗伤阳比伤阴严重，乃下法复发汗，伤及中焦之阳，而同时表仍未和所致，卫气昼行于阳，夜行于阴，昼日弱阳得天阳相助与盛阴相争，争而不胜所以烦躁，身无大热是尚有微热。凡阳不入于阴皆有身热，或阳亢不能涵，或阳浮不能敛。脉沉微是里阳虚的表现，阳不入阴而夜不能寐。

【原文七】《伤寒论·辨太阳病脉证并治中第六》

太阳病，发汗后，大汗出，胃中干，烦躁不得眠，欲得饮水者，少少与饮之，令胃气和则愈。若脉浮，小便不利，微热消渴者，五苓散主之。

五苓散方：猪苓（十八铢，去皮），泽泻（一两六铢），白术（十八铢），茯苓（十八铢），桂枝（半两，去皮）。

上五味子，捣为散，以白饮和服方寸匕，日三服。多饮暖水，汗出愈。如法将息。

【按语】

上文阐述了胃中干与蓄水证伴随不得眠症状的治法。病在太阳，本应解表，但汗不如法，邪虽解而胃中津液亏耗，胃中干燥而生热，烦甚则躁扰不安、不得眠，胃气失降或胃中酸腐之气上扰心胸，或大肠腑气不降，肺气失宣，喘冒不得卧。津液损伤而欲饮水者，此时可与水滋润胃腑，津液得复则愈。

【原文八】《伤寒论·辨太阳病脉证并治中第六》

伤寒，脉浮，医以火迫劫之，亡阳，必惊狂，卧起不安者，桂枝去芍药加蜀漆牡蛎龙骨救逆汤主之。

【按语】

本证因火迫强行发汗，汗出过多，必伤亡心阳，使心神不能敛养；又因心胸阳气不足，水饮痰浊乘机扰，神明失守，故发为惊狂，卧起不安。治宜温通心阳，化痰降浊，镇惊安神。方用桂枝去芍药加蜀漆牡蛎龙骨救逆汤。

桂枝、甘草为主药以复心阳之虚；生姜、大枣补益中焦而调和营卫，又能助桂枝、甘草以温运阳气；蜀漆味苦辛、性寒，消痰散火；龙骨、牡蛎重镇潜敛以安定心神。诸药合用使心阳复，痰浊去，神明得守，则其卧当安，惊狂当止。

【原文九】《伤寒论·辨太阳病脉证并治下第七》

伤寒中风，医反下之，其人下利日数十行，谷不化，腹中雷鸣，心下痞硬而满，干呕，心烦不得安。医见心下痞，谓病不尽，复下之，其痞益甚，此非结热，但以胃中虚，客气上逆，故使硬也。甘草泻心汤主之。

【按语】

上文阐述了太阳病误下而心烦不安的治法。表证未除，医不解表，反用下法致使三焦津气内陷于胃肠，故见呕、痞、利诸证。半夏泻心汤以心下痞硬、呕而肠鸣为主证，与之相比，甘草泻心汤“下利日数十行”，中气必虚。且干呕程度亦较半夏泻心汤重，以致烦躁不安，此为“胃中虚，客气上逆”使然，即胃虚气逆。故倍加以甘草一两和中除邪，配大枣缓急以除胃肠痉挛，干姜温运中阳、化其湿浊，半夏降逆和胃气，黄芩、黄连亦能逐水气，使胃气运而湿邪去，升降调而胃肠安。

【原文十】《伤寒论·辨阳明病脉证并治第八》

病人小便不利，大便乍难乍易，时有微热，喘冒（一作怫郁）不能卧者，有燥屎也，宜大承气汤。

【按语】

上文阐述了阳明病症燥热结于内伴不能卧症状的治法。燥屎内结生热，微见于外，故时有微热；气有通塞，则大便乍难乍易。其证与热扰胸膈不得眠的区别在于：前证为无形邪热留扰胸膈，本证为有形之邪与无形邪热相结成实，故应兼见腹满硬痛，大便秘结。治宜攻下热实，方用大承气汤。

3. 预后

【原文一】《伤寒论·辨厥阴病脉证并治第十二》

伤寒发热，下利、厥逆、躁不得卧者，死。

【按语】

上文论述了厥阴病阴极阳亡的死证。先是厥下利，然后发热，这是好现象，阳气恢复后，厥和利都能解决。反过来，先发热，然后厥而下利，这是由阳变阴。一方面发热同时厥利止不住，是里寒外热，阳气浮游于外，这是格阳，属于阴寒盛而阳气虚。“躁”是一个表现，“不得卧”是程度的描述，躁不得卧，说明阳气已绝，为死证。所以厥逆怕躁，见到烦躁就是恶候。

【原文二】《伤寒论·辨太阳病脉证并治中第六》

衄家，不可发汗，汗出必额上陷，脉急紧，直视不能眴，不得眠。

【按语】

上文阐述了出血者发汗后的证候及预后。亡血者不可用汗法，若误用将导致阴血亏虚、血不养心，进而导致不得眠。其证阴血大虚，心神失养而经脉失濡，治当补养阴血，自为不移之法，方药可选芍甘汤合四物汤化裁。

【原文三】《伤寒论·辨少阴病脉证并治第十一》

少阴病，脉微细沉，但欲卧，汗出不烦，自欲吐，至五六日自利，复烦躁不得卧寐者死。

【按语】

上文阐述了阴盛格阳的少阴死证。少阴病，脉微细沉，但欲卧，此阴阳俱虚，汗之复亡阳，残阳上越则欲吐，阳微而阴盛故不烦，此为一派阴寒之象。当以四逆汤急温少阴。若至五六日，中气衰败，脾阳已绝而见自下利，亡阳外越则烦躁不得卧寐，此纯阴而无阳，乃死候。

三、《金匮要略》

《金匮要略》是我国东汉著名医学家张仲景所著《伤寒杂病论》的杂病部分，也是我国现存最早的一部论述杂病诊治的专书，原名《金匮要略方论》。“金匮”是存放古代帝王圣训和实录的地方，意指本书内容之珍贵。全书分上、中、下三卷，共25篇，载疾病40余种，收方剂262首。所述病证以内科杂病为主，兼及外科、妇科疾病及急救卒死、饮食禁忌等内容。被后世誉为“方书之祖”。在治疗手段方面，除使用药物外，还采用了针灸和食物疗法，并重视临床护理。在剂型方面，既有汤、丸、散、酒等内服药剂，又有熏、洗、坐、敷等外治药剂，约10种。

不寐一证，虽未被列为独立的病证，而是分别见于百合、狐惑等多种疾病之中，但由于张仲景篇名所列病证外延较广，因此其病下所列证候，有许多在后世被作为独立的病证。考察书中关于不寐类病证的论述，从发病学角度来看，基本上有三种情况：一是可列为独立的病证，如《金匮要略·血痹虚劳病脉证并治第六》所论“虚劳虚烦不得眠，酸枣仁汤主之”；二是其他疾病的兼见症状，即不得眠也是该病的病理表现之一，如百合病、狐惑病、黄汗、心水病、黄疸、吐血、衄血等；三是由于其他疾病的病痛造成的不能平卧或不能入眠，如咳嗽上气病之咳逆上气、肺痈病之喘、胸痹病之心痛彻背、痰饮咳嗽病之咳逆倚息、产后病之腹痛、转胞之倚息等。

1. 治法方药

【原文一】《金匮要略·肺痿肺痈咳嗽上气病脉证治第七》

肺痈，喘不得卧，葶苈大枣泻肺汤主之。

【按语】

葶苈大枣泻肺汤治肺痈，胸膈胀满，上气咳嗽，或身面浮肿，鼻塞声重。葶苈大枣泻肺汤方：葶苈（熬，令黄色，捣丸如弹丸大），大枣十二枚上先以水三升，煮枣取二升，去枣，内葶苈，煮取一升，顿服。

【原文二】《金匮要略·痰饮咳嗽病脉证并治第十二》

咳逆倚息，不得卧，小青龙汤主之。

【按语】

水饮病伴随不得卧证治。水饮停聚胸膈，妨碍肺气的宣降，予十枣汤攻逐水饮，除痰、水饮之邪以恢复肺宣降之功能，则失眠可愈。

【原文三】《金匮要略·妇人产后病脉证治第二十一》

产后腹痛，烦满不得卧，枳实芍药散主之。气血郁滞不得眠。

【按语】

产后气血郁滞伴不得卧证治。产后恶露未尽，瘀阻产道，不得卧，以破气散结，和血止痛枳实芍药散治之。外邪得祛，不寐则愈。枳实芍药散方：枳实（烧令黑，勿太过），芍药等分，右二味，杵为散，服方寸匕，日三服。并主痈脓，以麦粥下之。

【原文四】《金匮要略·百合狐惑阴阳毒病证治第三》

狐惑之为病，状如伤寒，默默欲眠，目不得闭，卧起不安，蚀于喉为惑，蚀于阴为狐，不欲饮食，恶闻食臭，其面目乍赤、乍黑、乍白。蚀于上部则声嘎，甘草泻心汤主之。

【按语】

狐惑病伴随不得眠证治。狐惑病，即人如狐狸多疑，惴惴不安，睡时不敢闭目，也有时不敢睡，不欲饮食。患者伴随喉痛声嘶，是以体内火毒易溃，伴湿浊内腐，致虚损，故本病虚实夹杂，予以甘草泻心汤辛开苦降，清热燥湿。甘草、黄芩、黄连泻上焦心之火毒，以止上炎之势，半夏、干姜、黄芩、黄连祛湿浊以除腐败，人参、大枣益气扶正以促新，不寐症状得愈。

【原文五】《金匮要略·血痹虚劳病脉证并治第六》

虚劳虚烦不得眠，酸枣仁汤主之。

【按语】

上文阐述了虚劳不得眠证治。肝阴不足，心血亏虚，魂不归脏，则不寐；阴虚生内热，心血虚血不养心，且心神被内热所扰，则虚烦不宁，酸枣仁汤有养血安神，清热除烦之效，故用酸枣仁汤治之。方中酸枣仁甘酸而平，酸甘化阴，重用先煎，甘平养血宁心，酸平敛阴柔肝。

【原文六】《金匮要略·妇人杂病脉证并治第二十二》

妇人脏躁，善悲伤欲哭，如神灵所作，数欠伸，甘麦大枣汤主之。

【按语】

上文阐述了妇人脏躁证治。甘麦大枣汤由甘草、小麦、大枣组成，功用养心安神、和中缓急。主治心阴受损、肝气失和之脏躁，症见精神恍惚，常悲伤欲哭，不能自主，心中烦乱，睡眠不安，甚则言行失常，呵欠频作，舌淡红，苔少，脉细微数。

【原文七】《金匮要略·胸痹心痛短气病脉证治第九》

胸痹不得卧，心痛彻背者，瓜蒌薤白半夏汤主之。

【按语】

上文阐述了胸痹而不得卧证治。胸阳不振，痰闭塞于胸中，以致不得卧寐，予以通阳散结，豁痰逐饮下气之瓜蒌薤白半夏汤治之。

2. 临床表现

【原文一】《金匮要略·百合狐惑阴阳毒病证治第三》

百合病者，百脉一宗，悉致其病也。意欲食复不能食，常默然。欲卧不能卧，欲行不能行，饮食或有美时，或有不用闻食臭时，如寒无寒，如热无热，口苦小便赤，诸药不能治，得药则剧吐利，如有神灵者，身形如和，其脉微数。

【按语】

上文阐述了百合病的临床症状，可伴随不寐。百合病为伤寒热病之后，余热伤阴，或情志不遂，郁热伤阴，致心肺阴虚内热，百脉失养所得，阴虚内热故不得安睡，治以养阴润燥，除烦安神，处以百合知母汤、百合地黄汤、百合鸡子汤及滑石代赭汤。

【原文二】《金匮要略·水气病脉证并治第十四》

心水者，其身重而少气，不得卧，烦而躁，其人阴肿。

【按语】

上文阐述了心水病伴随不得卧的临床症状。《金匮悬解》注："心水者，水灭火也。阴盛阳虚，故身重而少气。阳不入阴，故烦躁，不得卧寐。火种下绝，肝肾寒凝，故阴器肿大也。"阳虚水犯，乘虚而上凌，阴盛阳虚，阳不入阴，故不得卧寐，治当祛除水湿。

3. 预后

【原文】《金匮要略·惊悸吐血下血胸满瘀血病脉证治第十六》

夫吐血，咳逆上气，其脉数而有热，不得卧者，死。

【按语】

上文阐述了阴阳离决伴不得安卧危重证时的证候及预后。当患者少阴、阴盛阳微之时，又迁延失治，以致阴极阳脱，神明失养，魂乱不收，故见心烦不安，手足躁动不宁，虽卧也不能安睡。这通常是阴阳即将离决之危急重证。

四、《神农本草经》

《神农本草经》是中医四大经典著作之一，是现存最早的中药学著作。全书分三卷，载药365种（植物药252种，动物药67种，矿物药46种），以三品分类法将药物分上、中、下三品，文字简练古朴，是中药理论的精髓，较详细地论述了这些药物的性味、功效、生长环境和采集时节，为我国古代药物学发展奠定了坚实基础。此外，《神农本草经》还提出药物学的一些初步理论问题，如组方的君、臣、佐、使原则，药物的七情和合与四气五味等。

不寐方面，《神农本草经》详细列举了几十种可用于安神、补五脏的药物，并按照三品分类法将药物进行上、中、下三品细致分类，便于后世医家用药时进行参考。

【原文一】《神农本草经·草部上品》

青芝，味酸，平。主明目，补肝气，安精魂，仁恕。久食轻身不老，延年神仙。一名龙芝。生山谷。

赤芝，味苦，平。主胸中结，益心气，补中，增慧智，不忘。久食轻身不老，延年神仙。一名丹芝。生山谷。

黄芝，味甘，平。主心腹五邪，益脾气，安神，忠信和乐。久食轻身不老，延年神仙。一名金芝。生山谷。

白芝，味辛，平。主咳逆上气，益肺气，通利口鼻，强志意勇悍，安魄。久食轻身不老，延年神仙。一名玉芝。生山谷。

紫芝，味甘，温。主耳聋，利关节，保神，益精气，坚筋骨，好颜色。久食轻身不老，延年。一名木芝。生山谷。

人参，味甘，微寒。主补五脏，安精神，定魂魄，止惊悸，除邪气，明目，开心益智。久服轻身延年。一名人衔，一名鬼盖。生山谷。

木香，味辛，温。主邪气，辟毒疫温鬼，强志，主淋露。久服不梦寤魇寐。生山谷。

龙胆，味苦涩。主骨间寒热，惊痫邪气，续绝伤，定五脏，杀蛊毒。久服益智不忘，轻身耐老。一名陵游。生山谷。

石菖蒲，味辛，温。主风寒湿痹，咳逆上气，开心孔，补五脏，通九窍，明耳目，出声音。久服轻身，不忘，不迷惑，延年。一名昌阳。生池泽。

远志，味苦，温。主咳逆伤中，补不足，除邪气，利九窍，益智慧，耳目聪明，不忘，强志倍力。久服轻身不老。叶名小草。一名棘菀，一名萋绕，一名细草。生川谷。

香蒲，味甘，平，主五脏心下邪气，口中烂臭，坚齿、明目、聪耳。久服轻身耐老。一名睢。生池泽。

【按语】

《神农本草经》列出青芝、赤芝、黄芝等对治疗不寐病有效且无毒副作用或副作用极小的草类药物。上药120种为君，主养命以应天，无毒，多服、久服不易伤人。欲轻身益气不老延年者，本上经。上品药性，亦皆能遗疾，但其势力和浓，不为仓卒之效。然岁月常服，必获大益。

【原文二】《神农本草经·草部上品》

肉苁蓉，味甘，微温。主五劳七伤，补中，除茎中寒热痛，养五脏，强阴，益精气，多子，妇人癥瘕。久服轻身。生山谷。

蘼芜，味辛，温。主咳逆，定惊气，辟邪恶，除蛊毒鬼疰，去三虫。久服通神。一名薇芜。生川泽。

五味子，味酸，温。主益气、咳逆上气，劳伤羸瘦，补不足，强阴，益男子精。生山谷。

【原文三】《神农本草经·草部中品》

爵床，味咸，寒。主腰脊痛不得着床，俯仰艰难，除热，可作浴汤。生川谷及田野。

知母，味苦，寒，无毒。主消渴热中，除邪气，肢体浮肿，下水，补不足，益气。一名蚳母，一名连母，一名野蓼，一名地参，一名水参，一名水浚，一名货母，一名蝭母。生川谷。

【按语】

《神农本草经》列出肉苁蓉、蘼芜、爵床等对治疗不寐病比较有效的有毒或无毒的草类药物。中药120种为臣，主养性以应人，无毒、有毒，斟酌甚宜。欲遏病补虚羸者，本中经。中品药性，疗病之辞渐深，轻身之说渐薄，服之者祛患为速，而延龄为缓。

【原文四】《神农本草经·草部中品》

牡丹，味辛，寒。主寒热中风，瘛疭痉，惊痫邪气，除癥坚，瘀血，留舍肠胃，安五脏，疗痈疮。一名鹿韭，一名鼠姑。生山谷。

百合，味甘，平。主邪气腹胀心痛，利大小便。补中益气。生川谷。

翘根，味苦，寒。主下热气，益阴精，令人面悦好，明目。久服轻身耐老。生平泽。

【按语】

《神农本草经》列出牡丹、百合、翘根等对治疗不寐病效果较小，多具有毒性的草类药物。下药125种为佐使，主治病以应地，大多具有毒性，不可久服。欲除寒热邪气，破积聚愈疾者，下本经。下品药性，直主攻击，毒烈之气，倾损中和，不可常服。

【原文五】《神农本草经·玉石部上品》

玉泉，味甘，平。主五脏百病。柔筋强骨、安魂魄、长肌肉、益气，久服耐寒暑，不饥渴，不老神仙。人临死服五斤，死三年色不变。一名玉札。

丹砂，味甘，微寒。主身体五脏百病，养精神，安魂魄，益气，明目，杀精魅邪恶鬼。久服，通神明不老。能化为汞，生山谷。

【按语】

玉石部上品中玉泉、丹砂可安魂魄，治疗不寐。玉泉，为琼浆玉液中的玉液，由玉加工制成，味甜，主五脏百病，柔软筋骨，安神醒脑，长肌肉，益气血。丹砂又名朱砂或辰砂，其主要成分是硫化汞，因含有少量游离态的汞，长期大量服用会造成蓄积性汞中毒。《本草纲目》认为它能通血脉，止烦渴，悦则人面；除中恶腹痛，毒气疥瘘诸疮；镇心，主尸疰抽风。血中有火热才可生毒疮、痈疽等症，丹砂能清心热，因此是常用的清热解毒药品。此外，丹砂内服用以镇定安神，可治疗心悸怔忡、失眠烦躁、癫狂等病症。治不寐常用方——“朱砂安神丸”即有安神之效，取丹砂30克，黄连45克，当归、生地黄、甘草各15克，上药研成细末加水浸后蒸饼，制成小药丸，晚上睡前一小时服用即可。

【原文六】《神农本草经·木部上品》

茯苓，味甘，平。主治胸胁逆气，忧恚惊邪恐悸，心下结痛，寒热烦满咳逆，口焦舌干，利小便。久服安魂养神，不饥延年。一名茯菟。生山谷。

松脂，味苦，温。主疽恶疮，头疡，白秃，疥瘙风气，安五脏，除热。久服轻身不老延年。一名松膏，一名松肪。生山谷。

柏实，味甘，平。主惊悸，安五脏，益气，除湿痹。久服令人悦泽美色，耳目聪明，不饥不老，轻身延年。生山谷。

箘桂，味辛，温。主百病，养精神，和颜色，为诸药先聘通使。久服轻身不老，面生光华，媚好常如童子。生山谷。

酸枣，味酸，平。主心腹寒热邪结气聚，四肢酸疼，湿痹。久服安五脏，轻身延年。生川泽。

【按语】

《神农本草经》中指出茯苓、松脂、柏实等木部上品具有安魂、养精神之功效，可用于治疗不寐。其中，茯苓健脾利湿，对于体内痰湿所致心神不宁、失眠有较好疗效；松脂是松树节油渗出后凝成的脂状物，也是制造松香和松节油的原料，松脂酒一般具有活血安神、养心益智的功效；柏实养心安神、润肠通便，味甘性平，归心、脾、肝、肾经，能补心脾，益肝肾，并且最主要的功效是补心益血、养心安神；箘桂又名肉桂，为樟科植物肉桂的干皮及枝皮，主补元阳，暖脾胃，除积冷，通血脉，陈修园曾曰："箘桂性同母桂，养精神者，内能通达脏腑也。和颜色者，外能通利血脉也，为诸药先聘通使者，辛香能分达于经络，故主百病。"酸枣仁味甘、酸，性平，具有养心阴、益肝血之效，是治疗心烦失眠的要药。

【原文七】《神农本草经·木部中品》

女贞实，味苦，平。主补中安五脏，养精神，除百疾。久服肥健、轻身、不老。生川谷。

龙眼，味甘，平。主五脏邪气，安志，厌食。久服强魂，聪明，轻身不老，通神明。一名益智。生山谷。

合欢，味甘，平。主安五脏，和心志，令人欢乐无忧。久服轻身明目，得所欲。生益州山谷。

【按语】

《神农本草经》中记载木部中品女贞子、龙眼、合欢具有安志、养神之效，可治疗不寐。现代药理研究表明，女贞子富含齐墩果酸、亚麻酸及多糖类复合物，有良好的护肝、降血糖、调节免疫力等功效，且该药毒副作用少，可用于制作食疗安神去燥饮以生津止渴，滋阴退虚热，适于肾阴亏虚而失眠者。龙眼，又称桂圆，安神养心、补血益脾，能够改善心血管循环，安定精神状态，很好地舒缓身体的压力和紧张，促进患者入睡，改善睡眠质量。合欢，为豆科乔木，皮、花与蕾皆可入药。其皮味甘性平，入心、肝经，有解郁、和血、宁心之效，合欢皮及合欢花均适于情志不遂，忿怒忧郁，烦躁失眠，心神不宁等。

【原文八】《神农本草经·果菜部上品》

蓬蘽，味酸，平。主安五脏，益精气，长阴令坚，强志倍力，有子。久服轻身不老。一名覆盆。生平泽。

大枣，味甘，平。主治心腹邪气，安中养脾，助十二经，平胃气，通九窍，补少气少津液，身中不足，大惊，四肢重。和百药。久服轻身长年。叶覆麻黄，能令出汗。生平泽。

藕实茎，味甘，平。主补中养神，益气力，除百疾。久服轻身耐老，不饥延年。一名水芝丹。生池泽。

苦菜，味苦，寒。主治五脏邪气，厌谷胃痹。久服安心益气，聪察少卧，轻身耐老。一名荼草，一名选。生川谷。

【按语】

果菜部上品中记载了蓬蘽、大枣等可安心益气以治不寐的药物。蓬蘽，又名覆盆子，补精养髓，安神益肾气，无论下焦虚寒寒热，皆可安神。红枣为鼠李科枣属植物枣的成熟果实，其味甘，性温，归脾、胃、心经，具有补中益气、养血安神的功效，为药食同源之品，可做红枣莲子汤等安神助眠之品。《神农本草经》以藕实茎之名载于上品，南北朝《本草经集注》记载："藕实茎，即今莲子。"莲子味甘、涩，性平，归脾、肾、心经，功效为补脾止泻、止带、益肾涩精、养心安神，主要用于脾虚泄泻、带下、遗精、心悸失眠等症状，所谓一莲出九药，三伏天吃莲子可起到养心安神、清热降暑效果。苦菜清除心火，对于心火旺盛所导致的心烦意乱、心神不宁、失眠多梦有较好疗效。

【原文九】《神农本草经·果菜部中品》

梅实，味酸，平。主下气，除热烦满，安心，肢体痛，偏枯不仁，死肌。去青黑志，恶疾。生川谷。

【按语】

梅实，即青梅。为蔷薇科植物梅的果实，味酸。盐渍的青梅称作梅，经加工熏制的叫乌梅。《食疗本草》中记载："食之除闷，安神。乌梅多食损齿。"宋代《圣济总录》中记载梅实丸以治伤寒后胆冷不能睡者，即梅实肉、大枣肉、酸枣仁（炒）各等分，每服一丸，临卧含化。

第三章

三国两晋南北朝时期

三国两晋南北朝时期是我国历史上朝代更迭最为频繁的时期，战乱频繁，社会动荡，但民族融合，文化频繁交流，人民群众和许多医家有更多的机会进行大量医治伤患的实践，从而使临床医学迅速发展，各科临证经验进一步充实。特别是大批方书的出现，形成这一时期医学发展的主要特色。诊断水平明显提高，治法丰富多彩，诊治均有新的创造及发现。诊断学、针灸学及中药学理论基础和实践规范化，在总结和整理前代成就的基础上，有了重大发展。

魏晋南北朝时期，医家论“不寐”相关疾病，如晋代王叔和的《脉经》，虽用“不得卧”“不能卧”“不得眠”“不眠”“卧起不安”“起卧不安”“卧不能安”“不得卧寐”“不得睡”等称谓来记述此类疾病，有“不得寐卧”的延伸，但仍不出《黄帝内经》《伤寒杂病论》所及病名之左右。至皇甫谧所撰写的《针灸甲乙经》始列专篇讨论本病，篇名中涉及“不得眠”“卧不安”“不得偃卧”诸病名，如卷12“目不得眠不得视及多卧卧不安不得偃卧肉苛诸息有音及喘第三”，虽仍以上述“眠”“卧”相关词语指代“不寐”，但已开始作为独立的疾病名称出现。

一、《脉经》

《脉经》是脉学著作，西晋王叔和撰写于公元3世纪，全书共10卷。集汉代以前脉学之大成，选录《黄帝内经》《难经》《伤寒论》《金匮要略》及扁鹊、华佗等有关脉学之论说，阐析脉理、脉法，结合临床实际，详辨脉象及其主病。《脉经》系我国现存较早的脉学专书，首次系统归纳了24种脉象，对其性状做出具体描述，初步肯定了有关三部脉的定位诊断，为后世脉学发展奠定基础，并有指导临床实践之意义。同时《脉经》还保存了大量古代中医文献资料。

《脉经》集汉代以前脉学之大成，其对于不寐的论述，倾向于从脉理基础阐述不寐的病因病机。此外，《脉经》援引汉代以前著作，记载了不寐的治法方药。

1. 病因病机

【原文一】《脉经·卷二·平人迎神门气口前后脉第二》

脾虚。

右手关上脉阴虚者，足太阴经也。病苦泄注，腹满，气逆，霍乱呕吐，黄疸，心烦不得卧，肠鸣。

【按语】

上文提出了脾虚致不寐的病机及伴随的临床表现。脾虚气弱，运化不健，气血生化不足，不能上奉于心，心神所养，而心烦不寐；又因脾伤，气逆呕吐，食少，生化之源不足，营血亏虚，心神不安而失眠。

【原文二】《脉经·卷六·心手少阴经病证第三》

心胀者，烦心，短气，卧不安。

【按语】

此处援引《灵枢·胀论第三十五》中所述，指出心脏为寒邪犯心所致烦满短气而卧不安的病患。心主神明，神安则寐，神不安则不寐。心胀者，心神被扰，心烦而不寐。费伯雄在《医醇剩义胀》中注："心本纯阳，寒邪来犯，阴阳相战，故烦满短气而卧不安也。治之之法，但须发其神明，摧荡邪气，使浮云不能蔽日，自然离照当空，太阳之火不烦补助也，离照汤主之。"故治宜温阳散寒、益气养心之法。

2. 治法方药

【原文一】《脉经·卷九·平产后诸病郁冒中风发热烦呕下利证第三》

师曰：产妇腹痛，烦满不得卧，法当枳实芍药散主之。假令不愈者，此为腹中有干血着脐下，与下瘀血汤。

【按语】

此处援引《金匮要略·妇人产后病脉证治第二十一》所述"产妇腹痛，法当以枳实芍药散。假令不愈者，此为腹中有干血着脐下，宜下瘀血汤主之。亦主经水不利”，阐述产后伴随腹痛而不寐的治法。产后气血内虚、劳倦出汗，外邪乘虚侵入，使气血闭阻。此证突出之点在烦满不得卧，烦者多为热象，满即胀满。但此胀满不是实满，而是由于气滞，故需加行气止痛药。方取自《金匮要略》中的枳实芍药散方：枳实（烧令黑，勿太过）、芍药等分，右二味，杵为散，服方寸匕，日三服。并主痈脓，以麦粥下之。下瘀血汤方：大黄（二两）、桃仁（二十枚）、蟅虫（二十枚，熬，去足），右三味，末之，炼蜜和为四丸，以酒一升，煎一丸，取八合，顿服之，新血下如豚肝。

【原文二】《脉经·卷九·平阴中寒转胞阴吹阴生疮脱下证第七》

问曰：有一妇人病，饮食如故，烦热不得卧，而反倚息者，何也？

师曰：得病转胞，不得溺也。何以故？

师曰：此人故肌盛，头举身满，今反羸瘦，头举中空感（一作减），胞系了戾，故致此病，但利小便则愈，宜服肾气丸，以中有茯苓故也。方在《虚劳》中。

肾气丸：干地黄（八两），薯蓣、山茱萸（各四两），泽泻、茯苓、牡丹皮（各三两），桂枝、炮附子（各一两）。

用法：上八味，末之，炼蜜和丸梧子大。酒下十五丸，加至二十五丸，日再服。

【按语】

此处援引《金匮要略·妇人杂病脉证并治第二十二》，阐述了转胞伴随不得卧症状的治法。女子的生殖系统与恶劣情绪有关，女子每月有周期性生理变化，导致了女子情绪的起伏变化，可能心烦意乱，甚至怒不可遏，又加之小便不通，膀胱之系缭绕不顺，腹胀不下不能睡卧，烦闷不满，原来身强体健，现在反而瘦弱，乃水液代谢失常，气血生化失源，不能上养于心，且心神被扰而不寐，以肾气丸治之，补肾助阳，化生肾气，利小便则诸证自除。

二、《名医别录》

《名医别录》，药学著作。简称《别录》，3卷。辑者佚名（一作陶氏）。约成书于汉末。除秦汉医家在《神农本草经》一书药物的药性功用主治等内容有所补充之外，又补记365种新药物。由于本书系历代医家陆续汇集，故称为《名医别录》。从药物的分类方法来看，仍然是《神农本草经》那种三品分类法，即按药物的治疗作用粗分上、中、下三品，同时在每一品之下，又粗略地将植物、矿物、动物等类药大致做了归类。《名医别录》中个别药味之后附有方剂，如“露蜂房，合乱发、蛇皮，三味合烧灰，酒服方寸匕，日二，治诸恶疽、附骨痈，根在脏腑，历节肿出，丁肿恶脉诸毒皆差”，这是本草著作中最早附有方剂的体例，为后世本草附方开创一个良好的实用开端。此外，《名医别录》中记载的药物主治功效，有一些已经超过《神农本草经》，如桂枝可发汗，百部根可止咳等，都是《神农本草经》所无内容，故此书对于研究汉魏六朝的本草学有较重要的实用价值。

《名医别录》中对不寐治疗的有效药物多有论述，在不寐治疗的中药体系中起到了承前启后的作用。

1. 上品药

【原文一】《名医别录·上品·卷第一》

酸枣，无毒。主治烦心不得眠，脐上下痛，血转，久泄，虚汗，烦渴，补中，益肝气，坚筋骨，助阴气，令人肥健。生河东。八月采实，阴干，卅日成。（恶防己。）

《本经》原文：酸枣，味酸，平。主心腹寒热，邪结气聚，四肢酸疼，湿痹。久服，安五脏，轻身延年。生川泽。

【原文二】《名医别录·上品·卷第一》

龙骨，微寒，无毒。主治心腹烦满，四肢痿枯，汗出，夜卧自惊，恚怒，伏气在心下，不得喘息，肠痈内疽，阴蚀，止汗，小便利，溺血，养精神，定魂魄，安五脏。

【原文三】《名医别录·上品·卷第一》

丹砂，无毒。主通血脉，止烦满、消渴，益精神，悦泽人面，除中恶、腹痛、毒气、疥瘘、诸疮。久服轻身神仙。作末名真朱，光色如云母，可析者良。生符陵，采无时。（恶磁石，畏咸水。）

《本经》原文：丹砂，味甘，微寒。主身体五脏百病，养精神，安魂魄，益气明目，杀精魅邪恶鬼。久服通神明不老。能化为汞，生山谷。

【原文四】《名医别录·上品·卷第一》

石菖蒲，无毒。主治耳聋、痈疮，温肠胃，止小便利，四肢湿痹，不得屈伸，小儿温疟，身积不解，可作浴汤。久服聪耳明目，益心智，高志不老。生上洛及蜀郡严道。一寸九节者良，露根不可用。五月、十二月采根，阴干。（秦皮、秦艽为之使，恶地胆、麻黄去节。）

《本经》原文：石菖蒲，味辛，温。主风寒湿痹，咳逆上气，开心孔，补五脏，通九窍，明耳目，出声音。

【原文五】《名医别录·上品·卷第一》

远志，无毒。主利丈夫，定心气，止惊悸，益精，去心下隔气，皮肤中热、面目黄。久服好色，延年。

【原文六】《名医别录·上品·卷第一》

远志叶，主益精，补阴气，止虚损、梦泄。生太山及宛朐。四月采根、叶，阴干。（得茯苓、冬葵子、龙骨良，畏珍珠、蜚蠊、藜芦、蛴螬、杀天雄、附子毒。）

《本经》原文：远志，味苦，温。主咳逆伤中，补不足，除邪气，利九窍，益智慧，耳目聪明，不忘，强志倍力。久服轻身不老。叶名小草，一名棘菀，一名葽绕，一名细草。生山谷。

【原文七】《名医别录·上品·卷第一》

人参，微温，无毒。主治肠胃中冷，心腹鼓痛，胸胁逆满，霍乱吐逆，调中，止消渴通血脉，破坚积，令人不忘。一名神草，一名人微，一名土精，一名血参。如人形者有神。生上党辽东。二月、四月、八月上旬采根，竹刀刮，曝干，无令见风。（茯苓为之使，恶溲疏，反藜芦。）

《本经》原文：人参，味甘，微寒。主补五脏，安精神，定魂魄，止惊悸，除邪气，明目，开心益智。久服轻身延年。

【原文八】《名医别录·上品·卷第一》

木香，温，无毒。治气劣，肌中偏寒，主气不足，消毒，杀鬼、精物、温疟、蛊毒，行药之精。久服轻身致神仙。一名蜜香。生永昌。

《本经》原文：木香，味辛。主邪气，辟毒疫温鬼，强志，主淋露。久服不梦寤魇寐。

【原文九】《名医别录·上品·卷第一》

苏合香，味甘，温，无毒。主辟恶，杀鬼精物，温疟，蛊毒，痫痓，去浊，除邪，不梦，忤魇脒，通神明。久服轻身长年。生中台川谷。

【原文十】《名医别录·上品·卷第一》

白龙骨，治梦寐泄精，小便泄精。

【原文十一】《名医别录·上品·卷第一》

茯苓，无毒。止消渴，好唾，大腹淋沥，膈中痰水，水肿淋结，开胸腑，调脏气，伐肾邪，长阴，益气力，保神守中。其有根者，名茯神。

【原文十二】《名医别录·上品·卷第一》

茯神，味甘，平。主辟不祥，治风眩、风虚、五劳、七伤，口干，止惊悸，多恚怒，善忘，开心益智，安魂魄，养精神。生太山大松下。二月、八月采，阴干。（马间为之使。得甘草、防风、芍药、紫石英、麦冬共治五脏。恶白蔹，畏牡蒙、地榆、雄黄、秦艽、龟甲。）

《本经》原文：茯苓，味甘，平。主胸胁逆气，忧恚惊邪恐悸，心下结痛，寒热烦满咳逆，口焦舌干，利小便。久服安魂养神，不饥延年。

【原文十三】《名医别录·上品·卷第一》

虎魄，味甘，平，无毒。主安五脏，定魂魄，杀精魅邪鬼，消瘀血，通五淋。生永昌。

2. 中品药

【原文一】《名医别录·中品·卷第二》

爵床，无毒。生汉中及田野。

《本经》原文：爵床，味咸，寒。主腰脊痛不得着床，俯仰艰难，除热；可作浴汤。生川谷。

【原文二】《名医别录·中品·卷第二》

桑螵蛸，味甘，无毒。主治男子虚损，五脏气微，梦寐失精，遗溺。久服益气，养神。螳螂子也，二月、三月采，当火炙，不尔令人泄。（得龙骨治泄精，畏旋覆花。）

《本经》原文：桑螵蛸，味咸，平。主伤中，疝瘕，阴痿，益精生子，女子血闭腰痛，通五淋，利小便水道。一名蚀疣。生桑枝上，采蒸之。

【原文三】《名医别录·中品·卷第二》

韭，味辛，酸，温，无毒。归心，安五脏，除胃中热，利病人，可久食。子，主治梦泄精，溺白。根，主养发。

三、《针灸甲乙经》

《针灸甲乙经》成书于282年，由西晋皇甫谧撰，全书共12卷，128篇。皇甫谧总结了魏晋以前的针灸学成就，吸收了《黄帝内经·素问》《针经》《明堂孔穴针灸治要》的精华，删其浮辞，除其重复，做了十分繁重的选材整理工作，并加入了自己的实践经验而著成本书。前六卷论述基础理论，后六卷记录各种疾病的临床治疗，包括病因、病机、症状、诊断、取穴、治法和预后等。采用分部和按经分类法，厘定了腧穴，详述了各部穴位的适应证和禁忌证、针刺深度与灸的壮数，是我国现存最早的一部理论联系实际的针灸学专著。

《针灸甲乙经》对于睡眠的认识，基本上承袭了《黄帝内经》的理论，其中记载了邪气客于脏腑，阴阳失调导致不寐的病因病机，还提出了针灸疗法。

1. 病因病机

【原文一】《针灸甲乙经·卷一·营卫三焦第十一》

问曰：老人不夜瞑，少壮不夜寤者，何气使然？对曰：壮者之气血盛，其肌肉滑，气道利，营卫之行不失其常，故昼精而夜瞑。老者之气血减，其肌肉枯，气道涩，五脏之气相搏，营气衰少而卫气内伐，故昼不精而夜不得瞑。

【按语】

此处援引《灵枢·营卫生会第十八》中所述，运用对比手法阐述气血盛衰与寤寐的紧密联系。《针灸甲乙经》进一步阐发卫气行于阳则寤，入于阴则寐的睡眠机制，突出强调了无论年老还是体质因素引起的生理性少眠，还是邪气所客等因素所致的病理性失眠，其基本病机都在阳不入阴。

【原文二】《针灸甲乙经·卷五·针灸禁忌第一（上）》

冬刺春分，病不愈，令人欲卧不能眠，眠而有见（谓十二月中旬以前）。冬刺夏分，病不愈，令人气上，发为诸痹。冬刺秋分，病不愈，令人善渴。

【按语】

上文提出了针灸时违背时令伤肝扰神而致不寐的病机。此处援引《素问·诊要经终论篇第十六》所述，认为冬季使用春季的刺法，容易伤肝气，病证不能痊愈，而肝气少，魂不藏，神不安则不寐，使人虽然困倦但又不能安眠，即使得眠，也会梦到怪异事物而睡不安稳。类似地，冬季使用夏季应有的针刺手法，易伤心气，疾病不愈，邪气闭痹于皮脉筋骨，出现各种闭阻不通的症状。冬季使用秋季的手法，易伤肺气，疾病不愈，会使人常常有口渴的症状。

【原文三】《针灸甲乙经·卷六·正邪袭内生梦大论第八》

黄帝问曰：淫邪泮衍奈何？

岐伯对曰：正邪从外袭内，未有定舍，反淫于脏，不得定处，与荣卫俱行，而与魂魄飞扬，使人卧不得安而喜梦。凡气淫于腑，则梦有余于外，不足于内；气淫于脏，则梦有余于内，不足于外。

【按语】

上文阐述了淫邪扰乱脏腑，心神不安而致睡眠不安、多梦的机制。淫邪从外侵袭机体，没有固定的侵犯部位和途径，等到邪气侵入内脏，也没有固定的部位，而是与营卫之气一起运行流转于体内，伴随着魂魄飞扬，神志不宁，使人睡卧不安而常常做梦。邪气侵入六腑，就表明在外的阳气有余，在内的阴气不足；邪气侵入五脏，就表明在内的阴气有余，在外的阳气不足。

【原文四】《针灸甲乙经·卷七·六经受病发伤寒热病第一（上）》

曰：足太阴、阳明为表里，脾胃脉也，生病异者，何也？

曰：阴阳异位，更实更虚，更逆更顺，或从内，或从外，所从不同，故病异名。阳者，天气也，主外；阴者，地气也，主内。阳道实，阴道虚。故犯贼风虚邪者，阳受之，则入腑；食饮不节，起居不时者，阴受之，则入脏。入六腑则身热不得眠，上为喘呼；入五脏则䐜满闭塞，下为飧泄，久为肠澼。

【按语】

上文阐述了淫邪侵袭六腑，发热上扰，心神不安而失眠的病机。足太阴脾经、足阳明胃经相表里，然而病的症状和名称都不一样。阳气如天气护卫于外，阴气如地气营养于内。阳气性刚多实，阴气性柔易虚。所以受到外邪侵犯，护卫在外的阳气先受损伤，邪入六腑；饮食不节制，起居无规律者，阴气受病而阴虚内伤，往往累及五脏。邪入六腑，可见发热上扰心神，不能安睡，气上逆而喘促；邪入五脏，则见脘腹胀满，闭塞不通，在下为大便泄泻，病久而产生痢疾。

【原文五】《针灸甲乙经·卷十二·目不得眠不得视及多卧卧不安不得偃卧肉苛诸息有音及喘第三》

黄帝问曰：夫邪气之客于人也，或令人目不得眠者，何也？

伯高对曰：五谷入于胃也，其糟粕、津液、宗气分为三隧。故宗气积于胸中，出于喉咙，以贯心肺而行呼吸焉。营气者悍气之慓疾，而先行于四末分肉皮肤之间，而不休息也。昼行于阳，夜行于阴，其入于阴也，常从足少阴之分间，行于五脏六腑。今邪气客于五脏，则卫气独营其外，行于阳，不得入于阴。行于阳则阳气盛，阳气盛则阳跷满；不得入于阴，阴气虚故目不得眠。治之补其不足，泻其有余，调其虚实，以通其道而去其邪，饮以半夏汤一剂，阴阳已通，其卧立至。此所以决渎壅塞，经络大通，阴阳得和者也。其汤方以流水千里以外者八升，扬之万遍，取其清五升煮之，炊以苇薪火，沸煮秫米一升，治半夏五合，徐炊令竭为一升半，去其滓，饮汁一小杯，日三，稍益，以知为度。故其病新发者，覆杯则卧，汗出则已矣，久者三饮而已。

【按语】

上文阐述了邪气侵袭人体致卫气行于阳，不能入阴，阴阳不通，阴虚失养导致不寐的病因，并提出了以半夏汤扶正祛邪的治法方药。营气本来先行于外护卫机表，白天护卫于外，夜晚营养于内。邪气侵袭五脏，卫气护卫于外，不能营养于内，导致阴气血内虚，不能上奉于心，心失所养而不得眠睡，同时提出了补虚祛邪、调理虚实的治法治则。以半夏汤一剂，决而泄之，排出壅塞，经络通畅，阴阳协调，则神志安宁，不寐即可缓解。

【原文六】《针灸甲乙经·卷十二·目不得眠不得视及多卧卧不安不得偃卧肉苛诸息有音及喘第三》

曰：人有卧而有所不安者，何也？

曰：脏有所伤，及情有所倚，则卧不安（《素问》作精所之寄则安，《太素》作精有所倚则不安），故人不能悬其病也。

【按语】

上文阐述了五脏受损，精神失调导致不寐的病机。五脏有所损伤，或情绪过于偏颇，精血内耗，心神失养，神志不宁而失眠，如果不能消除这两种原因，则睡眠不能安稳，要等到损伤恢复，精神有所寄托，睡眠才能安宁。

2. 针灸治疗

【原文一】《针灸甲乙经·卷七·六经受病发伤寒热病第一（中）》

热病嗌干，多饮善惊，卧不能安，取之肤肉，以第六针五十九刺。

所谓五十九刺者，两手内外侧各三，凡十二痏；五指间各一，凡八痏；足亦如是；头入发际一寸傍三分（《灵枢》无分字）各三，凡六痏；更入发际三寸边五，凡十痏；耳前后口下（《灵枢》作以下）者各一，项中一，凡六痏；颠上一，囟会一，发际一，廉泉一，风池二，天柱二（《甲乙经》原缺囟会至天柱诸穴，今按《灵枢》经文补之）。

素问曰：五十九者，头上五行行五者，以越诸阳之热逆也。大杼、膺俞、缺盆、背椎，此八者，以泻胸中之热（一作阳）。气冲、三里、巨虚、上下廉，此八者，以泻胃中之热。云门、髃骨、委中、髓空，此八者，以泻四肢之热。五脏俞傍五，此十者，以泻五脏之热。凡此五十九者，皆热之左右也。（按二经虽不同，皆泻热之要穴也）。

【按语】

“五十九刺”即治疗热病的五十九穴，出自《灵枢·热病第二十三》，此五十九穴，多分别表里阴阳，脏腑经络之热病所取之穴，今名“《灵枢》热病五十九刺方”。对于热病所致不得安卧，宜采用五十九刺方。

【原文二】《针灸甲乙经·卷二·十二经脉络脉支别第一（上）》

膀胱足太阳之脉，起于目内眦，上额交巅。其支者，从巅至耳上角。其直者，从巅入络脑，还出别下项，循肩髆内，挟脊抵腰中，入循膂，络肾属膀胱。其支者，从腰中下会于后阴，贯臀，入腘中。其支者，从髆内左右别下贯胛（一作髋）挟脊内，过髀枢，循髀外后廉，下合腘中，以下贯踹（足跟也）内，出外踝之后，循京骨，至小指外侧。是动则病冲头痛，目似脱，项似拔，脊腰似折不可以曲，腘如结，踹如裂，是谓踝厥。是主筋所生病者，痔，疟，狂，颠疾，头囟（音信），项颈间痛，目黄泪出，鼽衄，项、背、腰、尻、腘、踹、脚皆痛，小指不用。为此诸病。盛者则人迎大再倍于寸口。虚者则人迎反小于寸口也。

【原文三】《针灸甲乙经·卷三·背自第一椎两傍侠脊各一寸五分下至节凡四十二穴第八》

肺俞，在第三椎下两傍各一寸五分，刺入三分，留七呼，灸三壮。（气府论注云：五脏并足太阳脉之会。）

心俞，在第五椎下，两傍各一寸五分，刺入三分，留七呼，禁灸。

肝俞，在第九椎下，两傍各一寸五分，刺入三分，留六呼，灸三壮。

胆俞，在第十椎下，两傍各一寸五分，足太阳脉所发，正坐取之，刺入五分，灸三壮。（气府论注云：留七呼。痹论注云：胆、胃、三焦、大小肠、膀胱俞，并足太阳脾俞，在第十一椎下，两傍各一寸五分，刺入三分，留七呼，灸三壮。）

【原文四】《针灸甲乙经·卷八·五脏传病发寒热第一（下）》

肺气热，呼吸不得卧，上气呕沫，喘气相追逐，胸满胁膺急，息难，振栗，脉鼓，气隔，胸中有热，支满不嗜食，汗不出，腰脊痛，肺俞主之。

【按语】

上文从脉理角度阐述了临证多取膀胱经穴治疗失眠的原因。不寐多与心、脾、肝、肾等脏腑相关，而脏腑之气输注于膀胱经背俞穴，刺激背俞穴调整脏腑功能，从而起到安眠作用。正如《针灸甲乙经》所述："脑为元神之府。"膀胱经"从巅入络脑"，故取膀胱经穴可"益脑安神"，常用穴为胆俞、肺俞、心俞、肝俞、攒竹等。

【原文五】《针灸甲乙经·卷十二·目不得眠不得视及多卧卧不安不得偃卧肉苛诸息有音及喘第三》

惊悸不得眠，善龂水气上下，五脏游气也，三阴交主之。不得卧，浮郄主之。

【按语】

从脉理角度，思虑劳倦、惊悸等均可内伤心脾，胃中不和、痰热内阻均可导致失眠，取脾胃经穴亦可治疗失眠，常用穴位有公孙、隐白等，《针灸甲乙经》载针刺"三阴交"治疗不得卧之例。三阴交乃足三阴交会之处，取之有健脾利湿、兼调肝肾之功。

【原文六】《针灸甲乙经·卷二·奇经八脉第二》

冲脉任脉者，皆起于胞中，上循脊里，为经络之海。其浮而外者，循腹上（一作右）行，会于咽喉，别而络唇口。血气盛则充肤热肉，血独盛则渗灌皮肤，生毫毛。妇人有余于气，不足于血，以其月水下，数脱血，任冲并伤故也。任冲之交，脉不营其唇，故髭须不生焉。任脉者，起于中极之上，以下毛际，循腹里，上关元，至咽喉，上颐循面入目……任脉为病，男子内结七疝，女子带下瘕聚。冲脉为病，逆气里急。督脉为病，脊强反折（亦与《九卷》互相发也）。……督脉者经缺不具，见于营气，曰上额循巅，下项中，循脊入骶，是督脉也。

曰：跷脉安起安止，何气营也？曰：跷脉者，少阴之别，起于然骨之后，上内踝之上，直上循阴股，入阴，上循胸里入缺盆，上循人迎之前，上入鼽（《灵枢》作頄字），属目内，合于太阳阳跷而上行，气相并相还，则为濡（一作深）目，气不营则目不合也。

【原文七】《针灸甲乙经·卷三、诸穴·腹自鸠尾循任脉下行至会阴凡十五穴第十九》

阴交，一名少关，一名横户，在脐下一寸，任脉、气冲之会，刺入八分，灸五壮。

气海，一名脖胦，一名下肓，在脐下一寸五分，任脉气所发，刺入一寸三分，灸五壮。

关元，小肠募也，一名次门，在脐下三寸，足三阴、任脉之会，刺入二寸（气府论注云：刺入一寸二分），留七呼，灸七壮。

【原文八】《针灸甲乙经·卷三、诸穴·头直鼻中入发际一寸循督脉却行至风府凡八穴第二》

百会，一名三阳五会，在前顶后一寸五分，顶中央旋毛中，陷可容指，督脉、足太阳之会，刺入三分，灸三壮。

【按语】

上文从脉理角度阐述了任督二脉取穴治疗气血不足所致不寐的机制。任脉为生气之源、聚气之会，拥有“脐下肾间动气”，是“人之生命，十二经之根本”，故取任脉下穴以补养气血，益肾安神，常用穴为气海、关元、三阴交等。此外，心、肾、脑与不寐的关系密切，心主神明，脑为元神之府，肾主髓，三者相互依存，故“脑为髓之海”，而“髓又通于脑”，且心藏神。因此，任督二脉失调与不寐密切相关，故《针灸甲乙经》载“针刺百会”，以达到调气宁心、安神镇静之效。

【原文九】《针灸甲乙经·卷七·六经受病发伤寒热病第一（下）》

气喘，热病衄不止，烦心善悲，腹胀，逆息热气，足胫中寒，不得卧，气满胸中热，暴泄，仰息，足下寒，中闷，呕吐，不欲食饮，隐白主之。

【原文十】《针灸甲乙经·卷七·足阳明脉病发热狂走第二》

热病汗不出，鼽衄，眩时仆，面浮肿，足胫寒，不得卧，振寒，恶人与木音，喉痹龋齿，恶风，鼻不利，多善惊，厉兑主之。

【原文十一】《针灸甲乙经·卷十一·阳厥大惊发狂痫第二》

实则肠中切痛，厥，头面肿起，烦心，狂多饮，虚则鼓浊，腹中气大滞，热痛不嗜卧，霍乱，公孙主之。

【按语】

上文阐述了针灸四肢末端（即腕踝以下手足部）腧穴治疗不得卧。从现代医学角度来看，四肢末端神经末梢敏感，针灸该部位可引起大脑皮层相应区域兴奋，使产生失眠皮层的兴奋点得到抑制。从整体学说观点，经络将手足部穴位与头部穴位相联络，针刺肢体末端穴位亦可起到治疗头脑病证的疗效，包括失眠。

【原文十二】《针灸甲乙经·卷七·阴阳相移发三疟第五》

疟咳逆心闷，不得卧，呕甚，热多寒少，欲闭户牖而处，寒厥足热，太溪主之。

【原文十三】《针灸甲乙经·卷八·经络受病入肠胃五脏积发伏梁息贲肥气痞气奔豚第二》

环脐痛，阴骞两丸缩，坚痛不得卧，太冲主之。

【原文十四】《针灸甲乙经·卷八·水肤胀鼓胀肠覃石瘕第四》

腹中气盛，腹胀逆（《千金》作水胀逆），不得卧，阴陵泉主之。

【原文十五】《针灸甲乙经·卷九·邪在肺五脏六腑受病发咳逆上气第三》

咳喘不得，坐不得卧，呼吸气素，咽不得，胸中热，云门主之。胸胁喘满不得俯仰，溃痈，咳逆上气，咽喉喝有声，太溪主之。

【原文十六】《针灸甲乙经·卷九·脾胃大肠受病发腹胀满肠中鸣短气第七》

肠腹时寒，腰痛不得卧，手三里主之。

【按语】

不同的脉象与证候对应不同的针灸治疗方案，体现了辨证论治的思想。

四、《肘后备急方》

《肘后备急方》全书共8卷，73篇，由东晋时期葛洪著。系作者从其原著《玉函方》（共100卷）中摘录可供急救医疗、实用有效的单验方及简要灸法汇编而成。经梁代陶弘景增补录方101首，改名《补阙肘后百一方》。此后又经金代杨用道摘取《证类本草》中的单方作为附方，名《附广肘后方》，即现存《肘后备急方》，简称《肘后方》。该书主要记述各种急性病证或某些慢性病急性发作的治疗方药、针灸、外治等法，并略记个别病的病因、症状等。书中对天花、恙虫病、脚气病及恙螨等的描述都属于首创，尤其是倡用狂犬脑组织治疗狂犬病，被认为是中国免疫思想的萌芽。《肘后备急方》是古代中医方剂著作和中医治疗学专著，同时也是中国第一部临床急救手册。在不寐方面，《肘后备急方》记载了一些治疗不寐的验方。

1. 治疗方药

【原文一】《肘后备急方·卷二·治卒霍乱诸急方第十二》

治霍乱烦躁，卧不安稳方。

葱白二十茎，大枣二十枚，水三升，煮取二升，顿服之。

【原文二】《肘后备急方·卷二·治伤寒时气温病方第十三》

又方，黄连三两，黄柏、黄芩各二两，栀子十四枚，水六升，煎取二升，分再服，治烦呕不得眠。

【原文三】《肘后备急方·卷二·治时气病起诸劳复方第十四》

又瘥复虚烦不得眠。眼中痛疼懊侬，豉七合，乌梅十四枚，水四升，先煮梅取二升半，纳豉取一升半，分再服。无乌梅，用栀子十四枚亦得。

【原文四】《肘后备急方·卷三·治卒上气咳嗽方第二十三》

杨氏《产乳》疗上气急满，坐卧不得方。

鳖甲一大两，炙令黄，细捣为散，取灯心一握，水二升，煎取五合。食前服一钱匕，食后蜜水服一钱匕。

《深师方》疗久咳逆上气，体肿豆气胀满，昼夜倚壁不得卧，常作水鸡声者，白前汤主之。白前二两，紫菀、半夏（洗）各三两，大戟七合（切）。四物以水一斗，渍一宿，明日煮取三升，分三服。禁食羊肉饧，大佳。

《梅师方》治久患暇呷咳嗽，喉中作声不得眠。取白前捣为末，温酒调二钱匕服。

【原文五】《肘后备急方·卷四·治卒大腹水病方第二十五》

又方，治十种水病，肿满喘促，不得卧。

以蝼蛄五枚，干为末，食前汤调半钱匕至一钱，小便通效。

杨氏《产乳》，疗身体肿满，水气急，卧不得。

郁李仁一大合，捣为末，和麦面搜作饼子，与吃入口，即大便通利气，便瘥。

《梅师方》，治水肿坐卧不得，头面身体悉肿。

取东引花桑枝，烧灰，淋汁，煮赤小豆，空心食，令饱。饥即食尽，不得吃饭。

【原文六】《肘后备急方·卷四·治虚损羸瘦不堪劳动方第三十三》

治卒连时不得眠方。

暮以新布火炙以熨目，并蒸大豆，更番囊贮枕，枕冷复更易热，终夜常枕热豆，即立愈也。

【原文七】《肘后备急方·卷五·治卒阴肿痛颓卵方第四十二》

附方《千金方》，有人阴冷，渐渐冷气入，阴囊肿满恐死，日夜疼闷不得眠。

取生椒择之，令净，以布帛囊着丸囊，令浓半寸。须臾热气大通，日再易之，取消，瘥。

【按语】

《肘后备急方》中收录了多种治疗不寐的方法，其中包括汤剂、食疗、药敷、外治等，体现了时代医术发展及治疗的多样性。

2. 睡眠避忌

【原文】《肘后备急方·卷七·治卒饮酒大醉诸病方第七十一》

大醉不可安卧，常令摇动转侧。又当风席地，及水洗，饮水，最忌于交接也。

【按语】

上文阐述了饮酒过多会导致睡眠质量降低。《饮膳正要》提及：“酒，味苦甘辛，大热，有毒。……少饮尤佳，多饮伤神损寿，易人本性，其毒甚也……醉不可当风卧，生风疾……醉不可露卧，生冷痹。醉而出汗当风，为漏风……醉不可饮酪水，成噎病。……醉不可饮冷浆水，失声成尸噎。”

五、《本草经集注》

《本草经集注》是梁代陶弘景所编著。全书共7卷，载药730种，分玉石、草木、虫兽、果、菜、米食、有名未用7类，这是药物分类的一个进步，但每类之中仍分三品。又创“诸病通用药”，如治风通用药有防风、防己、秦艽、芎䓖等，治黄疸通用药有茵陈、栀子、紫草等。这对临床选择用药，有很大的助益。对药物的产地、采集时间。炮制、用量、服法、药品真伪等与疗效的关系，均有所论述。本书问世后有很大的影响，唐代的《新修本草》就是在此书基础上补充修订而成的。本书原书已佚，现仅存有敦煌石室所藏的残本。但原书中的主要内容，还可从《证类本草》和《本草纲目》之中见到。

《本草经集注》中记载较多治疗不寐的有效药物，部分药物记载详细，为建立治疗不寐的中药体系奠定了基础。

1. 序录

【原文】《本草经集注·序录下》

好眠：通草、孔公孽、马头骨、牡鼠目、茶茗。

不得眠：酸枣、榆叶。

【按语】

序录记载了不寐及嗜卧的主治草药，为今后医家治疗不寐的方药奠定了基础。

2. 草木三品

【原文一】《本草经集注·草木上品》

酸枣，味酸，平，无毒。主治心腹寒热，邪结气，四肢酸疼湿痹。烦心不得眠，脐上下痛，血转、久泄，虚汗、烦渴。补中，益肝气，坚筋大骨，助阴气，令人肥健。久服安五脏，轻身，延年。生河东川泽。八月采实。阴干卅日成。（恶防己。）

榆皮，味甘，平，无毒。主治大小便不通，利水道，除邪气。肠胃邪热气，消肿，性滑利。久服轻身，不饥，其实尤良。治小儿头疮痂。华：主小儿痫，小便不利，伤热。一名零榆。生颍川山谷。二月采皮，取白曝干。八月采实，并勿令中湿，湿则伤人。

此即今榆树尔，剥取皮，刮除上赤皮，亦可临时用之。性至滑利，初生叶，人以作糜羹辈，令人睡眠。嵇公所谓："榆，令人眠也。"断谷乃屑其皮，并檀皮服之，即所谓不饥者也。（《新修》一一四页，《大观》卷十二，《政和》二九八页。）

茯苓，味甘，平，无毒。主治胸胁逆气，忧恚，惊邪恐悸，心下结痛，寒热，烦满，咳逆，止口焦舌干，利小便。止消渴唾，大腹淋沥，膈中痰水，水肿淋结，开胸腑，调脏气，伐肾邪，长阴，益气力，保神守中。久服安魂魄，养神，不饥，延年。一名茯菟。其有抱根者，名茯神。茯神，味甘，平。主辟不祥，治风眩、风虚，五劳、七伤，口干，止惊悸，多恚怒，善忘，开心益智，安魂魄，养精神。生太山山谷大松下。二月、八月采，阴干。（马间为之使。）

案药名无马间，或者马茎，声相近故也。得甘草、防风、芍药、紫石英、麦冬共治五脏。（恶白蔹。畏牡蒙、地榆、雄黄、秦艽、龟甲。）

今出郁州，彼土人乃故斫松作之，形多小，虚赤不佳。自然成者，大如三、四升器，外皮黑细皱，内坚白，形如鸟兽龟鳖者，良。又复时燥则不水。作丸散者，皆先煮之两三沸，乃切，曝干。白色者补，赤色者利，世用甚多。《仙经》服食，亦为至要。云其通神而致灵，和魂而练魄，明窍而益肌，浓肠而开心，调营而理胃，上品仙药也。善能断谷不肌。为药无朽蛀。吾尝掘地得昔人所埋一块，计应卅许年，而色理无异，明其贞全不朽矣。其有衔松根对度者，为茯神，是其次茯苓后结一块也。仙方唯云茯苓，而无茯神，为治既同，用之亦应无嫌。（《新修》八七页，《大观》卷十二，《政和》二九六页。）

琥珀，味甘，平，无毒。主安五脏，定魂魄，杀精魅邪鬼，消瘀血，通五淋。生永昌。

旧说云是松脂沦入地，千年所化，今烧之亦作松气。世有琥珀中有一蜂，形色如生。《博物志》又云烧蜂巢所作，恐非实。此或当蜂为松脂所粘，因坠地沦没耳。有煮煅鸡子及青鱼枕作者，并非真，唯以拾芥为验。世中多带之辟恶。刮屑服，治瘀血至验。《仙经》无正用，唯曲晨丹所须，以赤者为胜。今并从外国来，而出茯苓处永无有。不知出琥珀处，复有茯苓以否？（《新修》八八页，《大观》卷十二，《政和》二九七页。）

远志，味苦，温，无毒。主治咳逆伤中，补不足，除邪气，利九窍，益智慧，耳目聪明，不忘，强志，倍力。利丈夫，定心气，止惊悸，益精，去心下膈气，皮肤中热，面目黄。久服轻身，不老，好颜色，延年。叶名小草，主益精，补阴气，止虚损，梦泄。一名棘菀，一名葽绕，一名细草。生太山及宛朐川谷。四月采根、叶，阴干。（得茯苓、冬葵子、龙骨良，杀天雄、附子毒，畏珍珠、藜芦、蜚蠊、齐蛤。）

案药名无齐蛤，恐是百合。宛朐县属兖州济阴郡，今犹从彭城北兰陵来。用之打去心取皮，今用一斤正得三两皮尔，市者加量之，小草状似麻黄而青，远志亦入仙方药用。（《大观》卷六，《政和》一六三页。）

木香，味辛，温，无毒。主治邪气，辟毒疫温鬼，强志，主淋露。治气劣，肌中偏寒，主气不足，消毒，杀鬼精物，温疟，蛊毒，行药之精。久服不梦寤魇寐，轻身致神仙，一名蜜香。生永昌山谷。此即青木香也。永昌不复贡，今皆从外国舶上来，乃云大秦国。以治毒肿，消恶气，有验。

今皆用合香，不入药用。唯制蛀虫丸用之，常能煮以沐浴，大佳尔。（《大观》卷六，《政和》一六八页。）

人参，味甘，微寒、微温，无毒。主补五脏，安精神，定魂魄。止惊悸，除邪气，明目。开心益智，治肠胃中冷，心腹鼓痛，胸胁逆满，霍乱吐逆，调中，止消渴，通血脉，破坚积，令人不忘。久服轻身延年。一名人衔，一名鬼盖，一名神草，一名人微，一名土精，一名血参。如人形者有神。生上党山谷及辽东。二月、四月、八月上旬采根，竹刀刮，曝干，无令见风。（茯苓为之使，恶溲疏，反藜芦。）

上党郡在冀州西南。今魏国所献即是，形长而黄，状如防风，多润实而甘。世用不入服乃重百济者，形细而坚白，气味薄于上党。次用高丽，高丽即是辽东。形大而虚软，不及百济。百济今臣属高丽，高丽所献，兼有两种，止应择取之尔。实用并不及上党者，其为药切要，亦与甘草同功，而易蛀蚛。唯纳器中密封头，可经年不坏。人参生一茎直上，四、五叶相对生，花紫色。高丽人作人参赞曰：三桠五叶，背阳向阴。欲来求我，椵树相寻。椵树叶似桐甚大，阴广，则多生阴地，采作甚有法。今近山亦有，但作之不好。（《大观》卷六，《政和》一四五页。）

【原文二】《本草经集注·草木中品》

王孙，味苦，平，无毒。主治五脏邪气，寒湿痹，四肢疼酸，膝冷痛。治百病，益气。吴名白功草，楚名王孙，齐名长孙，一名黄孙，一名黄昏，一名海孙，一名蔓延。生海西川谷及汝南城郭垣下。

今方家皆呼名黄昏，又云牡蒙，市人亦少识者。（《大观》卷九，《政和》二三七页。）爵床，味咸，寒，无毒。主治腰脊痛，不得着床，俯仰艰难，除热，可作浴汤。生汉中川谷及田野。（《大观》卷九，《政和》二三八页。）

3. 虫兽三品

【原文一】《本草经集注·虫兽上品》

龙骨，味甘，平、微寒，无毒。主治心腹鬼疰，精物老魅，咳逆，泄痢脓血，女子漏下，癥瘕坚结，小儿热气惊痫。治心腹烦满，四肢痿枯，汗出，夜卧自惊，恚怒，伏气在心下，不得喘息，肠痈内疽阴蚀，止汗，小便利，溺血，养精神，定魂魄，安五脏。白龙骨：治梦寐泄精，小便泄精……生晋地川谷，及太山岩水岸土穴石中死龙处，采无时。今多出益州、梁州间，巴中亦有骨，欲得脊脑，作白地锦文，舐之着舌者良齿小强，犹有齿形。角强而实。又有龙脑，肥软，亦断痢。云皆是龙蜕，非实死也。比来巴中数得龙胞，吾自亲见形体具存，云治产难，产后余疾，正当末服之。（《新修》一八一页，《大观》卷十六，《政和》三六八页。）

麝香，味辛，温，无毒。主辟恶气，杀鬼精物，温疟，蛊毒，痫痓，去三虫，治诸凶邪鬼气，中恶，心腹暴痛胀急，痞满，风毒，妇人产难，堕胎，去面䵟，目中肤翳。久服除邪，不梦寤魇寐，通神仙。生中台川谷及益州、雍州山中。春分取之，生者益良。

麝形似獐，恒食柏叶，又啖蛇，五月得香往往有蛇皮骨，故麝香治蛇毒。今以蛇蜕皮裹麝香弥香，则是相使也。其香正在麝阴茎前皮内，别有膜裹之。

今出随郡义阳晋熙诸蛮中者亚之。今出其形貌直如栗人。又云是卵，不然也。香多被破杂蛮，犹差于益州。益州香形扁，仍以皮膜裹之。一子真者，分糅作三、四子，刮取其血膜，亦杂以余物。大都亦有精粗，破看一片，有毛在裹中者为胜，彼人以为志。若于诸羌夷中得者，多真好。烧当门沸起良久亦好。今唯得活者，自看取之，必当全真尔。生香人云是其精溺凝作之，殊不尔麝夏月食蛇虫多，至寒香满，入春患急痛，自以脚剔出，着屎溺中覆之，皆有常处。人有遇得，乃至一斗五升也。用此香乃胜杀取者。带麝非但香，亦辟恶。以真者一子，置头间枕之，辟恶梦及尸疰鬼气。（《新修》一八四页，《大观》卷十六，《政和》三六九页。）

【原文二】《本草经集注·虫兽中品》

羚羊角，味咸、苦，寒、微寒，无毒。主明目，益气，起阴，去恶血注下，辟蛊毒恶鬼不祥，安心气，常不魇寐。治伤寒，时气寒热，热在肌肤，温风注毒伏在骨间，除郁，惊梦，狂越，僻谬，及食噎不通。久服强筋骨，轻身，起阴，益气，利丈夫。生石城山川谷及华阴山，采无时。

今出建平宜都诸蛮中及西域，多两角者，一角者为胜。角甚多节，蹙蹙圆绕。别有山羊角极长，唯一边有节，节亦疏大，不入方用。而《尔雅》云名羱羊，而羌夷云只此即名零羊，甚能陟峻；短角者，乃是山羊耳，亦未详其正。

桑螵蛸，味咸、甘，平，无毒。主治伤中，疝瘕，阴痿，益精，生子，女子血闭，腰痛，通五淋，利小便水道。又治男子虚损，五脏气微，梦寐失精，遗溺。久服益气，养神。一名蚀疣。生桑枝上，螳螂子也，二月、三月采蒸之，当火炙，不尔令人泄。

得龙骨，治泄精。（畏旋覆花。）世呼螳螂为妒螂，逢树便产，以桑上者为好，是兼得桑皮之津气，市人恐非真，皆令合枝断取之尔，伪者亦以胶着桑枝之上也。

4. 菜部药物

【原文】《本草经集注·菜部上品》

苦菜，味苦，寒，无毒。主治五脏邪气，厌谷，胃痹，肠澼，渴热中疾，恶疮。久服安心，益气，聪察，少卧，轻身，耐老，耐饥寒，高气不老。一名荼苦，一名选，一名游冬。生益州川谷，生山陵道傍，凌冬不死。三月三日采，阴干。

疑此则是今茗。茗一名荼，又令人不眠，亦凌冬不凋，而嫌其只生益州。益州乃有苦菜，正是苦蘵尔。上卷上品白英下，已注之。《桐君药录》云：苦菜叶三月生扶疏，六月花从叶出，茎直花黄，八月实黑；实落根复生，冬不枯。今茗极似此，西阳武昌及卢江晋熙茗皆好，东人只作青茗。茗皆有浡，饮之宜人。凡所饮物，有茗及木叶天冬苗，并菝葜，皆益人，余物并冷利。又巴东间别有真茶，火煏作卷结，为饮亦令人不眠，恐或者此。世中多煮檀叶及大皂李作茶饮，并冷。又南方有瓜芦木，亦似茗，至苦涩。取其叶作屑，煮饮汁，即通夜不眠。煮盐人唯资此饮尔，交广最所重，客来先设，乃加以香芼辈尔。

【按语】

上文记载了饮下会导致不眠的一种菜部药物——茗，别名荼，一说为苦苣菜，火煏作卷结，饮下会令人睡不着觉，南方的瓜芦木和茗相似，其叶的屑煮饮汁服下也会让人彻夜不眠。

六、《小品方》

《小品方》，又名《经方小品》。全书共12卷，由东晋陈延之编撰，约撰于454年至473年。该书对妇产科亦较重视，论述了养胎、胎动不安、子痛、逆产、产后胞衣不下、恶阻、去胎等法。对一些内科疾病如瘿病（地方性甲状腺肿）、脚气病等亦有较深的认识。该书记述的治疗方法也较全面。除内服方外，还有灸、熨、割、烙、涂、浴、摩、熏等外治法。在急救方面记载了金疮、跌打损伤、烧伤烫伤、虫兽咬伤、溺水，以及食物中毒、药物中毒等的急救方法。在不寐方面，《小品方》主要记载了治疗不寐的中药及验方。

【原文一】《小品方·卷第一·治咳嗽上气诸气》

沃雪汤，治上气不得息卧，喉中如水鸡声，气欲绝方。

麻黄（四两），细辛（二两），五味子（半升），干姜（四两），半夏（四两），桂心（一两）。

凡六物，以水一半，煮取三升，分服一升，投杯即得卧，一名投杯汤。令得汗，汗多喜不得眠，汗者一服，消息后服。

【按语】

上文记载了咳嗽上气伴随不得卧、喉声如水鸣、脉微等临床症状时的治法及方药药味，并且提出了服药后若汗出过多反而难以入睡，出汗者应汗出休息后再服。

【原文二】《小品方·卷第三·治虚劳诸方》

黄芪汤，治虚劳，胸中客热，冷癖痞满，宿食不消，吐噫，胁间水气，或流饮肠鸣，不生肌肉，头痛，上重下轻，目视㬈㬈，惚惚志损，常躁热，卧不得安，少腹急，小便赤余沥，临事不起，阴下湿，或小便白浊伤多。

黄芪（三两），人参（一两），芍药（二两），生姜（半斤），肉桂（三两），大枣（十四枚），当归（一两），甘草（一两，炙）。

【按语】

上文记载了气血不足所致不寐伴随的临床症状，虚劳、燥热、食积不消、头晕、脉弱等，并且提出了相应的治疗方剂及方药药味。

【原文三】《小品方·卷第三·治百病后虚烦扰不得眠诸方》

流水汤，主虚烦不得眠方。

半夏（二两，洗十遍），粳米（一升），茯苓（四两）。

上三味，切，以东流水二斗，扬之三千遍，令劳，煮药，取五升，分服一升，日三夜再。

忌羊肉、饧、醋物。有半夏必须着生姜四两，不尔，戟人咽，不审古方，何以如此，今改正之。

大乌梅汤，治被下之以后，虚烦燥不得眠，剧者颠倒，心中懊方。

大乌梅（十四枚，擘），好豉（七合）。

凡二物，以水四升煮梅，令得二升半，纳豉令四五沸，得一升半，分二服。

【按语】

上文记载了虚烦不得眠的汤药及其药味、制法及服法，包括流水汤及大乌梅汤。

【原文四】《小品方·卷第九·治寒食散发动诸方》

栀子汤，又若夜眠不得睡者，为食少、热在内故也。服栀子汤方。

栀子仁（十四个），大黄（三两），黄芩（二两）。

上三味，切，以水五升，煮取三升，去滓，分三服，微利，又当数进冷食，自得眠睡。

【按语】

上文记载了因宿食不消而夜不能寐者宜服用栀子汤及具体方药、制法、服法，使得宿食随大小便排出。其中可食微寒凉之品，化食积之微热，自然安睡，体现了古人对“热者寒之”的用药治则。

第四章

隋唐五代时期

繁荣昌盛的经济文化，进步的科学技术，频繁的中外交流以及隋唐统治者对医学的重视都为医学发展和进步创造了良好的机遇和条件，医学在隋唐五代时期得到了全面发展。医学学术和疾病防治的研究趋于深入细致，对不寐及其证候的病因、病理、临床表现有了更深层次的认识，且其治疗的针对性更强，也更有疗效。该时期，“脏腑致不寐”成了医家探讨的热点，中医对失眠的认识进入了一个新的高度。然而，“不寐”病名的提出，在隋唐时期并未获得重视和普遍应用，不寐仍多以伴随症状出现。

巢元方在《诸病源候论》中仍从“不得卧”“不得眠”“卧不安”之说，以伴随证候出现。该书将“不得眠”归入“虚劳”“大病后”“伤寒病后”“霍乱后”各证候中，并提出“心热”和“胆冷”的病机学说。书中详细分析了虚劳之人因邪气外客出现的“卧不得安，喜梦”等症，并将“梦”作为“不寐”的参考指标，通过不同梦境判断邪客脏腑，分而治之。从病机上看，“不得卧”“不得眠”“卧不安”等词语内涵，已接近“不寐”的本义。

孙思邈在咳喘、心烦、胁痛、腹满、短气、气上、胁痛、惊悸、水甚等各脏腑疾病中分述此病。其所著的《备急千金要方》及《千金翼方》围绕心、脾、肝、胆虚实寒热，“不寐”的脏腑辨证思路初步显现。惊悸、喜怒、忧愁、梦魇等情志内伤证候，与“不寐”伴随出现在文中，“不得卧”“不得眠”语义范围逐渐缩小，概念明确指向“不寐”。此外，《备急千金要方》中记载了大量治疗本病的名方与验方，其核心理念是在继承“五脏藏神”理论的基础上，以“心神”为主，旁及脾、胆、小肠等多个脏腑，进行辨证论治。

一、《诸病源候论》

《诸病源候论》，又名《诸病源候总论》《巢氏病源》，全书共50卷，由隋代巢元方等撰于大业六年（610年），为我国第一部论述各种疾病病因、病机和证候之专著。此书继《内经》《难经》及张仲景著作之后，使中医理论更为丰富。于病因方面尤多创见，使中医病因学说趋于系统、全面。如对传染性疾病之认识，就明确指出“感其乖戾之气而发病”。又如山区多“瘿”病乃其民“饮沙水”之故；岭南“瘴气”系“杂毒因暖而生”等。于病理及病证方面之论述亦较精审，超越古人。如消渴病每多发痈疖或水肿，这正是对糖尿病并发皮肤病及泌尿系统感染之最早描述。于妇科则经产带下、妊娠、无子等类；外科则详述痈、疽、疔、肿诸疮之理，证候及预防等；于创伤外科，则记载有难度较大之肠吻合及血管结扎术等。在证候分类学上亦有较大发展，其别类分门系统而有条理，且征引典籍甚富，如《汉书·艺文志》与《隋书·经籍志》所载近300种、5 300多卷医书均赖此书而保存。故《诸病源候论》是研究隋代以前医学成就的重要文献。

《诸病源候论》记载了邪气侵扰、素体虚劳、病后体弱、情志失常导致不寐的病因病机，提出饮食不节导致不寐的临床表现与治法方药。

1. 病因病机

【原文一】《诸病源候论·卷之三·虚劳病诸候上（凡三十九论）·虚劳不得眠候》

夫邪气之客于人也，或令人目不得眠，何也？

曰：五谷入于胃也，其糟粕、津液、宗气，分为三隧。故宗气积于胸中，出于喉咙，以贯心肺，而行呼吸焉。荣气者，泌其津液，注之于脉也，化为血，以荣四末，内注五脏六腑，以应刻数焉。卫气者，出其悍气之疾，而先行于四末、分肉、皮肤之间，而不休者，昼行于阳，夜行于阴。其入于阴，常从足少阴之分肉间，行于五脏六腑。今邪气客于脏腑，则卫气独营其外，行于阳，不得入于阴；行于阳则阳气盛，阳气盛则阳跷满，不得入于阴，阴气虚，故目不得眠。

【按语】

上文阐述了邪气侵袭人体致卫气行于阳，不能入阴，阴阳不通，阴虚失养导致不寐的病因，并提出了以半夏汤扶正祛邪的治法方药。此处援引《黄帝内经》所述，营气本来先行于外护卫机表，白天护卫于外，夜晚营养于内。邪气侵袭五脏，卫气护卫于外，不能营养于内，导致阴气血内虚，不能上奉于心，心失所养而不得眠睡。同时提出了补虚祛邪、调理虚实的治法治则。以半夏汤一剂，决而泄之，排出壅塞，经络通畅，阴阳协调，则神志安宁，不寐即可缓解。

【原文二】《诸病源候论·卷之三·虚劳病诸候上（凡三十九论）·大病后不得眠候》

大病之后，脏腑尚虚，荣卫未和，故生于冷热。阴气虚，卫气独行于阳，不入于阴，故不得眠。若心烦不得眠者，心热也；若但虚烦而不得眠者，胆冷也。

【按语】

上文阐述了大病之后，脏腑虚弱，营血亏虚，荣卫不和，卫气只护卫于外，不营养于内，导致阴阳不调，精血内耗，心神失养，神不内守而失眠。还提出了心烦失眠与虚烦失眠是两种不同的病因所致：心热，心火炽盛，心神被扰致心烦失眠；胆冷致心虚胆怯，神魂不安，虚烦失眠。

【原文三】《诸病源候论·卷之四·虚劳病诸候下（凡三十六论）·虚劳喜梦候》

夫虚劳之人，血气衰损，脏腑虚弱，易伤于邪。邪从外集内，未有定舍，反淫于脏，不得定处，与荣卫俱行，而与魂魄飞扬，使人卧不得安，喜梦。气淫于腑，则有余于外，不足于内；气淫于脏，则有余于内，不足于外。

【按语】

上文阐述了淫邪扰乱脏腑，心神不安而致睡眠不安、多梦的机制。虚劳之人，气血亏虚，易受淫邪所伤。淫邪从外侵袭机体，没有固定的侵犯部位和途径，等到邪气侵入内脏，也没有固定的部位，而是与营卫之气一起运行流转于体内，伴随着魂魄飞扬，神志不宁，使人睡卧不安而常常做梦。邪气侵入六腑，就表明在外的阳气有余，在内的阴气不足；邪气侵入五脏，就表明在内的阴气有余，在外的阳气不足。

【原文四】《诸病源候论·卷之六·解散病诸候（凡二十六论）·寒食散发候》

人参动紫石英，心急而痛，或惊悸不得眠卧；或恍惚忘误，失性狂发；或黯黯欲眠，或愦愦喜，或瘥或剧，乍寒乍热；或耳聋目暗。

【按语】

上文阐述了人参与紫石英误同服可能会产生的一系列副作用。人参与紫石英同用，紫石英会减弱人参的效果，可能会导致惊惧失眠。

【原文五】《诸病源候论·卷之六·解散病诸候（凡二十六论）·寒食散发候》

或夜不得眠，坐食少，热在内故也。当服栀子汤，数进冷食。

【按语】

上文阐述了食少内热是导致不寐的原因之一。食少纳呆，气血生化乏源，营血亏虚，不能上奉于心，心神失养，神志不安而失眠；虚热烦躁，扰动心神，心神不安而失眠。还提出可服用栀子汤治疗。

【原文六】《诸病源候论·卷之八·伤寒病诸候下（凡四十四论）·伤寒病后不得眠候》

夫卫气昼行于阳，夜行于阴。阴主夜，夜主卧，谓阳气尽，阴气盛，则目瞑矣。今热气未散，与诸阳并，所以阳独盛，阴偏虚，虽复病后，仍不得眠者，阴气未复于本故也。

【按语】

上文阐述了伤寒病后仍然失眠的原因，并提出“心热”和“胆冷”的病机学说。卫气白天护卫于外，晚上营养于阴。阴气在晚上强盛，而晚上是睡眠休息的时间。伤寒病后，热气未散，与阳气合并，所以夜晚阳气仍然强盛，阳盛阴虚，阴气还没有恢复，阴阳不调，神志不宁而致失眠。

【原文七】《诸病源候论·卷之十三·气病诸候（凡二十五论）·七气候》

寒气则呕吐、恶心；热气则说物不章，言而遑；怒气则上气不可忍，热痛上抢心，短气欲死，不得气息也；恚气则积聚在心下，心满不得饮食；忧气则不可极作，暮卧不安席；喜气即不可疾行，不能久立；愁气则喜忘，不识人语，置物四方，还取不得去处，若闻急，即手足筋挛不举。

【按语】

上文提出了忧气致不寐的病机。忧虑伤肝，肝气郁结，肝失条达，肝郁化火，进而邪火扰动心神，心神不安而不寐，又因邪火伤阴耗气，精血内耗，心神失养，神不内守而睡眠不安。

【原文八】《诸病源候论·卷之二十二·霍乱病诸候（凡二十四论）·霍乱后烦躁卧不安候》

冷热不调，饮食不节，使人阴阳清浊之气相干，而变乱于肠胃之间，则成霍乱。霍乱之后而烦躁卧不安者，由吐下之后，腑脏虚极，阴阳未理，血虚气乱，故血气之行未复常度，内乘于腑脏，故烦躁而不得安卧也。

【按语】

上文阐述了霍乱后烦躁失眠的原因。霍乱吐下，损及脏腑，脏腑虚弱，阴阳不调，气血虚弱，气血的运行还没有恢复到正常的状态，营血亏虚，心神失养，神不内守而烦躁失眠。

【原文九】《诸病源候论·卷之四十七·小儿杂病诸候三（凡四十五论）·惊啼候》

小儿惊啼者，是于眠睡里忽然而惊觉也。由风热邪气乘于心，则心脏生热，精神不定，故卧不安，则惊而啼也。

【按语】

上文阐述了小儿惊啼不寐的病因。风热邪气侵扰心神，心脏生热，心火炽盛，扰动心神，神志不安，而致不寐，则于睡眠中忽然惊醒而啼哭。

2. 临床表现

【原文】《诸病源候论·卷之二十一·宿食不消病诸候（凡四论）·食伤饱候》

夫食过于饱，则脾不能磨消，令气急烦闷，睡卧不安。

寸口脉盛而紧者，伤于食。脉缓大而实者，伤于食也。其汤熨针石，别有正方，补养宣导，今附于后。

《养生方·导引法》云：若腹中满，食饮苦饱，端坐伸腰，以口纳气数十，满，吐之，以便为故，不便复为之。有寒气，腹中不安，亦行之。

又云：端坐伸腰，口纳气数十。除腹中满、食饮过饱、寒热、腹中痛病。

【按语】

上文阐述了食伤脾胃，胃腑不和所致睡卧不安的证候及其脉象。暴饮暴食，宿食积滞，脾胃受损，难以运化水液，痰热内生，壅遏于中，痰热上扰，胃气失和，心神被扰而不寐。饮食不节导致不寐的脉象表现为寸口脉盛而紧，脉缓大而实。

二、《备急千金要方》

《备急千金要方》又称《千金要方》《千金方》，是中国古代中医学的经典著作之一，全书共30卷，是综合性临床医著，被誉为“中国最早的临床百科全书”。由唐朝孙思邈编撰，约成于永徽三年（652年）。该书集唐代以前诊治经验之大成，对后世医家影响极大。

《备急千金要方》总结了唐代以前的医学成就，书中首篇所列的《大医精诚》《大医习业》，是中医伦理学的基础；其妇科、儿科专卷的论述，奠定了宋代妇科、儿科独立的基础；其治内科病提倡以“五脏六腑为纲，寒热虚实为目”，并开创了脏腑分类方剂的先河；其中将飞尸鬼疰（类似肺结核病）归入肺脏证治，提出霍乱因饮食而起，以及对附骨疽（骨关节结核）好发部位的描述、消渴（糖尿病）与痈疽关系的记载，均显示了相当高的认识水平；针灸取穴主治的论述，为针灸治疗提供了准绳，阿是穴的选用、“同身寸”的提倡，对针灸取穴的准确性颇有帮助。

《备急千金要方》记载了邪客于五脏六腑、心脾气虚、情志失常导致不寐的病因病机，提出了多种治法方药。

1. 病因病机

【原文一】《备急千金要方·卷一·诸论·论诊候第四》

黄帝问曰：淫邪泮衍奈何?

岐伯对曰：正邪从外袭内，而未有定舍，及淫于脏，不得定处，与荣卫俱行，而与魂魄飞扬，使人卧不得安而喜梦也。凡气淫于腑，则有余于外，不足于内；气淫于脏，则有余于内，不足于外。

【按语】

上文阐述了淫邪扰乱脏腑，心神不安而致睡眠不安、多梦的机制。淫邪从外侵袭机体，没有固定的侵犯部位和途径，等到邪气侵入内脏，也没有固定的部位，而是与营卫之气一起运行流转于体内，伴随着魂魄飞扬，神志不宁，使人睡卧不安而常常做梦。邪气侵入六腑，就表明在外的阳气有余，在内的阴气不足；邪气侵入五脏，就表明在内的阴气有余，在外的阳气不足。

【原文二】《备急千金要方·卷十二·胆腑方·风虚杂补酒煎第五》

忧恚积，思喜怒悲欢，复随风湿结气，咳时呕吐食已变，大小便不利，时泄利重下，溺血上气吐下，乍寒乍热，卧不安席，小便赤黄，时时恶梦，梦与死人共饮食，入冢神室魂飞魄散。

【按语】

上文阐述了情志失常，导致心神不安，神不守舍。情志过极，扰动心神，伤及五脏，精血内耗，心神失养，神不内守而睡不安稳，经常做噩梦。

【原文三】《备急千金要方·卷十三·心脏方·心脏脉论第一》

心胀者，烦心短气卧不安。

【按语】

上文阐述心胀病致卧不安的机制及临床症状。心主神明，神安则寐，神不安则不寐。心胀者，心神被扰，心烦而不寐。

【原文四】《备急千金要方·卷十五·脾脏方·脾虚实第二》

脾虚冷右手关上脉阴虚者，足太阴经也。病苦泄注，腹满气逆，霍乱、呕吐、黄胆，心烦不得卧，肠鸣，名曰脾虚冷也。

【按语】

上文提出了脾虚冷致不寐的病机。脾虚气弱，运化不健，气血生化不足，不能上奉于心，心神所养，而心烦不寐；又因脾伤致气逆呕吐，食少，生化之源不足，营血亏虚，心神不安而失眠。

【原文五】《备急千金要方·卷十七·肺脏方·积气第五》

（论二首方五十一首灸法二十四首）论曰：七气者，寒气、热气、怒气、恚气、喜气、忧气、愁气。凡七种气积聚坚大如杯，若积在心下腹中，疾痛不能饮食，时来时去，每发欲死如有祸祟，皆七气所生。寒气即呕逆恶心。热气即说物不竟而迫。怒气即上气不可忍，热痛上抢心，短气欲死不得息。恚气即积聚在心下不得饮食。喜气即不可疾行，不能久立。忧气即不可剧作，暮卧不安。愁气即喜忘不识人语，置物四方还取不得，去处若闻，急即四肢浮肿，手足筋挛，捉不能举如得病。

【按语】

上文提出了忧气致不寐的病机。忧虑伤肝，肝气郁结，肝失条达，肝郁化火，进而邪火扰动心神，心神不安而不寐，又邪火伤阴耗气，精血内耗，心神失养，神不内守而睡眠不安。

2. 治法方药

【原文一】《备急千金要方·卷三·妇人方中·中风第十二》

大远志丸，治产后心虚不足，心下虚悸志意不安，恍恍惚惚，腹中拘急痛，夜卧不安，胸中吸吸少气，内补伤损，益气，安定心神，亦治虚损方。

远志、甘草、桂心、茯苓、麦冬、人参、当归、白术、泽泻、独活、石菖蒲（各三两），薯蓣、阿胶（各二两），干姜（四两），干地黄（五两）。

上十五味为末，蜜和丸如大豆，未食温酒服二十丸，日三，不知稍增，至五十丸。若大虚，身体冷，少津液，加钟乳三两为善。

【原文二】《备急千金要方·卷三·妇人方中·中风第十二》

人参丸，治产后大虚，心悸，志意不安，不自觉恍惚恐畏，夜不得眠，虚烦少气方。

人参、甘草、茯苓（各三两），麦冬、石菖蒲、泽泻、薯蓣、干姜（各二两），桂心（一两）。

上十味为末，以蜜枣膏和丸如梧子，未食酒服二十丸，日三夜一，不知稍增。若有远志，纳二两佳。若风气加当归、独活各三两。亦治男子虚损心悸。

【原文三】《备急千金要方·卷四·妇人方下·补益第十八》

补益当归丸，治产后虚羸不足，胸中少气，腹中拘急疼痛，或引腰背痛，或所下过多，血不止，虚极乏气，昼夜不得眠，及崩中，面目脱色，唇干口燥。亦治男子伤绝，或从高堕下，内有所伤，脏虚吐血，及金疮伤犯皮肉方。

当归、川芎、续断、干姜、阿胶、附子、白术、吴茱萸、芍药（各二两），白芷（三两），桂心、干地黄（各十两），甘草（四两）。

上十三味为末，蜜和丸如梧子大，酒服二十丸，日三夜一，不知加至五十丸。若有真蒲黄加一升绝妙。

【原文四】《备急千金要方·卷四·妇人方下·赤白带下崩中漏下第二十》

云母芎散，卫公治五崩身瘦，咳逆烦满少气，心下痛，面生疮，腰痛不可俯仰，阴中肿如有疮状，毛中痒，时痛与子脏相通，小便不利，常拘急，头眩，颈项急痛，手足热，气逆冲急，心烦不得卧，腹中急痛，食不下，吞酸噫苦，上下肠鸣，漏下赤白青黄黑汁，大臭如胶污衣状，皆是内伤所致。中寒即下白，热即下赤，多饮即下黑，多食即下黄，多药即下青，或喜或怒，心中常恐，或忧劳便发动，大恶风寒方。

云母、芎䓖、代赭、东门边木（烧，各一两），白僵蚕、乌贼骨、白垩猬皮（各六铢），鳖甲（一作龟甲），桂心、伏龙肝、生鲤鱼头（各十八铢）。

上十二味治下筛，酒服方寸匕，日三夜一服。（一方有龙骨、干葛。）

【原文五】《备急千金要方·卷五·上少小婴孺方上·客忤第四》

川芎散，治小儿夜啼，至明即安寐方。

川芎、白术、防己（各半两）。

上三味治下筛，以乳和与儿服之，量多少，又以儿母手掩脐中，亦以摩儿头及脊，验。二十日儿未能服散者，以乳汁和之，服如麻子一丸。儿大能服药者，以意斟酌之。

【原文六】《备急千金要方·卷六·上七窍病上·目病第一》

洗眼汤，治目痛不得睡方。

暮炙新青布熨，并蒸大豆袋盛枕之，夜恒令热。

【原文七】《备急千金要方·卷七·风毒脚气方·汤液第二》

道人深师增损肾沥汤，治风虚劳损挟毒，脚弱痛痹或不随，下焦虚冷，胸中微有客热，心虚惊悸不得眠，食少失气味，日夜数过心烦迫不得卧，小便不利，又时复下。湘东王至江州，王在岭南病悉如此极困笃，余作此汤令服，即得力。病似此者，服无不瘥，随宜增损之方。

黄芪、甘草、芍药、麦冬、人参、肉苁蓉、干地黄、赤石脂、茯神、地骨白皮、当归、远志、磁石、枳实、防风、龙骨（各一两），桂心、川芎（各二两），生姜（四两），五味子（三合），大枣（三十枚），白羊肾（一具），半夏（一升）。

上二十三味㕮咀，以水二斗煮羊肾，取汁一斗二升纳诸药，煮取四升，分五服。不利下者除龙骨赤石脂；小便涩以赤茯苓代茯神，加白术三两；多热加黄芩一两；遗溺加桑螵蛸二十枚（胡洽方无黄芪、肉苁蓉、赤石脂、地骨皮、磁石、枳实、防风、龙骨、半夏，有黄芩为十五味。）

【原文八】《备急千金要方·卷七·风毒脚气方·诸膏第五》

太傅白膏，治百病。伤寒咽喉不利，头项强痛，腰脊两脚疼，有风痹湿肿难屈伸，不能行步，若风头眩鼻塞，有附息肉生疮，身体隐疹风瘙，鼠漏瘰，诸疽恶疮，马鞍牛领肿疮，及久寒结坚在心，腹痛胸痹，烦满不得眠饮食，咳逆上气，往来寒热，妇人产后余疾，耳目鼻口诸疾悉主之。亦曰太一神膏方。

川椒、升麻（切，各一升），附子（三两），巴豆、川芎（各三十铢），杏仁（五合），狸骨、细辛（各一两半），白芷（半两），甘草（二两），白术（六两），一方用当归三两。

上十二味㕮咀，苦酒淹渍一宿，以猪脂四斤微火煎之，先削附子一枚，以绳系着膏中，候色黄膏成，去滓。伤寒心腹积聚，诸风肿疾，颈项腰脊强，偏枯不仁，皆摩之，日一。

【原文九】《备急千金要方·卷十二·胆腑方·胆虚实第二》

半夏汤，治胆腑实热精神不守泻热方。

半夏、宿姜（各三两），黄芩（一两），生地黄（五两），远志、茯苓（各二两），秫米（一升），酸枣仁（五合）。

上八味㕮咀，以千里长流水五斗煮秫米，令蟹目沸扬之千余遍，澄清，取九升煮药，取三升半分三服。（《集验方》治虚烦闷不得眠，无地黄、远志，有麦冬、桂心各三两，甘草、人参各二两。）

【原文十】《备急千金要方·卷十二·胆腑方·胆虚实第二》

温胆汤，治大病后虚烦不得眠，此胆寒故也，宜服之方。

半夏、竹茹、枳实（各二两），橘皮（三两），甘草（一两），生姜（四两）。

上六味㕮咀，以水八升煮取二升，分三服。（一本有茯苓二两、红枣十二枚。）

【原文十一】《备急千金要方·卷十二·胆腑方·胆虚实第二》

千里流水汤，治虚烦不得眠方。

麦冬、半夏（各三两），茯苓（四两），酸枣仁（二升），甘草、桂心、黄芩、远志、萆薢。

上十二味㕮咀，以千里流水一斛煮米，令蟹目沸扬万遍澄清，取一斗煮药取二升半，分三服。

【原文十二】《备急千金要方·卷十二·胆腑方·胆虚实第二》

酸枣汤，治虚劳烦搅，奔气在胸中，不得眠方。

酸枣仁（三升），人参、桂心、生姜（各二两），石膏（四两），茯苓、知母（各三两），甘草（一两半）。

上八味㕮咀，以水一斗先煮酸枣仁取七升，去滓，下药煮取三升，分三服，日三服。

治虚劳烦闷不得眠方。

大枣（二七枚），葱白（七茎）。

上二味以水三升煮取一升，去滓顿服。

治虚劳不得眠方。

酸枣仁、榆叶（等分）。

上二味为末，蜜丸如梧桐子大，每服十五丸，日再服。

又方干姜四两为末，汤和顿服，覆取汗愈。

【原文十三】《备急千金要方·卷十二·胆腑方·胆虚实第二》

栀子汤，治大下后虚劳不得眠，剧者颠倒懊恼欲死方。（仲景云，发汗吐下后，虚烦不得眠，若剧者必反复颠倒，心中懊恼，栀子汤主之。）

大栀子（十四枚），豉（七合）。

上二味，以水四升先煮栀子取二升半，纳豉更煮三沸，去滓。每服一升，安者勿更服。若上气呕逆，加橘皮二两，亦可加生姜二两。

治烦闷不得眠方。

枸杞子、白皮、生地黄（各五两），麦冬、甘草、前胡（各五两），茯苓、知母（各四两），人参（二两），粟米、豉（各五合）。

上十味㕮咀，以水八升煮取三升七合，分四服。

【原文十四】《备急千金要方·卷十三·心脏方·心虚实第二》

茯神煮散，治心实热，口干烦渴，眠卧不安方。

茯神、麦冬（各三十六铢），通草、升麻（各三十铢），紫菀、桂心（各十八铢），知母（一两），赤石脂（四十二铢），大枣（二十枚），淡竹茹（鸡子大一枚）。

上十味治，下筛为粗散，以绵裹方寸匕，井花水二升半，煮取九合，时动裹子，为一服。日再。

【原文十五】《备急千金要方·卷十七·肺脏方·肺虚实第二》

普济方，又方崔氏曰：晋代之地多五疳，蚀人五脏，通见脊骨下脓血，手足烦疼。四肢无力，夜卧烦躁不安，面失血色，肩胛疼，面与手足皆有浮气或下血，乃死治之之方。

雄黄、青葙（各二两），苦参（三两），矾石、雌黄、铁衣、藜芦（各一两），麝香（二分）。

另上八味治，下筛，以竹管纳大孔中酸枣许，吹纳下部中，日一不过三度，小儿以大豆许，此方极救死。

【原文十六】《备急千金要方·卷十七·肺脏方·积气第五》

七气丸，主七气。七气者，寒气、热气、怒气、恚气、喜气、忧气、愁气，此之为病皆生积聚，坚牢如杯，心腹绞痛，不能饮食，时去时来，发则欲死。凡寒气状吐逆心满。热气状恍惚眩冒失精。怒气状不可当，热痛上荡心，短气欲绝不得息。恚气状，积聚心满，不得食饮。喜气状，不可疾行久立。忧气状，不可苦作，卧不安席。愁气状，平故如怒喜忘，四肢浮肿不得举止。亦治产后中风余疾方。

大黄（二两半），人参、半夏、吴茱萸、柴胡、干姜、细辛、桔梗、石菖蒲（各二分），茯苓、川芎、甘草、川椒（一用桂心）、石膏、桃仁（各三分）。

上十五味为末，蜜丸如梧桐子大，每服酒下三丸，日三服。渐加至十丸（《千金翼方》无茯苓、川芎、甘草、石膏、桃仁。）

【原文十七】《备急千金要方·卷十七·肺脏方·积气第五》

补伤散，治肺伤善泄咳，善惊恐，不能动筋，不可远行，膝不可久立，汗出鼻干，少气喜悲，心下急痛，痛引胸中，卧不安席，忽忽喜梦，寒热小便赤黄，目不能远视，唾血方。

天冬（一升），防风、泽泻、人参、阿胶（各一两半），瓜蒌根、前胡、芍药、石膏、干姜、大豆卷（各二两），紫菀、白蔹（各一两），桂心、白术（各四两），地黄、甘草、山药、当归（各二两半）。

上十九味治，下筛，食前酒服方寸匕，日三。

【原文十八】《备急千金要方·卷十九·肾脏方·补肾第八》

石英煎，治男女五劳七伤，消枯羸瘦，风虚痼冷，少气力，无颜色，不能动作，口苦咽燥，眠中不安，恶梦惊惧百病方。

白石英（碎如米，以醇酒九升，铜器中微火煎，取三升，以竹篦搅勿住手，去滓澄清），紫石英（制同上，一斤），地黄（一斤），白蜜（三斤），酥（一斤），桃仁（三斤），石斛（五两），柏子仁、远志、茯苓、山茱萸、人参、麦冬、桂心、干姜、五味子、白术、肉苁蓉、甘草、天雄、白芷、细辛、川芎、黄芪、防风、山药（各二两）。

上二十四味治，下筛，纳煎中，如不足加酒取足为限，煎令可丸，丸如梧子大，酒服二十丸，日三，稍加至四十丸为度。无药者，可单服煎。令人肥白充实。

【原文十九】《备急千金要方·卷二十四·解毒杂治方·解五石毒第三》

人参汤，紫石英对人参。其治主心肝，通主腰脚。人参动紫石英（《外台》作细辛，人参）。心急而痛，或惊悸不得眠卧，恍惚忘误，失性发狂，昏昏欲眠，或愦愦喜嗔，或瘥或剧，乍寒乍热，或耳聋目暗。又防风虽不对紫石英，而能动防风（《外台》云：防风虽不对紫石英，为药中有人参，缘防风动人参，转相发动令人心痛烦热）。令人头项强，始觉服此方。（《外台》黄汤。）

人参、白术（各三两），甘草（《外台》无）、桂心（各二两），细辛（一两），豉（三升）。

上六味，合服如上法。若嗔盛加大黄、黄芩、栀子各三两。若忘误狂发犹未除，复服后列第一生麦门冬汤。

3. 针灸治疗

【原文】《备急千金要方·卷三十·针灸下·风痹第四》

阴交、气海、大巨、主惊不得卧。（又云：大巨主喜惊。）

阴跷、主卧惊，视如见鬼。

大钟门、主惊恐畏人，神气不足。

【按语】

《备急千金要方》中记载了惊而不得安卧的针灸治法，主取阴交、气海、大巨、阴跷、大钟门等穴位。阴交穴归属任脉，人体的下腹部，前正中线上，当脐中下1寸，具有祛风利节、宁神定志之效；气海穴在下腹，前正中线上，当脐中下1.5寸，为身体任脉上的关键穴道之一，任脉水气在这里吸热反应后汽化胀散，故针刺气海穴具有补气血行气、益肾锁精、养血温补肾阳等功效；大巨穴名出《针灸甲乙经》，属足阳明胃经，具有传输胃经水液功效，可调肠、利气、固肾气；阴跷脉交会于照海、交信、睛明等穴，卫气运行主要通过阴阳跷脉而散布全身，申脉通于阳跷脉，照海通于阴跷脉，通过补泻两穴可调整阴阳盛衰，使阴阳平衡而失眠自愈。大钟穴于平太溪下0.5寸，当跟腱附着部的内侧凹陷处取穴，出自《灵枢·经脉第十》，属足少阴肾经、足少阴之络穴，可益肾平喘，调理二便。

三、《千金翼方》

《千金翼方》由唐代医学家孙思邈撰，约成书于永淳二年（683年）。作者集晚年近三十年之经验，以补早期巨著《千金要方》之不足，故名“翼方”。孙思邈认为生命的价值贵于千金，而一个处方能救人于危殆，以千金来命名此书极为恰当。《千金翼方》全书共30卷，北宋时期校正医书局对其传本予以校正，并刊行全国。宋代印本在明代以前失传了，所幸印版保存了下来，明朝万历年间，翰林院纂修官王肯堂奉万历皇帝之命纂刻了宋版《千金翼方》。《千金翼方》是我国历史上最重要的中医药典籍之一。

《千金翼方》记载了情志失常及虚劳病虚热烦躁导致不寐的病因病机，提出了多种治疗不寐的药物、方剂及针灸疗法。

1. 病因病机

【原文一】《千金翼方·卷第十五·补益·叙虚损论第一》

忧气为病，则不能苦作，卧不安席。

【按语】

上文提出了忧气致不寐的病机。忧虑伤肝，肝气郁结，肝失条达，肝郁化火，进而邪火扰动心神，心神不安而不寐，又邪火伤阴耗气，精血内耗，心神失养，神不内守而睡眠不安。

【原文二】《千金翼方·卷第二十二·飞炼·服诸石药及寒食散已，违失节度，发病疗之法合四十五条第三》

或夜不得眠者，由食少热在内故也。服栀子汤，冷食、止。

【按语】

上文阐述了食少内热是导致不寐的原因之一。食少纳呆，气血生化乏源，营血亏虚，不能上奉于心，心神失养，神志不安而失眠；虚热烦躁，扰动心神，心神不安而失眠。上文还提出可服用栀子汤治疗。栀子汤方：栀子（十四枚，擘），香豉（四合，绵裹），上二味，以水四升，先煮栀子取二升半，纳豉，煮取一升半，去滓，分再服，温进一服，得快吐止后服。

2. 中药

【原文一】《千金翼方·卷第三·本草中·人兽部》

龙骨，味甘，平，微寒，无毒。主心腹鬼疰，精物老魅，咳逆，泻痢脓血，女子漏下，癥瘕坚结，小儿热气惊痫，疗心腹烦满，四肢痿枯，汗出，夜卧自惊恚怒，伏气在心下，不得喘息，肠痈内疽阴蚀，止汗，缩小便，溺血，养精神，定魂魄，安五脏。

【原文二】《千金翼方·卷第三·本草中·木部上品》

酸枣，味酸，平，无毒。主心腹寒热，邪结气聚，四肢酸疼，湿痹，烦心不得眠，脐上下痛，血转久泻，虚汗烦渴，补中，益肝气，坚筋骨，助阴气，令人肥健。久服安五脏，轻身延年。

生河东川泽，八月采实，阴干，四十日成。

3. 治疗方药

【原文一】《千金翼方·卷第五·妇人一·妇人积聚第二》

炭皮丸，主妇人忧恚，心下支满，膈气腹热，月经不利，血气上抢心，欲呕不可眠方。

懈炭皮、芎䓖（各一分），桂心、干姜、干漆（熬）、白术（各一分半），蜀椒（汗）、黄芩、芍药、土瓜根、大黄（炙令烟出）、虻虫（各半两，去翅足，熬）。

上一十二味，捣筛为末，炼蜜为丸如梧桐子。饮服五丸，日三，不知稍增之。

【原文二】《千金翼方·卷第七·妇人三·虚乏第一》

大远志丸，主妇人产后心虚不足，心下虚悸，志意不安，时复愦愦，腹中拘急痛，夜卧不安，胸中吸吸少气。药内补伤损，益气，安志定心，主诸虚损方。

远志（去心）、茯苓、桂心、麦冬（去心）、泽泻、干姜、人参、当归、独活、阿胶（炙）、石菖蒲、甘草（炙）、白术（各三两），干地黄（五两），薯蓣（二两）。

上一十五味，捣筛为末，炼蜜和丸如梧子。空腹温酒服二十丸，日三服，不知稍加至三十丸。大虚身体冷少津液，加钟乳三两为善，钟乳益精气，安心镇志，令人颜色美，至良。

【原文三】《千金翼方·卷第七·妇人三·虚乏第一》

大补益当归丸，治产后虚羸不足，胸中少气，腹中拘急疼痛，或引腰背痛，或产后所下过多不止，虚竭乏气，腹中痛，昼夜不得眠，及崩中，面目失色，唇口干燥。亦主男子伤绝，或从高堕下，内有所伤之处，或损血吐下及金疮等方。

当归、芎䓖、续断、干姜、阿胶（炙）、甘草（炙，各四两），附子

（炮，去皮）、白芷、吴茱萸、白术（各三两），干地黄（十两），桂心（二两），赤芍药（二两）。

上一十三味，捣筛为末，炼蜜和丸如梧子，酒服二十丸，日三夜一，渐加至五十丸，若有真蒲黄，可加一升为善。

【原文四】《千金翼方·卷第七·妇人三·虚乏第一》

人参丸，主产后大虚，心悸，志意不安，恍惚不自觉，心中畏恐，夜不得眠，虚烦少气方。

人参、茯苓、麦冬（去心）、甘草（炙，各三两），桂心（一两），大枣（五十枚，作膏），石菖蒲、泽泻、薯蓣、干姜（各二两）。

上一十味，捣筛为末，炼蜜枣膏和丸如梧子大。空腹酒下二十丸，日三夜一服，不知稍增至三十丸。若有远志得二两纳之为善。气绝纳当归独活各三两更善。此方亦治男子虚心悸不定，至良。

【原文五】《千金翼方·卷第八·妇人四·月水不利第二》

七熬丸，治妇人月水不利，手足烦热，腹满不欲寐，心烦，七熬丸方。

大黄（半两，熬），前胡、芒硝（各五分），干姜（三分），茯苓（二分半），杏仁（去皮尖双仁，一分半，熬），蜀椒（去目及闭口，汗）、葶苈（各二分，熬），桃仁（二十枚，去皮尖双仁），虻虫（熬）、水蛭（各半合，熬）。

上一十一味，捣筛为末，炼蜜和丸如梧桐子，饮服七丸，日三服，渐加至十丸，治寒先食服之。（《千金要方》有芎䓖三分。）

治月水不通，手足烦热，腹满，默默不欲寐心烦方。

芎䓖（五两半），芒硝、柴胡（各五两），茯苓（二两），杏仁（五合，去皮尖双仁，熬），大黄（一斤），蜀椒（去目闭口者，汗）、水蛭（熬）、虻虫（去翅足，熬，各半两），桃仁（一百枚，去紫色）。

上一十四味，捣筛为末，别捣桃仁杏仁如泥，炼蜜和为丸如梧桐子大。空腹酒服七丸，日三服，不知稍增之。（此方与前七熬丸同多三味。）

【原文六】《千金翼方·卷第十五·补益·补五脏第四》

肺伤汤，主肺气不足而短气，咳唾脓血不得卧方。

人参、生姜（切）、桂心（各二两），阿胶（炙）、紫菀（各一两），干地黄（四两），桑根白皮（一斤），饴糖（一斤）。

上八味，㕮咀，以水一斗五升，煮桑根白皮二十沸，去滓纳药，煮取二升五合，次纳饴糖令烊，分三服。

【原文七】《千金翼方·卷第十五·补益·补五脏第四》

镇心丸，主男子女人虚损，梦寐惊悸失精，女人赤白注漏，或月水不通，风邪鬼疰，寒热往来，腹中积聚，忧恚结气，诸疾皆悉主之方。

紫石英、茯苓、石菖蒲、肉苁蓉、远志（去心）、麦冬（去心）、当归、细辛、卷柏、干姜、大豆卷、防风、大黄（各五分），虫（十二枚，熬），大枣（五十枚，擘），干地黄（三两），人参、泽泻、丹参、秦艽（各一两半），芍药、石膏（研）、乌头（炮，去皮）、柏子仁、桔梗、桂心（各三分），半夏（洗）、白术（各二两），铁精、白蔹、银屑、前胡、牛黄（各半两），薯蓣、甘草。

上三十五味，捣筛为末，炼蜜及枣膏和之。更捣五千杵，丸如梧子。饮服五丸，日三服。

稍稍加至二十丸，以瘥为度。

【原文八】《千金翼方·卷第十五·补益·补五脏第四》

大镇心丸，所主与前方同。凡是心病皆悉服之方。

干地黄（一两半），牛黄（五分），杏仁（去皮尖、两仁，熬）、蜀椒（去目闭口者汗，各三分），桑螵蛸（十二枚），大枣（三十五枚），白蔹、当归（各半两），泽泻、大豆卷、黄铁精、柏子仁、前胡、茯苓（各一两），独活、秦艽、芎䓖、桂心、人参、麦冬（去心）、远志（去心）、丹参、阿胶（炙）、防风、紫石英、干姜、银屑、甘草（炙，各一两）。

上二十九味，捣筛为末，炼蜜及枣膏和，更捣五千杵，丸如梧子，酒服七丸，日三，加至二十丸（《千金要方》有薯蓣、茯神，为三十一味）。

【原文九】《千金翼方·卷第十六·中风上·心风第五》

镇心丸，治胃气厥实，风邪入脏，喜怒愁忧，心意不定，恍惚喜忘，夜不得寐，诸邪气病悉主之方。

秦艽、柏实、当归、干膝（熬）、白蔹、杏仁（去皮尖、双仁，熬）、芎䓖（各三分），泽泻（一两），干地黄（六分），防风、人参（各四分），甘草（一两，炙），白术、薯蓣、茯苓、干姜（各二分），麦冬（去心，二两），前胡（四分）。

上一十八味，捣下筛，炼蜜和为丸，如桐子，先食，饮服十丸，日三，不知稍增之。忌海藻、菘菜、芜荑、桃李、雀肉、酢物等。

【原文十】《千金翼方·卷第十七·中风下·脚气第二》

大投杯汤，主脚弱，举体肿满，气急，日夜不得眠方。

麻黄（去节）、杏仁（去皮尖及双仁）、桂心、黄芩、橘皮、石膏（各二两，碎），生姜（六两，切），半夏（洗）、浓朴（炙）、枳实（炙，各三两），茯苓（四两），秦艽（一两半），大戟、细辛（各一两），大枣（二十枚，擘），甘草（二两，炙）。

上一十六味，㕮咀，以水一斗二升，煮取四升，分五服。日三夜二。

【原文十一】《千金翼方·卷第十八·杂病上·压热第六》

大酸枣汤，主虚劳烦悸，奔气在胸中，不得眠方。

酸枣仁（五升），人参、茯苓、生姜（切）、芎䓖、桂心（各二两），甘草（炙，一两半）。

上七味，㕮咀。以水一斗二升，煮酸枣仁取七升，去滓，纳诸药，煮取三升，分三服。

【原文十二】《千金翼方·卷第十八·杂病上·压热第六》

酸枣汤，主伤寒及吐下后，心烦乏气，不得眠方。

酸枣仁（四升），麦冬（一升，去心），干姜、芎䓖、茯苓、知母、甘草（各二两，炙）。

上七味，㕮咀。以水一斗二升，煮酸枣仁，取一斗，去之，纳诸药，煮取三升，分三服。

【原文十三】《千金翼方·卷第七·妇人三·虚乏第一》

大五石泽兰丸，主妇人产后虚损，寒中，腹中雷鸣，缓急风，头痛寒热，月经不调，绕脐恻恻痛，或心下石坚，逆害饮食，手足常冷，多梦纷纭，身体痹痛，荣卫不和，虚弱不能动摇方。

泽兰（九分，取叶熬），石膏、干姜、白石英、阳起石（各二两），芎䓖、当归（各七两），人参、石斛、乌头（炮，去皮）、白术、续断、远志（去心）、防风（各五分），紫石英、禹余粮、浓朴（炙）、柏子仁、干地黄、五味子、细辛、蜀椒（去目，闭口者，汗）、龙骨、桂心、茯苓（各一两半），紫菀、山茱萸（各一两），白芷、藁本、芜荑（各三两），钟乳、黄芪、甘草（炙，各二两半）。

各上三十三味，捣筛为末，炼蜜和丸如梧桐子，酒服二十丸，渐加至三十丸（《千金》无阳起石）。

【原文十四】《千金翼方·卷第九·伤寒上·阳明病状第八》

承气汤，病者小便不利，大便乍难乍易，时有微热，怫郁不能卧，有燥屎故也，宜承气汤。

枳实（五枚），大黄（四两），芒硝（半升），甘草（二两）。以㕮咀。以水五升，煮取三升，适寒温分服，如人行五里服。取下利为度，若不得利尽服之。

【原文十五】《千金翼方·卷第十·伤寒下·少阴病状第二》

猪苓汤，少阴病，下利六七日，咳而呕渴，心烦不得眠，猪苓汤主之。（方见阳明门。）

猪苓（去黑皮）、茯苓、泽泻、阿胶、滑石（碎，各一两）。

上五味，以水四升，先煮四味，取二升，去滓，纳胶烊消，温服七合，日三服。

【原文十六】《千金翼方·卷第十·伤寒下·发汗吐下后病状第五》

栀子浓朴汤，伤寒下后，烦而腹满，卧起不安，栀子浓朴汤主之。

栀子（十四枚，擘），浓朴（四两，姜炙），枳实（四枚，炙令黄）。

上三味，以水三升半，煮取一升半，去滓，分二服，温进一服快吐，止后服。

【原文十七】《千金翼方·卷第十·伤寒下·发汗吐下后病状第五》

栀子汤，发汗吐下后，虚烦不得眠，剧者反复颠倒，心中懊侬，栀子汤主之；若少气，栀子甘草汤主之；若呕者，栀子生姜汤主之。（栀子汤方见阳明门。）

栀子（十四枚，擘），香豉（四合，绵裹）。

上二味，以水四升，先煮栀子取二升半，纳豉，煮取一升半，去滓，分再服，温进一服，得快吐止后服。

【原文十八】《千金翼方·卷第十八·杂病上·胸中热第五》

寒水石汤，治热气上冲不得息，欲死不得眠方。

白薇、槟榔、白石英（研）、枳实（炙）、白鲜皮、麦冬（去心）、郁李仁（去皮）、贝母（各二两），天冬（去心）、桃仁（五分，去皮尖、双仁，熬），车前子、茯神（各二两），人参。

上一十七味，捣筛为末，炼蜜和丸，如梧子大。竹叶饮下十丸，日二服，加至三十丸。

【原文十九】《千金翼方·卷第二十一·万病·阿伽陀丸主万病第二》

阿伽陀丸，主诸种病及将息服法久服益人神色无诸病方：紫檀、小柏、茜根、郁金、胡椒（各五两）。

上五味，捣筛为末，水和纳臼中更捣一万杵，丸如小麦大，阴干，用时以水磨而用之。

后补法：地榆（二分），桑螵蛸（二分，一云桑耳）。

上二味，水二升，煮取汁一合，分作二服，取汁一合，研药一丸服之。

诸眠惊恐，常带药一丸如梧子，夜卧安头边，不得着身。每夜欲卧，服一丸如梧子，以水一升，煮牡蒙二分取汁半升，分三服。七日慎食。

诸心劳虚弱，以水煮茯神、人参，取汁半合，研一丸服之，十服以上止。慎生冷。

诸心风虚热，以竹沥渍防风，捣绞取汁半合，研一丸如梧子服之，七服止。慎酒、肉、五辛、醋、面。

诸心惊战悸，以水一升，切茯苓、牡蒙、远志各二分，煮取汁半升，分三服，一服研一丸服之，五服止。

诸多忘恍惚，以水煮人参，取汁半合，研一丸服之，五服止。亦可七服，慎如前。

4. 食疗

【原文】《千金翼方·卷第二十二·飞炼·飞炼研煮钟乳及和草药服疗第一》

崔尚书乳煎。

钟乳主治积冷上气，坐卧不得，并疗风虚劳损，腰脚弱，补益充悦强气力方。

钟乳（三两）。

上一味，研如面，以夹帛练袋盛稍宽容，紧系头，纳牛乳一大升中煎之，三分减一分即好。去袋空饮乳汁，不能顿服，分为再服亦得，若再服，即取晚间食消时服之，如能顿服，即平旦尽之。不吐不利，若稍虚冷人，即微下少鸭溏亦无所苦。明旦又以一大升牛乳准前煎之，依法饵之。其袋子每煎讫即以少许冷水濯之，不然，气不通泄。如此三十度以上四十度以下即力尽，其袋中滓和面饲母鸡，取其生子食亦好，不然用浸药酒亦得。若有欲服白石英，并依此法。若患冷人即用酒煎，患热人即用水煎之。若用水及酒例须减半乃好，若用牛乳三分减一分，补益虚损无以加之，永不发动，忌食陈久败物，不可啖热面猪鱼蒜等。

第五章 两宋时期

两宋时期，“不眠”“不卧”“不睡”“不寐”相关名词开始增多并渐趋合并。人们对不寐证的病因病机有了进一步的认识，提出了多种治疗不寐证的方药、针法、灸法。

《三因极一病证方论》《严氏济生方》中主要记载了不寐的病因病机及治疗不寐的方药。《普济本事方》中，许叔微在论述不寐病因时言：“平人肝不受邪，故卧则魂归于肝，神静而得寐。今肝有邪，魂不得归，是以卧则魂扬若离体也。”他开创了失眠从肝论治的先河。《圣济总录》《太平圣惠方》《严氏济生方》中记载了非常丰富的诊治方药，其中不乏药品、方剂、针灸治疗及食疗方法，伴随的不寐证候皆有相应的方药诊治。此外，《太平圣惠方》沿袭了心胆疾患导致失眠之论，并进一步阐释了“胆虚不眠”与“心神被扰”之间的密切联系，指出在治疗上应遵从“心胆同治”的治疗原则。《圣济总录》出现“睡卧不安”“不睡”“不得眠”“不得眠睡”“寝卧不宁”等相关词语，并将“胆虚不眠”列入胆门，“虚劳不得眠”归入虚劳门。《经史证类备急本草》中叙述了精神调摄及讲究睡眠卫生的预防意义，好眠、不得眠的治疗方药，以及癫痫伴随不寐的相关食疗方法。

在此期间，丰富的认知基础和诊治方法极大地促进了不寐的发展与辨证论治，为不寐的研究提供了新的方向和方法。虽然此时期对不寐的认识更为深刻，方药极为丰富，但是《太平圣惠方》和《圣济总录》中不乏民间药方，载方虽多，方剂药效还有待实践。

一、《普济本事方》

《普济本事方》共10卷，由宋代许叔微撰于宋代绍兴二年（1132年）。本书为许氏集平生所验效方，附以医案，并记其事实。书中按中风肝胆筋骨诸风、心小肠脾胃病、肺肾经病等分为二十五类，包括内、外、妇、儿、伤、五官各科，共收录373方，每方首列主治、方名、药味、药量，次录治法、服法。其中有81则论证和论述，见解精辟，大多后附病例，条理明晰。这些方中十分之七为丸、散、膏、酒、粥、针灸、按摩，十分之三为汤剂，除了张仲景的麻黄、桂枝、柴胡、葛根外，多为各家名方及民间效方，其中煮散最多。书末的“治药制度总例”共70余条，有关药物炮制方法颇切实用。全书内容翔实，临床实用价值很高。

《普济本事方》中记载了从肝论治不寐的病因病机，记录了与不寐相关病证的治法方药，并在服药上提出了“日午夜卧服”的观点。

1. 病因病机

【原文】《普济本事方·卷第一·中风肝胆筋骨诸风·独活汤》

肝经因虚，邪气袭之，肝藏魂者也，游魂变。平人肝不受邪，故卧则魂归于肝，神静而得寐。今肝有邪，魂不得归，是以卧则魂扬若离体也。肝主怒，故小怒则剧。

【按语】

上文阐述了肝经血虚，魂不守舍，致心神不安而不寐的病机。肝藏血，主疏泄，肝气久滞，神明受扰，心神不宁而不寐。且肝主怒，情志不遂，暴怒伤肝，易使肝气郁结，郁而化火，邪火扰动心神，神不安而不寐。这些都提示可以从肝论治不寐。

2. 临床表现

【原文】《普济本事方·卷第一·中风肝胆筋骨诸风·独活汤》

绍兴癸丑，予待次四明，有董生者，患神气不宁，每卧则魂飞扬，觉身在床而神魂离体惊悸多魇，通夕无寐，更数医而不效。

【按语】

上文揭示了不寐的典型临床特征，即心神不宁，入睡困难，每卧则惊悸、多梦，重则彻夜难眠。

3. 治法方药

【原文】《普济本事方·卷第一·中风肝胆筋骨诸风·独活汤》

医遍议古今方书，无与病相对者，故予处此二方以赠，服一月而病悉除。此方大抵以珍珠母为君，龙齿佐之，珍珠母入肝经为第一，龙齿与肝相类故也。龙齿虎睛，今人例作镇心药，殊不知龙齿安魂，虎睛定魄，各言类也。东方苍龙木也，属肝而藏魂，西方白虎金也，属肺而藏魄。龙能变化，故魂游而不定；虎能专静，故魄止而有守。予谓治魄不宁者，宜以虎睛，治魂飞扬者，宜以龙齿。万物有成理而不说亦在夫人达之而已。

【按语】

上文揭示了从肝论治不寐的治法之一——珍珠丸。珍珠母入肝经，为君药，与镇心安魂之龙齿和镇静定魄之虎睛相配伍，从病因病机上治疗由肝经血虚而不藏魂，魂不守舍所致不寐。

4. 针灸治疗

【原文】《普济本事方·卷第一·中风肝胆筋骨诸风·灸中风十二穴》

发际，即神庭穴，在直鼻上额入发际五分。治癫疾风痫，戴目上下不识人，及头风目眩，鼻出清涕不止，惊悸不得安寝，可灸二壮至七七壮止，凡疗风灸多即伤，惟宜七壮至三七壮，针即发狂。

【按语】

上文阐述了治疗癫疾伴随的惊悸、不寐，可针灸发际穴（又名神庭穴），该穴位于发际正中直上0.5寸（左右额肌交界之处），具有清头散风、镇静安神之效，主治癫痫、惊悸、失眠。可艾灸二至四十九壮，若风邪过盛，则不可灸多，宜热灸七至二十一壮。

5. 方药

（1）《普济本事方·卷第一·中风肝胆筋骨诸风·人参散》。

方名：人参散。

主治：胆虚常多畏恐，不能独卧，如人捕状，头目不利。

组成：人参（去芦）、枳壳（去穣，细切，麸炒黄）、五味子（拣）、桂心（不见火，各三分），柏子仁（研）、熟干地黄（酒洒，九蒸九曝，焙干，各一两），山茱萸（连核）、甘菊花（去萼梗）、茯神（去木）、枸杞子（各三分）。

服法：每服二钱，温酒调服。

心虚则神不内守，胆虚则胆怯易惊，终日处于警惕状态，似有人逮捕；头晕眼花，为气血不足之象，为典型的心胆气虚型不寐，宜服人参散。

（2）《普济本事方·卷第一·中风肝胆筋骨诸风·鳖甲丸》。

方名：鳖甲丸。

主治：胆虚不得眠，四肢无力。

组成：鳖甲（淡醋煮，去裙膜，洗，酸醋炙黄，秤）、酸枣仁（微炒，去皮，研）、羌活（去芦）、黄芪（蜜水涂，炙）、牛膝（浸酒，水洗，焙干）、人参（去芦）、五味子（拣，各等分）。

服法：上为细末，炼蜜杵，丸如梧子大。每服三四十丸，温酒下。

心胆气虚，神不内守而不得眠；气虚无以化生血液，四肢百骸不得濡养，宜服鳖甲丸。

（3）《普济本事方·卷第二·头痛头晕方·钩藤散》。

方名：钩藤散。

主治：治肝厥头晕，清头目。

组成：钩藤、陈皮（去白）、半夏（汤浸洗七遍，薄切，焙干）、麦冬（略用水，去心）、茯苓（去皮）、茯神（去木）、人参（去芦）、甘菊花（去萼梗）、防风（去钗股，各半两），甘草（一分，炙），石膏（一两，生）。

服法：上为粗末。每服四钱，水一盏半，生姜七片，煎八分，去滓，温服。

上文阐述了从肝论治不寐，可根据其病因病机使用钩藤散。肝火上冲、郁热扰心所致不寐，可使用钩藤散。正如《本草纲目》云："钩藤，手、足厥阴药也。足厥阴主风，手厥阴主火，惊痫眩运，皆肝风相火之病，钩藤通心包于肝木，风静火熄，则诸症自除。"肝木乘脾，脾失健运，痰浊内生，易阻滞气机，扰乱心神，故方中配伍茯苓、茯神、陈皮等健脾安神；与石膏配伍可泻火除烦安神；麦冬益气而不助热；全方平肝息风，清心安神，化痰益气。

（4）《普济本事方·卷第二·肺肾经病·紫金丹》。

方名：紫金丹。

主治：多年肺气喘急，咳嗽晨夕不得眠。

组成：信砒（一钱半，研，飞如粉），豆豉（好者，一两半，水略润少时，以纸沮干，研成膏）。

服法：上药用膏子和砒同杵极匀，丸如麻子大。每服十五丸，小儿量大小与之，并用腊茶清极冷吞下，临卧以知为度。

上文阐述了服用紫金丹治疗多年肺气喘急，晨间夜晚咳嗽加重，不得睡卧之寒痰气喘证。方中信砒味辛、酸，性大热，逐寒劫痰；豆豉善宣通胸中郁气，兼解信砒之毒。二药相伍，劫寒痰、平喘急，痰化气通，故气畅神安得寐。

（5）《普济本事方·卷第九·伤寒时疫（下）·麻黄汤》。

方名：麻黄汤。

主治：太阳阳明合病。有人病伤寒脉浮而长，喘而胸满，身热头痛，腰脊强，鼻干不得卧。

组成：麻黄（去节，百沸汤泡，去黄汁，焙干，一两半），杏仁（三十五枚，去皮尖），桂枝（去皮，不见火，一两），甘草（半两，炙）。

服法：上粗末，每服五钱。水一盏半，煎至八分，去滓温服，覆取微汗，不须啜粥。

上文阐述了太阳与阳明合病伴随不寐的治疗方药——麻黄汤。正如《景岳全书·伤寒典》所言："如初起发热恶寒头痛者，此太阳之证，而更兼不眠，即太阳阳明合病也。"以及《医宗金鉴·订正伤寒论注》云："太阳与阳明合病者，谓太阳之发热恶寒无汗，与阳明之烦热不得眠等证同时均病。""喘而胸满"症状突出提示病变重点于太阳，太阳表证肺气不降，又兼见阳明实热腑气上逆，身热头痛、鼻干、腰脊痛，当先解表，后和里，治以辛温发汗峻剂——麻黄汤。

二、《三因极一病证方论》

《三因极一病证方论》，由南宋陈言撰著，成书于淳熙元年（1174年）。原名《三因极一病源论粹》，简称《三因方》。该书共18卷，分为180门，收方1 050余首。书中首论脉诊、习医步骤及致病三因，次以三因为据载列临床各科病证的方药治疗。陈氏“三因学说”将病因归为3类，把六淫致病归于外因，七情致病归于内因，不能归入内外病因的一律归于不内外因，使病因学说更加系统化，成为后世论说病因的规范。此三因说，虽源于张仲景的《金匮要略》，亦是对张仲景病因学理论的进一步发展。

《三因极一病证方论》记载了不寐的病因病机，与口病的联系，以及治疗不寐的方药。

1. 病因病机

【原文一】《三因极一病证方论·卷之八·七气证治》

忧伤肺者，心系急，上焦闭，荣卫不通，夜卧不安，故《经》曰：忧则气聚。

惊伤胆者，神无所归，虑无所定，说物不竟而迫，故《经》曰：惊则气乱。

【按语】

此为援引《黄帝内经》中所述，分别阐述肺伤、胆伤致不寐病机。心肺居上焦，忧而伤肺，肺气闭塞则不能助心脉行营血，营卫不和，可见心悸不宁，夜难入寐；惊恐伤胆气，胆主决断，胆伤则神魂不安，神舍空虚，亦可导致不寐。情志失常是不寐的重要病因。

【原文二】《三因极一病证方论·卷之九·虚烦证治》

虚烦者，方论中所谓心虚烦闷是也。大抵阴虚生内热，阳盛生外热，外热曰燥，内热曰烦，此不分而分也。伤寒大病不复常，霍乱吐泻之后，皆使人心虚烦闷，妇人产蓐，多有此病。其证内烦，身不觉热，头目昏疼，口干咽燥，不渴，清清不寐，皆虚烦也。

【按语】

上文揭示了虚烦失眠的病因病机及临床表现。所谓虚烦，大多为阴虚生热，可见于伤寒病后机体仍未恢复，亦可见于妇女产褥热；因阴气耗伤，内生烦热，扰动心神，多伴有身不觉热，但头目昏花，甚者疼痛；阴津耗损而口唇干燥；邪热由气入营分，而热腾营气上升，口反不渴；血脉失养，虚热扰心，神志清醒而不得入睡。

【原文三】《三因极一病证方论·卷之十七·产科二十一论评》

产后乍见鬼神者何？答曰：心主身之血脉，因虚伤耗血脉，心气则虚，败血停积，上干于心，心不受触，遂致心中烦躁，卧起不安，乍见鬼神，言语颠倒。医工不识，呼为血邪，如此治之，必不得愈。但服调经散，每服加龙脑一捻，得睡即安。

【按语】

上文阐述了不寐的重要病机之一为心神不安，神不守舍。若心气血亏虚，易虚热内生，致心中烦躁，扰动心神，故不寐，心神不宁。若此时暴受惊恐，致心胆气虚，可至心神紊乱，言语颠倒。本文亦给出了相关治法，可服用调经散，加入镇惊安神之龙脑，使患者安然入睡。

2. 与口病相关联系

【原文】《三因极一病证方论·卷十六·口病证治》

夫口，乃一身之都门，出入荣养之要道，节宣微爽，病必生焉。故热则苦，寒则咸，宿食则酸，烦躁则涩，虚则淡，疸则甘。五味入口，藏于胃脾，行其精华，分布津液于五脏，脏气偏胜，味必偏应于口，或劳郁则口臭，凝滞则生疮，不可失睡，失睡则愈增。

【按语】

上文提示灼口证患者需注意睡眠。口为人体营养摄入的要道，五脏受口入之水谷而得濡养，若过度劳累、平素忧郁，易致气机凝滞，郁热生疮；若此时不注意补充睡眠，机体阴阳失调更甚，则易导致口病相关症状加重。

3. 治法方药

（1）《三因极一病证方论·卷之四·劳复证治》。

方名：白术散。

主治：治五劳七伤，气虚头眩，精神恍惚，睡卧不宁，肢体倦怠，潮热盗汗，脾胃虚损，面色萎黄，饮食不美，口吐酸水，脏腑滑泄，腹内虚鸣，反胃吐逆，心腹绞痛，久疟久利；及膈气咽塞，上气喘促，坐卧不安。

组成：白芷、甘草（炒）、青皮、陈皮、白茯苓、桔梗、山药、香附（去毛，各三两），干姜（半两），白术（一两）。

服法：上为末。每服二钱匕，水一盏，姜三片，枣一个，木瓜干一片，紫苏两三叶，煎七分，食前服。

（2）《三因极一病证方论·卷之八·肝胆经虚实寒热证治》。

方名：温胆汤。

主治：治胆虚寒，眩厥足痿，指不能摇，躄不能起，僵仆，目黄失精，虚劳烦扰，因惊胆慑，奔气在胸，喘满浮肿，不睡。

组成：半夏（汤洗去滑）、麦冬（去心，各一两半），茯苓（二两），酸枣仁（三两，炒），甘草（炙）、桂心、远志（去心，姜汁合炒）、黄芩、萆薢、人参（各一两）。

服法：上锉散。每服四大钱，用长流水一斗，糯米煮，如泻胆汤法。一方，见虚烦门。

（3）《三因极一病证方论·卷之八·脾胃经虚实寒热证治》。

方名：清脾汤。

主治：治脾湿热，病苦足寒胫热，腹胀满，烦扰不得卧，舌本强，体重面黄，头痛，右胁满痛偏胀，口唇干裂，寒热如疟。

组成：茯苓、橘皮、草果（去皮）、白术（各二两），人参、桂心、白芷、甘草（炙）、川芎（各一两），半夏（三两，洗七次）。

服法：上锉散。每服四大钱，水二盏，姜七片，紫苏三叶，煎七分，去滓服。欲通利，加大黄。

（4）《三因极一病证方论·卷之八·五劳证治》。

方名：定心汤。

主治：治心劳虚寒，惊悸，恍惚多忘，梦寐惊魇，神志不定。

组成：茯苓（四两），桂心、甘草（炙）、白芍药、干姜（炮）、远志（去心炒）、人参（各二两）。

服法：上锉散。每服四钱，水一盏半，枣两枚，煎七分，去滓，食前温服。

（5）《三因极一病证方论·卷之九·健忘证治》。

方名：小定志丸。

主治：治心气不定，五脏不足，甚者忧忧愁愁不乐，忽忽喜忘，朝瘥暮剧，暮瘥朝发；及因事有所大惊，梦寐不祥，登高涉险，致神魂不安，惊悸恐怯。

组成：石菖蒲（炒）、远志（去心，姜汁腌，各二两），茯苓、茯神、人参（各三两），辰砂（为衣）。

服法：上为末，炼蜜丸，如梧子大。每服五十丸，米汤下。

（6）《三因极一病证方论·卷之九·虚烦证治》。

方名：酸枣仁汤。

主治：治霍乱，吐下增剧，虚劳烦扰，奔气在胸中，不得眠，或发寒热，头疼晕闷。

组成：酸枣仁（炒，一两三分），人参（一分），桂心（一分），知母（三钱三字），茯苓（三钱三字），石膏（半两），甘草（炙，二钱）。

服法：上锉散。每服四钱，水一盏半，姜三片，枣一枚，煎七分，去滓，食前服。

（7）《三因极一病证方论·卷之九·狂证论》。

方名：大补心丹。

主治：治忧思恶虑过多，致神志不宁，魂魄失守，虚阳外泄，则自汗呕吐，泻利频数，诸阴不生，则语言重复，忪悸眩晕。兼治大病后虚烦不得眠，羸瘦困乏及妇人胎前产后。

功效：常服安心神，调血脉，镇惊补心。

组成：黄芪（蜜炙）、茯神、人参、酸枣仁（炒）、熟地黄（各一两），远志（去心炒）、五味子、柏子仁（各半两，别研）。

服法：上为末，炼蜜丸，如梧子大，用辰砂为衣。每服三十丸，米汤、温酒任下。盗汗不止，麦麸汤下；乱梦失精，人参龙骨汤下；卒暴心痛，乳香汤下；肌热虚烦，麦门冬汤下；吐血，人参卷柏汤下；大便下血，当归地榆汤下；小便尿血，赤茯苓汤下；中风不语，薄荷牛黄汤下；风痫涎潮，防风汤下。

（8）《三因极一病证方论·卷之十·惊悸证治》。

方名：温胆汤。

主治：治心胆虚怯，触事易惊，或梦寐不祥，或异象惑，遂致心惊胆慑，气郁生涎，涎与气搏，变生诸证，或短气悸乏，或复自汗，四肢浮肿，饮食无味，心虚烦闷，坐卧不安。

组成：半夏（汤洗七次）、竹茹、枳实（麸炒，去瓤，各二两），陈皮（三两，去白），甘草（一两，炙），白茯苓（一两半）。

服法：上锉散。每服四大钱，水一盏半，姜五片，枣一枚，煎七分，去滓。食前服。

（9）《三因极一病证方论·卷之十三·虚损证治》。

①方名：十四友丸。

主治：补心肾虚，怔忪昏愦，神志不宁，睡卧不安。

组成：当归（洗）、熟地黄、白茯苓、白茯神（去木）、人参、黄芪、阿胶（蛤粉炒）、酸枣仁（炒）、柏子仁（别研）、紫石英（同上）、远志（酒浸洗，去心，酒洒，蒸炒干）、肉桂（各一两），辰砂（一分，别研），龙齿（二两，别研）。

服法：上为末，别研五味子，炼蜜丸，如梧子大。每服三十丸，食后枣汤下。

②方名：参香散。

主治：治心气不宁，诸虚百损，肢体沉重，情思不乐，夜多异梦，盗汗失精，恐怖烦悸，喜怒无时，口干咽燥，渴欲饮水，饮食减少，肌肉瘦瘁，渐成劳瘵。

功效：常服补精血，调心气，进饮食，安神守中，功效不可尽述。

组成：人参、黄芪、白茯苓、白术、山药、莲肉（去心，各一两），缩砂仁、乌药、橘红、干姜（炮，各半两），甘草（炙，三分），南木香、丁香、檀香（各一分），沉香（二钱）。

服法：上为粗末。每服四钱，水一大盏，姜三片，枣子一个，煎七分，去滓，食前服。一法，有炮熟附子半两。

（10）《三因极一病证方论·卷之十三·喘脉证治》。

①**方名**：真应散。

主治：治远年喘急，不能眠卧，百药无效者。

组成：白石英（四两，通明者，以生绢袋盛，用雄猪肚一个，以药入线缝定，煮熟取药出，再换猪肚一个如前法煮，三煮了，取药出控干，研）。

服法：上为末，以官局款冬花散二钱，入药末二钱，更桑白皮二寸、生姜三片、枣子一个，水一盏半，煎至七分，通口服；猪肚亦可吃，只不得用酱、醋、盐、椒、姜等调和。

②**方名**：神秘汤。

主治：治上气不得卧。

组成：橘皮、桔梗、紫苏、人参、五味子（各等分）。

服法：上锉散。每服四钱，水一盏，煎六分，去滓，食后。

（11）《三因极一病证方论·卷之十四·水肿证治脉例》。

方名：消肿散。

主治：治水气浮肿，喘呼，不得睡，烦热躁扰，渴燥，大小便不利。

组成：大黄（蜜蒸）、栀子（炒）、甘草（炙）、干葛、橘皮、麻黄（去节汤）、马牙硝、川芎（各等分）。

服法：上为细末。蜜汤调下二钱。

（12）《三因极一病证方论·卷之十八·妇人女子众病论证治法》。

方名：交感地黄煎丸。

主治：治妇人产前产后，眼见黑花，或即发狂，如见鬼状，胞衣不下，失音不语，心腹胀满，水谷不化，口干烦渴，寒热往来，口内生疮，咽中肿痛，心虚忪悸，夜不得眠，产后中风，角弓反张，面赤，牙关紧急，崩中下血，如豚肝状，脐腹疞痛，血多血少，结为癥瘕，恍惚昏迷，四肢肿满，产前胎不安，产后血刺痛。

组成：生地黄（二斤，研，以布裂取汁，留滓），当归（一两），延胡索（糯米内炒赤色去米，一两），生姜（二斤，洗研如上法，以生姜汁炒地黄滓，地黄汁炒生姜滓各至干，堪为末则止），蒲黄（四两，炒香），南番琥珀（二两，别研）。

服法：上为末，炼蜜为丸，弹子大。当归汤化下一丸，食前服。

三、《圣济总录》

《圣济总录》，又名《政和圣济总录》，共200卷。宋徽宗时由朝廷组织人员编纂，成书于北宋政和至宣和年间（1111—1125年）。内容系采集历代医籍并征集民间验方和医家献方整理汇编而成。内容有运气、叙例、治法及临床各科病证证治，包括内、外、妇、儿、五官等多科疾病，以及针灸杂治、养生等。有论有方，录方近两万首，保存了大量的医药理论和经验。其所录方剂中，丸、散、膏、丹、酒剂等剂型明显增加，反映了宋代重视成药的特点。本书较全面地反映了北宋时期医学发展的水平和学术成就。

《圣济总录》中记载了不寐的病因病机及临床表现，以及小儿宿食不消所致不得眠的脉象，提供了多种不寐证型及伴随不寐证候的治疗方药、食疗及针灸治疗，并且提示针灸治疗伤寒厥逆时事宜，以防烦躁不寐的发生。

1. 病因病机

【原文一】《圣济总录·卷第三十二·伤寒门·伤寒后不得眠》

论曰营卫之气，昼行于阳则寤，夜行于阴则寐。伤寒瘥后，脏腑皆虚，营卫出入，不能循常，缘热邪未散，与阳气并，卫气独行于阳，不得入于阴，则阳实阴虚，故不得眠。

【按语】

上文阐述了不得眠的病因病机之一为营卫不和，阳实阴虚。援引《灵枢·口问第二十八》中所述："卫气昼日行于阳，夜半则行于阴。阴者主夜，夜者卧，……阳气尽，阴气盛，则目瞑；阴气尽，而阳气盛，则寤矣。"《圣济总录》指出伤寒后，脏腑皆虚，热邪未退，此时体内营气、卫气循行于体表，卫气与阳气并行，助长阳气而阳实不得入阴，故夜不能寐。

【原文二】《圣济总录·卷第四十·霍乱门·霍乱后烦躁卧不安》

论曰霍乱后烦躁，卧寐不安者，胃虚余势未尽，谷气郁蒸，津液内耗，血虚气乱，故烦懊不得安卧也，当安其胃气，则病可愈。

【按语】

上文阐述了霍乱后烦躁不寐的病因病机。中医所说的霍乱，又称触恶，泛指突然剧烈吐泻、心腹绞痛的疾病，由中气素虚或内伤七情，或外感六气，或伤饮食所致。剧烈吐泻导致胃气虚弱，不能腐熟水谷，无以化生气血，而谷气郁滞，津液耗伤，故扰动心神，夜不能寐。这些都体现了调养胃气对治疗不寐的重要性。

【原文三】《圣济总录·卷第四十二·胆门·胆虚》

论曰胆虚不得眠者，胆为中正之官，足少阳其经也，若其经不足，复受风邪则胆寒，故虚烦而寝卧不安也。

【按语】

上文阐述了不寐的重要病机之一为胆气虚寒。胆为中正之官，主决断，胆气虚而神舍空虚，扰动心神。若受风邪，胆气受寒，可经足少阳胆经循行，致虚烦不得安寝。这提示治疗此证型失眠宜温胆安神。

【原文四】《圣济总录·卷第四十三·心脏门·心烦热》

论曰心烦热之病，手少阴经有余所致也。其不足则亦能令人虚烦。圣惠方止及实热，大抵心属火而恶热，其受病则易以生热，热则血气壅滞，故为烦躁，寝卧不得安宁。

【按语】

上文阐述了不寐的重要病机之一为心烦热盛。心火炽盛，热邪随手少阴心经循行，灼伤心阴，血气壅滞，故烦躁，心神不宁，不得安卧。除了心烦热盛，心气不足所致的虚热内生也能导致不寐。

【原文五】《圣济总录·卷第九十·虚劳门·虚劳不得眠》

论曰老人卧而不寐，少壮寐而不寤者何也，少壮者，血气盛，肌肉滑，气道通。营卫之行，不失于常。故昼日精，夜不寤也。老人血气衰，肌肉不滑，营卫之道涩，故昼日不能精夜不得寐也。虚劳之人，气血衰少，营卫不足，肌肉不滑，其不得眠之理。与老人同，盖劳为病也。

【按语】

上文阐述了不寐的重要病机之一为气血亏虚，营卫不足。此为援引《难经·四十六难》中所述："老人卧而不寐，少壮寐而不寤者，何也？然经言少壮者，血气盛，肌肉滑，气道通。营卫之行，不失于常。故昼日精，夜不寤也。老人血气衰，肌肉不滑，营卫之道涩，故昼日不能精夜不得寐也，故知老人不得寐也。"《难经》将老人不能熟睡和青壮年熟睡不易醒的情况做了对比，揭示了其中的主要关键在于气血的充盛和衰败，以及营卫运行正常或涩滞。《圣济总录》则认为劳倦太过，体虚所致不寐与老人血气虚，肌肉不滑，营卫之道涩滞，故不能熟睡的病机有相似之处。非生理状况下出现此种现象为疾病状态。这提示治疗不寐可从调养气血，调和营卫的角度出发。

2. 临床表现

【原文一】《圣济总录·卷第四十三·心脏门·心虚》

论曰心虚之状，气血衰少，面黄烦热，多恐悸不乐，心腹痛难以言，时出清涎，心膈胀满，善忘多惊，梦寝不宁，精神恍惚，皆手少阴经虚寒所致。其脉见于左手寸口人迎以前阴虚者，乃其候也。

【按语】

上文揭示了不寐发病的病因病机及临床症状。不寐由心脏气血不足，不足以循手少阴心经致全身，常表现为面色萎黄、多惊悸，有时心腹痛，有时伴口流清涎液，心膈胀满不适，健忘，多梦，心神不宁，精神恍惚。

【原文二】《圣济总录·卷第九十三·骨蒸传尸门·虚劳五蒸》

论曰虚劳骨蒸者，本热劳之气，染着气血，深连骨髓，侵伤五脏，久不已，各随其脏气之虚熏蒸而成疾也，骨蒸者，本于肾，其证早凉晚热，烦躁寝不安，食无味，小便赤细，喘无力，腰疼脚冷，手心常热，蒸盛之时，蒸过伤内变为疳，蚀入五脏。

【按语】

上文揭示了骨蒸潮热伴随烦躁不易睡觉的病因病机、临床症状及变证。虚劳骨蒸，缘于肾气亏损，其临床表现为晨起身凉而睡时烦热，寝不安，食欲减退，小便短赤，气喘无力，腰膝酸冷，五心烦热，若病情进一步发展，热劳之邪气侵蚀五脏致形体消瘦、面黄发枯、精神萎靡或烦躁，易变为疳证。

3. 脉象

【原文】《圣济总录·卷第一百七十五·小儿门·小儿宿食不消》

论曰小儿肠胃嫩弱，饮食易伤。若将养失宜，乳哺不节，致脾胃不能传化水谷之气。故令乳食宿夕停滞不消。其候腹满壮热，眠寐不安。诊其三部脉俱沉者，乳不消也。

【按语】

上文揭示了饮食伤及小儿肠胃所致不寐的脉象。小儿脾胃尚稚嫩，易被饮食所伤，若哺育失节，使其脾胃受损，不得受纳腐熟水谷精微，可导致小儿乳汁、宿食积滞不消。气滞生热，此时可表现出腹胀满、发热、夜不能寐。诊小儿脉象，寸、关、尺三部俱沉，属食积里实征象。

4. 治法方药

《圣济总录》记载多种不寐证型以及伴随不得眠疾病的治疗方药，中药以重镇安神、养心安神功效为主。方药来源广泛，既有经方又有民间流传方剂，便于对不同证型不寐及伴随不得眠证辅以不同方药。

（1）《圣济总录·卷第一十三·诸风门·劳风》。

方名：黄连丸方。

组成：黄连（去须，三两），人参、生姜（薄切，焙干）、茯神（去木，各一两半），葳蕤（一两），豉（以上六味一合炒）。

主治：劳风发热烦闷，不能食，兼数欠，眠睡不安。

制法：捣罗为末，炼蜜丸如梧桐子大。

服法：食后米饮下二十丸，日二服。

（2）《圣济总录·卷第一十四·诸风门·风邪》。

①**方名：**紫石英丸方。

组成：紫石英（研，一两），海蛤、白茯苓（去黑皮）、白石英（研）、石菖蒲、杏仁（去双仁、尖、皮，熬）、石硫黄（研）、远志（去心）、阿胶（炙令燥）、卷柏（去土，炒）、铁精（研）、细辛（去苗叶）、牛黄（研，各半两），麦冬（去心，焙）、当归（切，焙）、大豆黄卷、生银（锉屑）、大黄（蒸三遍，炒）、钟乳粉、肉苁蓉（酒浸，切，焙）、干姜（各一两一分），白术、白蔹、前胡（去芦头，各一分），大枣（去核炒干，二十枚），人参、防风（去叉）、山芋、石膏（碎研）、赤芍药、桔梗（去芦头，炒）、柏子仁、干地黄（焙）、甘草（炙，各三分）。

主治：治风邪入脏，心虚气不足，梦寐惊恐。

制法：上三十四味，捣罗为细末，炼蜜和丸，如梧桐子大。

服法：每服空心食前，用粥饮下十丸，日二服。

②**方名：**镇心丸方。

组成：远志（去心，一两一分），铁精、杏仁（去皮、尖、双仁，炒）、芎䓖、麦冬（去心，焙）、牡蛎（各一两半），龙齿（研）、白茯苓（去黑皮，各一两一分），防风（去叉）、当归（切，焙）、人参、鬼臼、白术、生干地黄、丹参、桔梗（去芦头，炒）、甘草（炙，各一两一分），紫菀（去土）、卷柏（去土，各三两），牛黄（别研，半两），麝香（令黄，别研）。

主治：治风邪惊悸，恍惚悲伤，或梦寐不安。

制法：上二十一味，捣研为细末，炼蜜和丸，如梧桐子大。

服法：每食后酒下二十丸，稍加至三十丸，日再服。

③**方名**：琥珀生犀汤方。

组成：琥珀（研）、犀角（镑，各半两），茯神（去木）、人参、生干地黄（焙）、石菖蒲（石卜者）、防风（去叉，各一两），远志（去心）、甘草（微炙，各半两）。

主治：治风邪，安心志，定魂魄，调心气，稳眠睡。

制法：上九味，粗捣筛。

服法：每服三钱匕，水一盏，煎至六分，去滓温服，不计时候。

④**方名**：镇心当归汤方。

组成：当归（切，焙）、羚羊角（镑，各二两），龙齿（碎，三两），茯神（去木，四两），人参（一两），防风（去叉）、芎䓖、杏仁（汤，去皮、尖、双仁，炒，各二两），半夏（汤浸，洗去滑，七遍）、生姜（与半夏同捣，炒干，各四两），桔梗（炒，二两），石膏（碎，三两），防己（锉，二两），桂（去粗皮，一两半）。

主治：治中风邪虚悸恍惚悲伤，或梦寐不安。

制法：上一十四味，粗捣筛，每用十钱匕，以水三盏，煎至二盏去滓，入竹沥一合，更煎两沸。

服法：分三服，每日空心午时夜卧，各一服。

（3）《圣济总录·卷第一十九·诸痹门·肝痹》。

①**方名**：薏苡仁汤方。

组成：薏苡仁、羌活（去芦头）、蔓荆实、荆芥穗（各二两），白术、木瓜（去核）、防风（去叉）、牛膝（酒浸，切，焙）、甘草（炙，各一两）。

主治：治肝痹筋脉不利，拘挛急痛，夜卧多惊，上气烦满。

制法：上九味，锉如麻豆。

服法：每服五钱匕，水一盏半，入生姜五片，煎至一盏，去滓，稍热服。

②**方名**：人参散方。

组成：人参（二两），酸枣仁（微炒）、杜仲（去皮，锉，微炒）、黄芪（蜜炙，锉）、茯神（去木，各一两），五味子、熟干地黄、芎䓖、细辛（去苗叶）、秦艽（去苗土）、羌活（去芦头）、丹砂（飞，研，各半两）。

主治：治肝痹气逆，胸胁引痛，眠卧多惊，筋脉挛急。镇肝去邪。

制法：上一十二味，除丹砂外，同捣罗为散，入丹砂研匀。

服法：每服一钱匕，温酒调下，不拘时候，日三服。

（4）《圣济总录·卷第一十九·诸痹门·心痹》。

方名：犀角散方。

组成：犀角屑、牛黄（别研）、麝香（别研）、羚羊角屑（各一分），丹砂（别研，半两），防风、天麻、独活（去芦头）、人参、茯神（去木）、沙参（去芦头）、天竺黄（别研）、升麻、龙齿（各一分），麦冬（去心，焙，半两），白藓皮（一分），远志（去心，一分），龙脑（别研，半分），甘草（微炙，一分）。

主治：治心痹精神恍惚，恐畏闷乱，不得睡卧，志气不定，言语错误。

制法：上一十九味，除别研者外，捣罗为散，同研药一处拌匀，再研细。

服法：每服三钱匕，煎麦门冬汤调下，不计时候。

（5）《圣济总录·卷第二十一·伤寒门·伤寒可下》。

方名：柴胡大黄汤方。

组成：柴胡（去苗）、大黄（湿纸裹煨）、朴硝、枳壳（去瓤，麸炒，各一两），甘草（炙，锉，半两）。

主治：治伤寒日数过多，心中气闷，或发疼痛，狂言不定，烦躁不得眠，大小便不通。

制法：上五味，粗捣筛。

服法：每服五钱匕，水一盏半，煎至一盏，去滓温服，日二服，不可过多，若大小肠通，则汗自出。

（6）《圣济总录·卷第二十三·伤寒门·伤寒烦渴》。

方名：葛根饮方。

组成：葛根（锉）、黄芩（去黑心）、大青、石膏（碎）、人参（各一两），甘草（炙，半两）。

主治：治伤寒燥渴头痛，不得眠睡。四肢烦痛。

制法：上六味，粗捣筛。

服法：每服三钱匕，水一盏，煎至六分，去滓温服。

（7）《圣济总录·卷第二十三·伤寒门·伤寒烦躁》。

方名：五苓散。

组成：猪苓（去黑皮）、白术、赤茯苓（去黑皮，各三分），桂心（去粗皮，半两），泽泻（一两一分）。

主治：治伤寒太阳病发汗后，大汗出，胃中干，烦躁不得眠，欲饮水者，少少与之，令胃气和则愈，若脉浮小便不利，微热消渴者。

制法：上五味，捣罗为散。

服法：每服二钱匕，白饮调下日三，多饮暖水汗出愈。

（8）《圣济总录·卷第二十四·伤寒门·伤寒咳嗽》。

方名：猪苓汤方。

组成：猪苓（去黑皮）、赤茯苓（去黑皮）、阿胶（炙令燥）、泽泻、滑石（各半两）。

主治：治少阴病下利六七日，咳而呕渴，心烦不得眠。

制法：上五味，除阿胶外，锉如麻豆。

服法：每服五钱匕，水一盏半，煎至八分，去滓纳阿胶一钱，消尽温服。

（9）《圣济总录·卷第三十一·伤寒门·伤寒后虚烦》。

①**方名**：麦门冬茯苓饮方。

组成：麦冬（去心，焙）、赤茯苓（去黑皮）、知母（焙）、芎䓖、酸枣仁（微炒）、陈橘皮（去白，炒）、槟榔（锉）、甘草（炙，各一两）。

主治：治伤寒后烦满，心神恍惚，不得眠卧。

制法：上八味，粗捣筛。

服法：每服五钱匕，水一盏半，入生姜五片，煎至一盏，去滓温服，日三服。

②**方名**：柴胡汤方。

组成：柴胡（去苗，半两），酸枣仁（微炒，二两），远志（去心，一分），当归（切，焙）、防风（去叉）、甘草（炙，锉）、茯神（去木）、猪苓（去黑皮）、桂（去粗皮）、黄芪（锉）、人参、生干地黄、芎䓖、麦冬（去心，焙，各半两）。

主治：治伤寒后虚劳烦热，惊悸不得眠睡。

制法：上一十四味，粗捣筛。

服法：每服三钱匕，水一大盏，生姜三片，煎至七分去滓，空心温服，日再服。

③**方名**：人参汤方。

组成：人参（一两）、酸枣仁（微炒，三两），当归（切，焙）、芎䓖（锉）、桂心（去粗皮）、甘草（炙，焙）、柴胡（去苗）、白茯苓（去黑皮）、石膏（碎，各一两）。

主治：治伤寒后虚劳不得眠，烦闷，四肢乏力。

制法：上九味，粗捣筛。

服法：每服五钱匕，水一盏半，生姜三片，煎至一盏，去滓食前温服。

④**方名**：酸枣仁汤方。

组成：酸枣仁（炒，三两），麦冬（去心，焙，二两），地骨皮（锉，一两）。

主治：治伤寒后，虚烦不得眠睡，头目昏眩。

制法：上三味，粗捣筛。

服法：每服三钱匕，水一盏，生姜三片，同煎至七分，去滓温服，不计时候。

（10）《圣济总录·卷第三十一·伤寒门·伤寒后惊悸》。

①**方名**：茯神汤方。

组成：茯神（去木，三分）、犀角屑、龙齿（各一两），升麻（半两），麦冬（去心，焙，一两），玄参（坚者半两），竹茹（一两），芍药（三分），马牙（硝，一两半）。

主治：治伤寒后，心热烦闷，睡多惊悸。

制法：上九味，粗捣筛。

服法：每服三钱匕，水一盏，煎至五分，去滓下地黄汁一合，搅匀食后温服。

②方名：犀角汤方。

组成：犀角屑（半两），茵陈蒿（三分），茯神（去木，二两），芍药（一两半），栀子仁（半两），麦冬（去心，焙，一两半），生干地黄（焙，二两）。

主治：治伤寒后伏热在心，怔忪惊悸，不得眠睡。

制法：上七味，粗捣筛。

服法：每服五钱匕，水一盏半，入生姜半分拍碎，竹叶三七片，同煎至七分，去滓食后温服。

③方名：龙骨汤方。

组成：龙骨（研）、人参、茯神（去木）、紫石英（研）、赤石脂、当归（切，焙）、干姜（炮）、桂心（去粗皮）、甘草（炙）、白术、芍药、紫菀（去苗土）、防风（去叉，各一两），远志（去心，焙，半两）。

主治：治伤寒后，心气虚悸，恍惚多忘，或梦寐惊魇。

制法：上一十四味，粗捣筛。

服法：每服五钱匕，水一盏半，入枣三枚劈破，同煎至七分，去滓食前温服。

（11）《圣济总录·卷第三十二·伤寒门·伤寒后不得眠》。

①方名：栀子豉汤方。

组成：栀子（十四枚），香豉（四合）。

主治：治伤寒发汗后，虚烦不得眠，剧者必反复颠倒，心中懊侬。

制法：上二味，吹咀如麻豆大。

服法：每服三钱匕，水一盏，煎至七分，去滓温服，一二服得吐，止后服。

②**方名：**栀子乌梅汤方。

组成：栀子仁、甘草（炙）、黄芩（去黑心，各半两），乌梅（去核，炒，十四枚），柴胡（去苗，一两）。

主治：治伤寒后虚烦不得眠，心中懊侬。

制法：上五味，㕮咀如麻豆大。

服法：每服四钱匕，水一盏半，生姜三片，豉五十粒，竹叶二十七片，同煎至七分，去滓温服。

③**方名：**酸枣仁汤方。

组成：酸枣仁（炒，一两），麦冬（去心，焙，二两），甘草（炙，一两），知母（切，焙，半两），白茯苓（去黑皮）、芎䓖、干姜（炮，各三两）。

主治：治伤寒吐下后，心烦气乏，昼夜不得眠。

制法：上七味，㕮咀如麻豆大。

服法：每服四钱匕，水一盏半，煎至一盏，去滓温服。

④**方名：**酸枣仁黄芩汤方。

组成：酸枣仁（微炒，二两），黄芩（去黑心）、麦冬（去心，焙，各半两），远志（去心，一分），人参（切，一两），桂心（去粗皮，三分），茯神（去木，一两），甘草（炙，半两），萆薢（一分）。

主治：治伤寒后余热未散。不得眠睡。

制法：上九味，粗捣筛。

服法：每服五钱匕，水一盏半，生姜五片，煎至一盏去滓，食前温服，日再服。

⑤**方名：**栀子仁汤方。

组成：栀子仁（一分），芎䓖（半两），酸枣仁（炒，一两），陈橘皮（去白，炒）、人参、白茯苓（去黑皮，各半两），豉（炒，一分）。

主治：治伤寒后虚烦不得眠睡，呕逆。

制法：上七味，粗捣筛。

服法：每服三钱匕，水一大盏，生姜三片，煎至七分去滓，食前温服，日再服。

⑥**方名**：地骨皮饮方。

组成：地骨皮（洗）、麦冬（去心，各二两），酸枣仁（炒，三两）。

主治：治伤寒后虚烦客热，累夜不得眠睡，头痛眼疼迷闷。

制法：上三味，粗捣筛。

服法：每服五钱匕，水一盏半，入生姜五片，煎至七分去滓，温服，食后服。

⑦**方名**：梅实丸方。

组成：梅实肉、大枣肉、酸枣仁（炒，各等分）。

主治：治伤寒后胆冷不得睡。

制法：上三味，同捣成膏，丸如弹丸大。

服法：每服一丸，临卧含化服。

（12）《圣济总录·卷第四十七·胃门·胃虚冷》。

方名：补胃煮散方。

组成：细辛（去苗叶，一两半），柏子仁、人参、芎䓖（锉，各一两），防风（去叉）、桂心（去粗皮）、陈橘皮（汤浸，去白，焙，各半两），甘草（炮）、吴茱萸（浆水浸一宿，淘，焙干，炒，各三分）。

主治：治胃中虚冷，恶寒洒洒，卧而不寐。

制法：上九味，捣罗为细散。

服法：每服二钱匕，水七分煎沸，通口服。

（13）《圣济总录·卷第四十·霍乱门·后烦躁卧不安》。

①**方名**：木香汤方。

组成：木香、干木瓜、紫苏（不去茎，各一两），草豆蔻（去皮，一两半）。

主治：治霍乱烦躁懊侬，不得安卧。

制法：上四味，粗捣筛。

服法：每服三钱匕，水一盏，入黑豆半合许，生姜一枣大，拍碎，煎至七分，去滓，温服，日三服。

②**方名**：麦门冬汤方。

组成：麦冬（去心，焙，三两），茅根（切，焙，五两），甘草（炙）、人参（各一两）。

主治：治霍乱烦躁眠卧不安。

制法：上四味，粗捣筛。

服法：每服五钱匕，水一盏半，入竹茹弹子大，生姜一枣大，拍碎，煎至一小盏，去滓，温服，日三服。

③**方名**：枇杷叶饮方。

组成：枇杷叶（拭去毛，一分），芦根（洗，焙，三分），人参（一分）。

主治：治霍乱心烦懊不得安卧。

制法：上三味，粗捣筛。

服法：每服五钱匕，水一盏，入薤白五寸，煎至一盏，去滓温服，有顷再服。

④**方名**：神应散方。

组成：丹砂（研）、硫黄（研，各一钱），朴硝（二钱），蛤粉（三钱半），人参、白茯苓（去黑皮，各一分）。

主治：治霍乱后烦躁，眠睡不安。

制法：上六味，捣罗为散。

服法：每服一钱匕，用脂麻水调下，不计时候服。

⑤**方名**：香薷饮方。

组成：香薷（一握），生姜（三两），木瓜（一枚）。

主治：治霍乱后胃气虚，不能安卧。

服法：上三味。细切研，搅取自然汁，空腹顿服。

⑥**方名**：丁香白术丸。

组成：丁香（一两），白术、沉香（锉）、胡椒（各半两），肉豆蔻（去壳）、五味子（各三分），芎䓖、白僵蚕（各一分）。

主治：治霍乱烦躁不得安卧。

制法：上八味，捣罗为末研匀，好酒煮木瓜一枚取肉，丸如梧桐子大。

服法：若患泻煎木瓜汤下二十丸，若气痰温酒下。

（14）《圣济总录·卷第四十二·胆门·胆虚》。

①**方名**：远志汤方。

组成：远志（去心）、熟干地黄（切，焙，各一两），防风（去叉）、人参、甘菊花、白术、桂心（去粗皮）、茯神（去木）。

主治：治胆经虚冷，不能独卧，心下淡淡，如人将捕，头眩痿厥，目黄失精。

制法：上八味，粗捣筛。

服法：每服三钱匕，水一盏，入生姜三片，煎至七分，去滓温服，不拘时候。

②**方名**：黄芪汤方。

组成：黄芪（锉，三分），人参、槟榔（锉）、白术、百合、酸枣仁（微炒）、白茯苓（去黑皮）、麦冬（去心，焙，各半两），桂心（去粗皮，半两），附子（炮裂，去皮、脐，半两）。

主治：治肝虚胆寒，心神不安，卧即惊觉，目昏心躁，四肢不利。

制法：上一十味。锉如麻豆。

服法：每服五钱匕，水一盏半，入姜五片，煎至一盏，去滓温服，空腹食前，日二服。

（15）《圣济总录·卷第四十二·胆门·胆实》。

方名：升麻汤方。

组成：升麻、麦冬（去心，焙）、黄芩（去黑心）、茯神（去木）、大黄（锉，炒）、地骨皮（锉，焙）、羚羊角（镑）、甘草（炙，锉，各等分）。

主治：治足少阳经伏热积久，腹中气满，睡卧不安，头昏口苦，小便不利。

制法：上八味。粗捣筛。

服法：每服三钱匕，水一盏，入青竹茹少许，煎至七分，去滓温服，食后卧服。

（16）《圣济总录·卷第四十二·胆门·胆虚不眠》。

①**方名**：五补汤方。

组成：黄芪（三分），附子（炮裂，去皮、脐）、人参、槟榔、白术、百合、酸枣仁（微炒，研）、白茯苓（去粗皮）、麦冬（汤浸，去心，焙干）、桂心（去粗皮，各半两）。

主治：治肝虚胆寒，夜间少睡，睡即惊觉，心悸神思不安，目昏心躁，肢节痿弱。

功效：补肝，去胆寒，和气。

制法：上一十味。除酸枣仁外，细锉分为十帖。

服法：每帖水两盏，入生姜五片，同煎至一盏，去滓，空腹温服，日二服。

②**方名**：温胆汤方。

组成：半夏（汤洗七遍，焙干）、麦冬（去心，焙，各三两），白茯苓（去黑皮，四两），酸枣仁（炒）、甘草（炙，锉）。

主治：治胆寒虚烦不得眠。

制法：上五味，粗捣筛。

服法：每服五钱匕，先以千里流水五盏，入秫米半合，煮候沸，扬之千遍，澄清取一盏半入药并生姜半分切，再煎取一盏，去滓温服。

③**方名**：千里流水汤方。

组成：半夏（汤洗七遍，焙干）、麦冬（去心，焙，各三两），白茯苓（去黑皮，四两），酸枣仁（炒）、甘草（炙，锉）、桂心、黄芩、远志、萆薢、人参、生姜（各二两），秫米（一升）。

主治：治胆寒虚烦不得眠。

制法：上一十二味。粗捣筛。

服法：每服五钱匕，先以千里流水五盏，入秫米半合，煮候沸，扬之千遍，澄清取一盏半，入药并生姜半分切，再煎取一盏，去滓温服。

④**方名**：山芋丸方。

组成：山芋、酸枣仁（微炒，各一两），柏子仁（研）、茯神（去木）、山茱萸（各三分）。

主治：治胆虚冷，精神不守，寝卧不宁，头目昏眩，恐畏不能独处。

制法：上五味，捣罗为末，炼蜜和丸，如梧桐子大。

服法：每服三十丸，温酒下，米饮亦得，不拘时候。

⑤**方名**：乳香散方。

组成：乳香（研）、马头脑骨灰（研，各一两），酸枣仁（微炒，研，二两）。

主治：治胆风不得眠睡。精神恍惚。

制法：上三味。研令细和匀。

服法：每服二钱匕，温酒调下，不拘时候。

（17）《圣济总录·卷第四十三·心脏门·心虚》。

①**方名**：丹砂茯神丸方。

组成：丹砂（别研）、茯神（去木）、人参、天麻、白僵蚕（微炒，各一两），天竺黄（研）、珍珠末、琥珀（研）、石菖蒲、远志（去心，各半两），铅霜（研）、麝香（研）、水银沙子、干蝎（去肚泥，炒）、牛黄（别研，各一分）。

主治：治心气虚弱，时发昏闷，惊悸恍惚，忘误心忪，安定神志，补心不足。

制法：上一十五味，为细末，炼蜜丸如梧桐子大。

服法：每服十丸至十五丸，煎人参茯苓汤下，食后临卧服。

②**方名**：菖蒲散方。

组成：石菖蒲（锉）、人参、生干地黄（洗，切，焙）、远志（去心）、白茯苓（去黑皮）、山芋（各一两），桂心（去粗皮，半两）。

主治：治精神恍惚，或爽或昏，意思不佳，日多伸欠，眠食不时，补心益志。

制法：上七味。为细散。

服法：每服一钱匕，粥饮调下，食后临卧服。

③**方名：**龙齿汤方。

组成：龙齿、人参（各三分），芍药、淡竹茹、当归（切，焙）、半夏曲、茯神（去木）、羌活（去芦头，各半两），木香、茅根（各一分），银（半斤，用水三升，煎取一升）。

主治：治心虚惊悸，睡卧不安。

制法：上一十一味。除银外，粗捣筛。

服法：每服五钱匕，用银水一盏半，生姜五片，煎至八分，去滓食后温服。

④**方名：**沉香散方。

组成：沉香、白茯苓（去黑皮，各三钱），酸枣仁（炒）、人参、天麻、芎䓖、陈橘皮（去白，切，焙，各二钱），藿香叶、甘草（炙，锉）、白僵蚕（去丝，酒炒，各一钱）。

主治：治心气虚弱惊悸，夜卧不宁。

制法：上一十味。为细散。

服法：每服一钱匕，食后生姜汤调下，日二夜一。

⑤**方名：**杏仁丸方。

组成：杏仁（一斗汤浸去皮、尖、双仁，用童子小便三斗煮一日，以好酒二升淘洗，然后烂研如膏，再以清酒三斗，并地黄汁三升和杏仁膏银，石器内重汤煮一复时，稀稠如膏为度，盛瓶器密封口），远志（一两，去心，焙干，秤），茯苓（去粗皮）、石菖蒲（各二两），麦冬（去心）、黄连（各一两）。

主治：治心虚神气不宁，举动多惊，睡卧不安。

制法：除杏膏外，捣罗为末，入前膏和为丸，如梧桐子大。

服法：每服三十丸，人参汤下。

（18）《圣济总录·卷第四十三·心脏门·心烦热》。

①**方名：**乌犀汤方。

组成：犀角（镑，八钱），龙齿、升麻（各一两），茯神（去木，一两半），麦冬（去心，焙，二两），玄参（一两），瓜蒌根（锉，焙，三两），赤芍药（一两半）。

主治：治心脏烦热，睡即多惊，心忪不欲见人。

制法：上八味。粗捣筛。

服法：每服三钱匕。水一盏，入马牙硝半钱匕，生地黄五七寸拍碎，同煎至七分，去滓，温服。

②**方名**：铁粉丸方。

组成：铁粉（二两），蛇蜕（五尺，炒焦），黄连（去须）、泽泻、犀角（镑，各三分），龙齿、远志（去心，各半两），麦冬（去心，焙）、人参、白茯苓（去黑皮，各一两半）。

主治：治心虚烦热怔忪，头目昏眩，夜卧不宁。

制法：上一十味。捣罗为末，炼蜜和丸，梧桐子大。

服法：每服二十丸，熟水下，日三服。

（19）《圣济总录·卷第四十三·心脏门·心实》。

方名：镇心丸方。

组成：丹砂（别研）、人参、甘草（炙，锉）、黄芩（去黑心）、瓜蒌根（各一两），凝水石（碎研，二两），牛黄（研）、犀角（镑）、知母（各半两），龙脑（别研，一钱）。

主治：治心热实，忪悸恍惚，痰壅昏倦，上焦渴燥，夜卧不稳。

制法：上一十味，为细末，炼蜜丸鸡头大。

服法：每服一丸，人参汤嚼下。

（20）《圣济总录·卷第四十四·脾脏门·脾虚》。

方名：温中散方。

组成：陈曲（炒）、草豆蔻（去皮）、麦芽（炒，各一两），陈橘皮（汤浸，去白，焙）、甘草（炙，各半两），干姜（炮，一分）。

主治：治脾虚不能饮食，时发虚肿，胸胁胀满，夜睡不稳及伤寒瘴疟后发浮肿。

制法：上六味，捣罗为散。

服法：每服二钱匕，盐汤点，空腹服，如睡不稳，疲倦，临卧再服。

（21）《圣济总录·卷第四十八·肺脏门·肺胀》。

方名：紫菀汤方。

组成：紫菀（去苗土，焙干，一两半），甘草（炙，锉，二两），槟榔（七枚，锉），赤茯苓（去黑皮，二两），葶苈子（炒，一分）。

主治：治嗽喘肺胀，不得眠卧，气急欲绝。

制法：上五味，粗捣筛。

服法：每服三钱匕，水一盏，煎至七分，去滓温服，日三，以快利为度。

（22）《圣济总录·卷第四十九·肺脏门·肺痿咽燥》。

方名：天门冬丸方。

组成：天冬（去心，焙，二两），甘草（炙，锉）、杏仁（汤浸，去皮、尖、双仁，炒，各一两），人参（三分），贝母（去心，焙）、五味子、阿胶（炙令燥）、桑根白皮（炙，锉，各半两）。

主治：治肺痿咽干烦躁，痰壅咳嗽，小便赤涩，眠睡不安，喉咽肿痛。

制法：上八味，捣研为末，炼蜜和丸，如鸡头大。

服法：每服一丸，食后临卧温人参汤嚼下，含化咽津亦得。

（23）《圣济总录·卷第六十一·黄胆门·三十六黄》。

方名：芸苔饮方。

组成：芸苔子、莴苣子（各一两）。

主治：治病患手足拘急，眠卧艰难。

服法：上二味，同研如泥，入新汲水一盏，搅和后，以生绢滤取汁，顿服之。

（24）《圣济总录·卷第六十四·痰饮门·膈痰风厥头痛》。

方名：麝香天麻丸方。

组成：天麻（酒浸一宿，焙干）、芎䓖、防风（去叉，各一两），甘菊花（三分），天南星（一个及一两者先用白矾汤洗七遍，然后水煮软，切作片，焙干）。

主治：治风痰气厥，头痛目眩，旋运欲倒，四肢倦怠，精神不爽，多饶伸欠，眠睡不宁。

制法：捣研为末、拌匀。炼蜜和丸，如鸡头实大。

服法：每服一丸细嚼。荆芥汤下。不拘时候。

（25）《圣济总录·卷第七十九·水肿门·水肿》。

方名：防己丸方。

组成：防己、海蛤（研，各一两），葶苈（一升，蒸熟），杏仁（六十枚，汤浸，去皮、尖，炒，别捣），甘遂（微炒，一分）。

主治：治水肿，眠卧不得。

制法：上五味，先将葶苈、杏仁一处拌和，后以三味捣罗为末，再研匀，入枣肉和丸梧桐子大。

服法：每服米饮下二十丸，渐加至二十五丸，以微利为度。其疾不过五六日即瘥。

（26）《圣济总录·卷第八十九·虚劳门·虚劳盗汗》。

方名：麦煎汤方。

组成：鳖甲（净去裙，用好醋炙）、柴胡（去芦头，各二两），玄参（三两），干漆（炒，令烟出）、秦艽（去土）、人参、白茯苓（去黑皮）、葛根、乌头（炮裂，去皮、脐，各一两）。

主治：治虚劳营卫不调，夜多盗汗，四肢烦疼，饮食进退，肌瘦面黄。

制法：上九味，锉如麻豆。

服法：每服三钱匕，先用水一盏半，小麦三七粒，煎至一盏，去麦入药。煎至七分，去滓温服，食后临卧服之，久患后亦宜服此，退劳倦，调顺经络。

（27）《圣济总录·卷第九十·虚劳门·虚劳惊悸》。

方名：当归汤方。

组成：当归（切，焙）、防风（去叉）、甘草（炙）、远志（去心）、猪苓（去黑皮）、茯神（去木）、桂心（去粗皮）、黄芪（锉细）、人参、芎䓖、白术、芍药、熟干地黄（焙，各半两），五味子（一分），酸枣仁（汤浸，去皮，炒用，三两）。

主治：治虚劳惊恐虚烦，不得眠睡。

制法：上一十五味，粗捣筛。

服法：每服三钱匕，以水一盏，入枣三枚劈破，生姜一枣大，拍碎。同煎至七分，去滓空腹服，夜卧再服。

（28）《圣济总录·卷第九十·虚劳门·虚劳不得眠》。

①**方名**：半夏汤方。

组成：半夏（汤洗七遍去滑）、白茯苓（去黑皮，各三分），酸枣仁（汤浸，去皮，炒，二两），麦冬（炒）、人参（各半两）。

主治：治营卫俱伤，虚烦不得眠，

制法：上五味，粗捣筛。

服法：每五钱匕，先以东流水二盏，煮秫米一合，令蟹目沸，即下药。入生姜半分拍碎，煎至一盏，去滓空腹分温二服，相次服之。

②**方名**：桔梗汤方。

组成：桔梗（炒，锉，三分），半夏（汤洗七遍去滑，姜汁炒，一两一分），白术（三分），甘草（炙，锉，一分），桂心（去粗皮，半两），芍药（半两），玄参（一两半）。

主治：治虚劳惊恐不安，夜不得眠。

制法：上七味，粗捣筛。

服法：每服三钱匕，以水一盏，入生姜半分拍碎，煎至七分，去滓下饴糖一分，空腹温服，夜卧再煎服。

③**方名**：酸枣仁汤方。

组成：酸枣仁（汤浸，去皮，炒，别研）、石膏（各一两），桂心（去粗皮）、人参（各半两），甘草（炙，锉，一两）。

主治：治虚劳烦扰，气奔胸中，不得眠。

制法：上五味，粗捣筛。

服法：每服五钱匕，水一盏半，入生姜半分拍碎，煎至一盏，去滓空腹分温二服，相次服之，夜卧再煎服。

④**方名：**茯苓汤方。

组成：白茯苓（去黑皮）、桂心（去粗皮）、干姜（炮）、甘草（炙，锉）、芍药、山茱萸（各半两），熟干地黄（洗，焙，三分）。

主治：治虚劳气满不得眠，手足疼痛。

制法：上七味，粗捣筛。

服法：每服五钱匕，以水一盏半，入枣两枚去核，煎至一盏，去滓空腹温服，日再服。

⑤**方名：**麦门冬汤方。

组成：麦冬（去心，焙）、前胡（去芦头）、人参、黄芪（锉，炒，各半两）。

主治：治虚劳烦躁，夜不得眠，少气，微热，口干减食。

制法：上四味，粗捣筛。

服法：每服五钱匕，以水一盏半，入生姜半分拍碎，小麦半合，煎至八分，去滓温服，不计时候。

⑥**方名：**橘皮汤方。

组成：陈橘皮（去白，焙，一两），芎䓖（一分半），甘草（炙，锉，一分），半夏（汤洗去滑，炒，半两）。

主治：治虚劳昼夜不得眠，短气食饮不下，或大病后虚热痰冷。

制法：上四味，粗捣筛。

服法：每服五钱匕，以东流水一盏半，入生姜半分拍碎，生竹茹少许。煎至八分，去滓温服，夜卧再煎服。

⑦**方名：**麦门冬汤方。

组成：麦冬（去心，焙，一两半），榆白皮（锉）、苦参、黄连（去须）、地骨皮、黄芩（去黑心）、龙胆（各一两）。

主治：治虚劳热气乘心，忧惧不安，不得眠睡。

制法：上七味，粗捣筛。

服法：每服五钱匕，水一盏半，煎至七分，去滓入地黄汁半合，食后顿服。

⑧方名：酸枣仁丸方。

组成：酸枣仁、地榆叶（各半两）。

主治：治虚劳烦闷，不得眠睡。

服法：方上取酸枣仁，不拘多少，炒令香熟，捣罗为散，每服三钱匕，用水一盏，煎取六分热呷。

（29）《圣济总录·卷第九十二·虚劳门·虚劳小便余沥》。

方名：平补汤方。

组成：黄芪（锉）、芍药（各二两），甘草（炙，锉）、人参（各一两），桂心（去粗皮，二两），当归（锉，炒，一两）。

主治：治虚劳、胸中客热，目视肮，恍惚发热，卧不得安，少腹拘急，小便余沥，临事阳弱，阴下湿痒，小便白浊。

制法：上六味，粗捣筛。

服法：每服三钱匕，水一盏，入生姜半分劈碎，枣二枚去核，煎至七分。去滓空腹温服，日午夜卧再服。如寒，加浓朴二两，去粗皮，生姜汁炙。

（30）《圣济总录·卷第一百三·眼目门·目赤肿痛》。

方名：祛毒散方。

组成：射干、栀子（去皮）、当归（去苗，切）、防己、龙胆、黄芩（去黑心）、芎䓖、黄连（去须）、石决明（各一两）。

主治：治赤眼及目睛肿痛，不得眠睡。

制法：上九味。捣罗为散。

服法：每服一钱匕，温酒调下，食后，茶调亦得。

（31）《圣济总录·卷第一百二十·口齿门·齿风肿痛》。

方名：附子汤方。

组成：附子（生用，一枚），防风（去叉，一两），细辛（去苗、叶）、独活（去芦头）、甘草（炙，各三分），莽草（炒，一分），芎䓖（半两）。

主治：治牙齿风痛，不得眠睡。

制法：上七味，捣筛为粗末。

服法：每用五钱匕，以水二盏，煎十余沸，去滓热漱冷吐，日三五度。

（32）《圣济总录·卷第一百二十二·咽喉门·马喉痹》。

方名：龙脑丹砂丸方。

组成：龙脑（研，一钱），丹砂（研，半两），人参、白茯苓（去黑皮，各一两），羚羊角（镑）、犀角（镑）、甘草（炙，锉）、升麻、恶实（炒，各半两），麦冬（去心，焙，一两半），马牙硝（研）、黄药（各一分）。

主治：治咽喉肿痛，连舌颊牙根赤肿，心烦，咽干多渴，眠睡不稳。

制法：上一十二味，捣研为末，再同和匀，炼蜜丸如鸡头实大。

服法：每服一丸，含化咽津，食后临卧。

（33）《圣济总录·卷第一百六十·产后门·产后语言妄乱》。

①**方名：**人参丸方。

组成：人参、茯神（去木，各一两），枳壳（去瓤，麸炒，一两半），羚羊角（镑，炒）、芎䓖（各一两），槟榔（锉，三枚），桃仁（汤浸，去皮、尖、双仁、炒，三十枚），远志（去心）、桂心（去粗皮）、木香、白芷（各半两），诃黎勒皮（一两）。

主治：治产后血虚狂语，卧起不安，妄有所见。

制法：上一十二味，捣罗为末，炼蜜丸如梧桐子大。

服法：每服二十丸，煎人参汤下。空腹，日午、夜卧煎人参汤送下。

②**方名：**茯苓汤方。

组成：白茯苓（去黑皮，一两半），甘草（炙，锉，一两），远志（去心，半两），白薇、龙齿（研，各一两），熟干地黄（焙，一两半），人参（一两），防风（去叉，一两），独活（去芦头，半两）。

主治：治产后心气不足，血邪狂言。眠卧不安。

制法：上九味，粗捣筛。

服法：每服三钱匕，水一盏。煎至七分，去滓温服，不拘时候。

③**方名：**羊肾汤方。

组成：羊肾（一对，去脂，细切，以水三升，煎至二升，澄清），远志（去心，半两），芍药（锉，一两），人参。

主治：治产后血虚，心气不足，言语谬妄，眠卧不安。

制法：上四味，除羊肾外，粗捣筛。

服法：每服三钱匕，用肾汁一盏，煎至七分，去滓温服，不拘时候。

（34）《圣济总录·卷第一百六十九·小儿门·小儿惊热》。

方名：钩藤饮方。

组成：钩藤（三分），蚱蝉（去头、足、翅，炙，二枚），犀角屑（微炒）、麦冬（去心，焙）、升麻（各半两），石膏（捣碎，三分），柴胡（去苗，半两），甘草（微炙，一分）。

主治：治小儿惊热。眠睡不稳。

制法：上八味，粗捣筛。

服法：每服二钱匕，水一小盏，煎至六分，去滓下竹沥半合，重煎三五沸，分温三服，空腹午后夜卧各一服，量儿大小加减。

（35）《圣济总录·卷第一百六十九·小儿门·小儿急惊风》。

方名：牛黄丸方。

组成：牛黄（一钱，研），丹砂（研，二钱），水银（用铅结成沙子，用鸡头许），蝎梢（去土，炒，二七枚，细研），天南星（一枚，如钱许大者为末），腻粉（二钱），金箔（五片），麝香（一线，细研）。

主治：治小儿惊风，眠睡不稳。

制法：上八味，同研令匀，煮枣肉和丸，如芥子大。

服法：每服三丸至五丸，金银薄荷汤下，量儿大小加减服。

（36）《圣济总录·卷第一百七十·小儿门·小儿惊悸》。

①**方名**：珍珠丸方。

组成：珍珠末、羌活（去芦头）、防风（去叉）、钩藤、龙胆、天竺黄（研）、升麻、牛黄（研，各一钱）。

主治：治小儿风热，心神惊悸，睡卧不安。

制法：上八味，捣研为末，炼蜜丸如绿豆大。

服法：每服用荆芥薄荷汤，研下五丸，日三四服，常服化一切惊涎。

②方名：大镇心丸方。

组成：生犀角（镑末，一两），羚羊角（镑末）、龟甲（镑末）、赤箭（各半两），牛黄（研）、茯神（去土）、远志（去心）、珍珠末（研）、人参、桂心（去粗皮）、天竺黄（研）、蛇蜕皮（炙令焦黄）、龙脑（研，各一分），铁粉（研，半两），金箔（研）、银箔（研，各五十片）。

主治：治小儿精神不爽，寝寐多惊，心忪恐悸，四肢战抖，举动欲倒。状类暗风，或烦躁多啼。

功效：退惊风，化痰壅，壮心气，益精神。

制法：上一十六味，捣研为末，炼蜜丸如梧桐子大。

服法：每服一丸至二丸，食后临卧，薄荷汤化下，更量大小加减。

③方名：金箔丸方。

组成：金箔（四十九片），丹砂、水银、腻粉（各半两），麝香、牛黄、青黛、犀角（末）、白僵蚕（去节）、天南星（炮，酒浸，焙）、麻黄（去根节）、蝉蜕（去土）、白附子、干蝎（炒）、天麻（酒浸，炙，各一分）。

主治：治小儿惊悸，眠睡不稳。

制法：上一十五味，除青黛以上七味研匀，余者捣罗为末，同七味再细研，用生蜜和匀成剂，旋丸如梧桐子大。

服法：每服一丸，薄荷自然汁化下，量儿大小加减。

④方名：丹砂丸方。

组成：丹砂（二两，细研，水飞），半夏（汤洗七遍，二两），乳香（研，半钱），人参、白茯苓（去黑皮，各半两），天南星（炮裂，一两），牛黄（研，二钱），龙脑（研，一钱）。

主治：治惊悸，退壮热，止涎嗽，利咽膈，除眠睡不稳。

制法：上八味，捣研为末，用白面糊和丸，如麻子大。

服法：服十丸至十五丸，不拘时。用竹叶乳香汤下，量儿大小加减。

⑤方名：麦门冬汤方。

组成：麦冬（去心，焙，一两半），人参（半两），龙骨（一两），茯神（去木，三分），甘草（炙，一分）。

主治：治小儿虚热惊悸，睡中时叫。

制法：上五味，粗捣筛。

服法：每服一钱匕，水七分，入生地黄汁少许，同煎至四分，去滓温服，日三四服，量儿大小，以意加减。

（37）《圣济总录·卷第一百七十·小儿门·小儿惊啼》。

①方名：清神散方。

组成：牛黄（研）、天竺黄（研）、铅白霜（研）、郁金、麦冬（去心，焙）、甘草（炙，各一分），人参（去芦，一两）。

主治：治小儿惊热啼叫，睡卧不安。

制法：上七味，捣研为细散。

服法：每服半钱匕，人参汤放冷调下，乳食后服。

②方名：桃红丸方。

组成：丹砂、麝香（各半钱，研），白附子（半枚），白僵蚕（一枚），干蝎（头尾全炒，一枚），腻粉（一钱匕，研），金箔、银箔（各二片，研）。

主治：治小儿惊啼，眠睡不稳。

制法：上八味，捣研为末，水浸炊饼心和丸，如绿豆大。

服法：每服一丸，金银薄荷汤化下，看儿大小，临时加减。

（38）《圣济总录·卷第一百七十·小儿门·小儿夜啼》。

方名：芎䓖散方。

组成：芎䓖、防己、白术。

主治：治小儿夜啼，至明不得寐。

制法：上三味等分，捣罗为散。

服法：一月及百日儿，每服一字匕，以乳汁调服；半年至一岁儿，每服半钱匕，米饮调亦得，日五服，不计时，量儿大小加减服之。又以半钱乳汁，调涂手心并脐中，亦以摩儿顶上及脊。至验。

（39）《圣济总录·卷第一百七十一·小儿门·小儿风痫》。

方名：天竺黄散方。

组成：天竺黄（研，半两），郁金（浆水煮，一分），粉霜（研，一分），铅白霜（研，一分），栀子仁（半两）。

主治：治小儿惊热，筋脉抽掣，夜卧惊悸，四肢烦热。

制法：上五味，捣研为散。

服法：一二岁儿，每服半钱匕，用新汲水调服；三四岁儿，每服一钱匕，日二，早晨日晚各一，更量儿大小，以意加减。

（40）《圣济总录·卷第一百七十四·小儿门·小儿中风》。

方名：独活汤方。

组成：独活（去芦头，一分），黄芪（锉，一两），防风（去叉，三分），白鲜皮（三分），茯神（去木，一两），羚羊角（屑，三分），桂心（去粗皮，半两），酸枣仁（一两），甘草（炙，半两）。

主治：治小儿中风，四肢拘挛，心神烦乱，不得睡卧。

制法：上九味，粗捣筛。

服法：每服一钱匕。水七分，煎至四分去滓，量儿大小，以意加减服之。

（41）《圣济总录·卷第一百七十四·小儿门·小儿心痛》。

方名：人参汤方。

组成：人参、桂心（去粗皮）、桃柳枝（锉，焙）、野狼牙、乳香（研）、青橘皮（去白，焙，炒）、吴茱萸（汤浸，焙，炒，各一分），古老钱（四枚，文火烧醋淬）。

主治：治小儿痟虫不时咬心痛，日夜不睡。

制法：上八味，粗捣筛。

服法：每服一钱匕，水六分。煎至四分，去滓温服，量儿大小加减。

（42）《圣济总录·卷第一百八十二·小儿门·小儿瘰结核》。

方名：犀角散方。

组成：犀角（镑，屑，一两），恶实（一两），连翘（二两），麝香（研，一两），木通（锉，炒，一两），玄参（二两），沉香（锉，一两半），丁香（一两半），朴硝（一两）。

主治：治小儿瘰疬肿疼痛，身体壮热，大肠壅滞，小便赤涩，心神烦躁，少得眠卧。

制法：上九味，粗捣筛。

服法：每服二钱匕，以水一盏，煎至六分，去滓分温三服，早晨日午晚后各一。以利为度，更量儿大小，以意加减。

5. 食疗

【原文】《圣济总录·卷第一百九十·食治门·食治产后诸病》

治产后无所苦，欲睡而不得睡。茯苓粥方：白茯苓（去黑皮，取末，半两），粳米（二合），上二味。以米淘净煮粥，半熟即下茯苓末，粥熟任意食之。必得睡也。

【按语】

上文阐述了一种治疗产后不得眠的食疗方法。治疗产后气血亏虚，睡不安稳，宜服用茯苓粥。现代食疗中白茯苓粳米粥便是来源于《圣济总录》，具有健脾益气、补虚的功效，亦可适用于胃气不和，不思饮食，日渐消瘦等症。

6. 针灸治疗

（1）《圣济总录·卷第一百九十一·针灸门·手太阴肺经》。

穴位：天府二穴。

位置：在腋下三寸，动脉中，举臂取之。

主治：治逆气喘不得息，目眩远视，猝中恶鬼疰，不得安卧。

治法：禁不可灸，使人逆气，刺鼻衄血不止，针入四分，留三呼。

（2）《圣济总录·卷第一百九十二·针灸门·督脉》。

穴位：神庭一穴。

位置：在鼻直入发际五分，督脉足太阳阳明三脉之会。

主治：治癫疾风痫，戴目上视不识人，头风目眩，鼻出清涕不止，目泪出，惊悸不得安寝。

治法：可灸三七壮，至七七壮止。岐伯曰：凡欲疗风，勿令灸多，缘风性轻，多即伤，唯宜灸一壮至三七壮止，禁不可针，针即发狂。

（3）《圣济总录·卷第一百九十二·针灸门·督脉》。

穴位：百会一穴（一名三阳五会）。

位置：在前顶后一寸五分，顶中央旋毛中，可容豆，督脉足太阳交会于巅上。

主治：治小儿脱肛久不瘥，风痫中风，角弓反张，或多哭，言语不择，发即无时，盛即吐沫，心烦惊悸健忘，痃耳鸣耳聋，鼻塞不闻香臭。

治法：针入二分，得愈即泻。可灸七壮至七七壮，即止，唐秦鸣鹤刺微出血，头痛立愈，凡灸头项，不过七七壮，缘头顶皮肤浅薄，灸不宜多。

7. 针灸治疗伤寒厥事宜

【原文】《圣济总录·卷第二十三·伤寒门·伤寒厥》

论曰伤寒病手足逆冷，其名曰厥，此因阳气衰阴气盛，阴胜则阳脉逆而不通于四肢，所以逆冷。其证令人恶寒，不饮水，下利清谷，或清便自调，或小便数，外证默静，是其候也。

宜温之灸之，若灸之而手足不温者，为难治，然厥亦有热者，先发热而后厥。热深厥亦深，热微厥亦微，脉虽沉伏，按之当滑，若或畏热，或饮水，或扬手掷足，烦躁不得眠，大便秘，小便赤，外证昏愦者，虽厥不可温也，宜下之。

【按语】

上文阐述了针灸救治伤寒厥逆征象时的注意事项。伤寒厥逆是由于机体此时阴盛阳衰，阳气不得通于四肢，患者可出现手足逆冷的表现。体内阴寒极盛，可见恶寒、不饮水、小便清长而频、行为静默等症。此时可温灸治疗，然而，灸后仍不得温为难治之证。热深藏于内，脉象此时虽沉，但仍滑，部分患者可出现烦躁不得眠、口渴饮水的症状，此时不可用温灸，宜用下法。这提示我们辨证施治应细辨寒热、阴阳，四诊合参。

四、《太平圣惠方》

《太平圣惠方》由北宋王怀隐、王祐等奉敕编写，是我国现存公元10世纪以前最大的官修方书，汇录两汉以来迄于宋初各代名方16 834首。首叙脉法、处方用药，以下分述五脏病证、伤寒、时气、热病、内、外、骨伤、金创、妇、儿各科诸病病因证治，以及神仙、丹药、药酒、食治、补益、针灸等内容。每门之前均冠以隋代巢元方《诸病源候论》的有关病因论述，其后分列处方及各种疗法。每方列主治、药物及炮制、剂量、服法、禁忌等。本书录方宏富，堪称“经方之渊薮”（《经籍访古志补遗》）。

《太平圣惠方》记载了不寐的病因病机、治法方药与预后转归，提出了不寐的针灸治疗及方剂治疗。

1. 病因病机

【原文一】《太平圣惠方·卷第三·治胆虚不得睡诸方》

夫胆虚不得睡者，是五脏虚邪之气，干淫于心，心有忧恚[①]，伏气在胆，所以睡卧不安，心多惊悸，精神怯弱，盖心气忧伤，肝胆虚冷，致不得睡也。

【按语】

上文揭示了不寐的病机之一为心胆气虚。因平素饱受惊恐或多虑善惊，则心虚而神不内守；胆虚而少阳之气失于升发，肝胆虚冷则决断无权；肝郁脾虚，痰浊内伤，扰动神明，故遇事多惊，神魂不安，夜不能寐。此为《太平圣惠方》阐释“心胆气虚”所致不能寐的病因病机。

【原文二】《太平圣惠方·卷第十二·治伤寒后不得睡诸方》

夫卫气昼行于阳，夜行于阴，阴主夜，夜主卧，谓阳气尽。阴气盛，则目瞑矣，今热气未散，与诸阳并，所以阳独盛，阴偏虚。病后不得睡者，阴气未复故也。

---

① 恚（huì）：恨也。本义为恨、怒，常指恼怒、发怒。

【按语】

上文揭示了不寐的基本病机是阳盛阴衰，阴阳失交。平旦，卫气出于体表，由阴出于阳，故平旦则人寤；入夜，卫气由阳入阴，循行于内脏，故入夜则人寐。伤寒病后，阳盛仍未平复，不得入阴，此时阴虚不能纳阳，该文阐述了阳不入阴致不寐的基本病机。

2. 治法方药

【原文】《太平圣惠方·卷第九·治伤寒一日候诸方》

治伤寒一日，脉弦而数，头项腰脊痛，身热烦满，不得睡卧，宜服此方。

麻黄（一两，去根节），干姜（半两，炮裂，锉），石膏（一两）。上件药，捣筛为散。每服五钱，以水一大盏，入豉半分，葱白二茎，煎至五分，去滓，不计时候，稍热频服，衣盖出汗。

【按语】

伤寒一日，邪入太阳，头项腰脊疼痛，气滞，身热而心烦意乱，夜不能寐。这揭示了心主神明，热扰心经，则令神明失守，不得睡卧。针对此类外邪致病引发的不寐，应对其申病求因，《太平圣惠方》以麻黄解表邪，石膏清热为主治疗。

3. 预后转归

【原文】《太平圣惠方·卷第八·辨伤寒热病不可治形候》

伤寒五六日，脉微细沉，但欲卧。汗出不烦，时自吐利。复烦躁不得卧寐者，不可治。

【按语】

此处提示了厥阴病所致不寐的预后，为《太平圣惠方》援引《伤寒论·辨太阳病脉证并治》中的“少阴病，脉微细沉，但欲卧，汗出不烦，自欲吐。至五六日，自利，复烦躁不得卧寐者死”。据肾主躁，躁不得卧为肾阳欲绝之象，这提示阴阳失交与不寐有关。

4. 针刺治疗

【原文一】《太平圣惠方·卷第一百·具列四十五人形》

诸小儿睡中惊，目不合，灸屈肘横文上三分各一壮，炷如小麦。

【按语】

上文阐述了小儿于睡中惊醒，目不瞑的针灸方法。热灸位置在屈肘横纹上三分（即臂屈侧中部，测天泉与曲泽连线之实测静脉线，肘横纹上4寸画一条横线，纵横两线交点为穴，左右计2穴，属经外奇穴），艾灸一壮。

【原文二】《太平圣惠方·卷第一百·具列四十五人形》

及临胫太溪二穴，在足内踝后跟骨上动脉中，灸三壮，主疟咳逆，烦心不得卧，小便黄，足胫寒。

【按语】

上文阐述了针灸临胫穴、太溪穴，可以治疗咳逆、心烦不寐，小便黄，足胫寒冷。太溪穴为足少阴肾经原穴，位于足内侧，内踝后方与脚跟骨筋腱之间凹陷处，具有滋阴益肾之功。至于临胫穴并未有相关记载，有待参考。

5. 方剂

（1）《太平圣惠方·卷第二·诸疾通用药》。

方名：不得眠通用药。

组成：酸枣仁（平）、榆叶（平）、细辛（温）、乳香（温）。

服法：水服法。

（2）《太平圣惠方·卷第二·治胆虚不得睡诸方》。

①**方名：**茯神散。

主治：治胆虚不得睡，神思不宁。

组成：茯神（一两），柏子仁（半两），酸枣仁（一两，微炒），黄芪（一两，锉），人参（一两，去芦头），熟干地黄（半两），远志（半两，去心），五味子（半两）。

服法：捣筛为散，每服不计时候，以温酒调下一钱。

②**方名**：酸枣仁丸。

主治：治胆虚不得睡。

组成：酸枣仁（一两，微炒），地榆皮（一两），茯神（一两）。

服法：上为细末，炼蜜和捣百余杵，丸如梧桐子大，每服不计时候，糯米粥饮下三十丸。

③**方名**：鳖甲丸。

主治：治胆虚不得睡，四肢无力。

组成：鳖甲（一两半，涂醋，炙令黄，去裙襕），酸枣仁（一两，去苗），羌活（一两），黄芪（一两，锉），牛膝（一两，去苗），人参（一两，去芦头），五味子（一两）。

服法：捣罗为末，炼蜜和捣一二百杵，丸如梧桐子大，不计时候，以暖酒下二十丸，忌苋菜。

④**方名**：酸枣仁煎。

主治：治胆虚不睡。

组成：酸枣仁（五两，微炒，捣罗为末，取二两半，其滓不用），乳香（三两，研如粉），蜜（四两），牛黄（一分，研），糯米（二合，炒黄，杵末），朱砂（半两，细研，水飞过）。

服法：用酒一中盏，和蜜等一处，慢火煎如稀饼（饧），不计时候，以温酒调下一茶匙。

⑤**方名**：心多惊悸方。

主治：治胆虚睡卧不安。

组成：酸枣仁（五两，微炒，捣罗为末，取二两半，其滓不用），乳香（三两，研如粉），蜜（四两），牛黄（一分，研），糯米（二合，炒黄，杵末），朱砂（半两，细研，水飞过）。

服法：用酒一中盏，和蜜等一处，慢火煎如稀饼（饧），不计时候，以温酒调下一茶匙。

又方：酸枣仁（一两，炒令香熟）。上件药，捣细罗为散，每服二钱，以竹叶汤调下，不计时候。

根据不寐中心胆气虚证型的发病特点，运用不同方药。心胆气虚而痰浊内扰心窍，故胆怯心悸，虚烦不寐。若心胆气虚所致心神不宁、胆怯易惊，夜不能寐，宜辨证使用茯神散、酸枣仁散。其中，酸枣仁散具有多种剂型，包括散剂、汤剂、丸剂、煎剂，依具体情况使用；胆虚伴四肢乏力者，气血不足，宜服用鳖甲丸。

（3）《太平圣惠方·卷第十二·治伤寒后不得睡诸方》。

①**方名**：麦门冬散。

主治：治伤寒后，体虚烦热，不得睡卧，少思饮食。

组成：麦冬（三分，去心），茯神（一两），黄芩［二/三分］，熟干地黄（一两），甘草（半两，炙微赤，锉），人参（一两，去芦头），黄芪（一两，锉）。

服法：上药，捣筛为散，每服五钱，以水一大盏，入生姜半分，枣三枚，粳米五十粒，煎至五分，去滓，不计时候，温服。

②**方名**：栀子乌梅汤。

主治：治伤寒后，虚烦不得眠睡，心中懊侬。

组成：甘草（半两，炙微赤，锉），栀子仁（半两），黄芩（半两），乌梅肉（十四枚，微炒），柴胡（一两，去苗）。

服法：捣筛为散，每服四钱，以水一中盏，入生姜半分，竹叶二十片，粳米五十粒，煎至六分，去滓，不计时候，温服。

③**方名**：熟干地黄散。

主治：治伤寒，体虚心烦，不得眠卧，四肢少力。

组成：熟干地黄（一两半），白芍药（一两），羚羊角屑（一两），茯神（一两），黄芪（一两，锉），麦冬（一两，去心），酸枣仁（一两，微炒），人参（一两，去芦头）。

服法：捣筛为散，每服四钱，以水一中盏，煎至六分，去滓，入鸡子清一枚，搅令匀，温服。

又方：半夏（三分，汤洗七遍，去滑），白茯苓（一两半），黄芩（一两）。上件药，捣筛为散，每服五钱，以水一大盏，入生姜半分，粳米五十粒，煎至五分，去滓温服。

④**方名**：酸枣仁散。

主治：治伤寒后，体虚乏力，筋脉拘急，四肢疼痛，不得睡卧。

组成：酸枣仁（一两，微炒），麦冬（半两，去心），防风（半两，去芦头），当归（三分，锉，微炒），白茯苓（三分），芎䓖（半两），羚羊角屑（三分），人参（三分，去芦头），黄芪（三分，锉）。

服法：捣筛为散，每服四钱，以水一中盏，入生姜半分，枣三枚，煎至六分，去滓，不计时候，温服。

⑤**方名**：麦门冬散（之二）。

主治：治伤寒后，胃气虚乏，不思饮食，四肢少力，心神烦闷，不得睡卧。

组成：麦冬（三分，去心），白术（一两），酸枣仁（半两），甘草（半两，炙微赤，锉），黄芪（三分，锉），人参（两分，去芦头），陈橘皮（汤洗七遍，去白瓤，焙）。

服法：捣筛为散，每服四钱，以水一中盏，入生姜半分，竹叶二至七片，枣三枚，煎至六分，去滓，不计时候，温服。

⑥**方名**：茵陈散。

主治：治伤寒后，伏热在心中，恍惚多惊，不得睡卧。

组成：茵陈（半两），犀角屑（半两），柴胡（一两，去苗），茯神（一两），赤芍药（半两），麦冬（半两，去心），黄芩（半两），栀子仁（半两），甘草（半两，炙微赤，锉）。

服法：捣筛为散，每服四钱，以水一中盏，入生姜半分，竹叶二至七片，生地黄一分，煎至六分，去滓，不计时候，温服。

根据伤寒后发病特点，运用不同方药。由伤寒后，阴气未复，体虚，五心烦热而不得睡卧，抑或是伤寒后，心脾两虚，不思饮食，心烦不寐者，均可服用麦门冬散（之二）；肝失条达，木伐脾土所致体虚乏力、筋脉拘急、四肢疼痛所致不得卧，宜服用酸枣仁散；伤寒后，热扰心经，心神不安，心中懊恼，可服用栀子乌梅汤；伏热心中，精神不守，可服用茵陈散。治伤寒体虚，心烦，四肢乏力，可服用熟干地黄散。

（4）《太平圣惠方·卷第二十七·治虚劳心热不得睡诸方》。

①**方名**：酸枣仁散。

主治：治虚劳烦热，惊恐不得睡卧。

组成：酸枣仁（微炒）、当归（各一两），茯神（一两），黄芪（一两，锉），人参（一两，去芦头），五味子（一两），防风（去芦头）、甘草（炙微赤，锉）、远志（去心）、猪苓（去黑皮）、桂心、芎劳、白术、白芍药、熟干地黄（各半两）。

服法：捣粗罗为散，每服四钱，以水一中盏，入生姜半分，枣三枚，煎至六分，去滓，不计时候。

②**方名**：白茯苓散。

主治：治虚劳烦热，不得睡卧，四肢疼痛。

组成：白茯苓、鳖甲（涂醋，炙令黄，去裙襕）、黄芩、萆薢（锉）、麦冬（去心）、酸枣仁（微炒）、甘草（炙微赤，锉）、生干地黄、人参（去芦头）、黄芪（锉）、柴胡（去苗，各一两），白芍药（半两）。

服法：捣筛为散，每服四钱，以水一中盏，入秫米一百粒，生姜半分，煎至六分，去滓，不计时候。

③**方名**：羚羊角散。

主治：治虚劳烦热，四肢节拘急疼痛，不得睡卧。

组成：羚羊角屑（三分），当归（三分），白茯苓（一两），酸枣仁（一两，微炒），黄芪（三分，锉），半夏（半两，汤浸七遍去滑），防风（半两，去芦头），甘草（半两，炙微赤，锉），桂心（半两），黄芩（半两），远志（半两，去心），萆薢（半两，锉），人参（半两，去芦头），麦冬（一两，去心）。

服法：捣粗罗为散，每服四钱，以水一中盏，入生姜半分，枣三枚，煎至六分，去滓，不计时候。

④**方名**：麦门冬散。

主治：治虚劳，心热烦躁，忧恚少睡。

组成：麦冬（一两半，去心，焙），榆白皮（一两，锉），苦参（一两，锉），地骨皮（一两），黄连（一两，去须），黄芩（一两），龙胆（一两，去芦头），生干地黄（一两），甘草（一两，炙微赤，锉）。

服法：捣粗罗为散，每服三钱，以水一中盏，煎至五分，去滓，不计时候温服，忌猪肉。

⑤**方名**：麦门冬散（之二）。

主治：治虚劳，心烦热不得睡卧。

组成：麦冬（去心）、人参（去芦头）、白茯苓、酸枣仁（微炒）、前胡（去芦头）、甘草（炙微赤，锉）、地骨皮（各一两），生干地黄（三两）。

服法：捣筛罗为散，每服四钱，以水一中盏，入粟米一百粒，淡豆豉五粒，煎至六分，去滓。

⑥**方名**：茯苓散。

主治：治虚劳烦热，四肢疼痛，不得睡卧。

组成：酸枣仁（三两，微炒），白茯苓（三两），麦冬（三两，去心，焙），白芍药（三两），紫苏茎叶（三两），黄芪（三两，锉），人参（三分，去芦头），陈橘皮（三分，汤浸，去白瓤，焙），甘草（三分，炙微赤，锉）。

服法：捣粗罗为散，每服三钱，以水一中盏，入生姜半分，煎至六分，去滓，不计时候。

⑦**方名**：酸枣仁散（之二）。

主治：治虚劳烦热，不得睡卧，宜调顺荣卫。

组成：酸枣仁（微炒）、白茯苓、人参（各一两，去芦头），当归（五钱），麦冬（一两五钱，去心，焙），紫橘皮（三分，汤浸，去白瓤，焙）。

服法：上为散，每服四钱，以水一中盏，煎至六分，去滓，不计时候温服，忌醋物、菘菜。

⑧**方名**：木香散。

主治：治虚劳烦热，不得睡卧，两胁妨闷，不思饮食。

组成：木香（五钱），酸枣仁（一两，微炒），人参（三分，去芦头），白术（五钱），黄芪（三分，锉），诃黎勒皮、槟榔、柴胡（去苗，各一两），桂心（五钱），白茯苓（一两）。

服法：上为散，每服四钱，以水一中盏，入生姜半分，煎至六分，去滓，不计时候，温服。

⑨**方名**：茯神散。

主治：治虚劳，起动汗出，稍热多惊恚，不得睡卧。

组成：茯神、人参（去芦头）、熟干地黄、牡蛎（烧为粉）、麦冬（去心，焙）、黄芪（锉）、酸枣仁（微炒）、龙骨（各一两），五味子、苍术、甘草（炙微赤，各五钱）。

服法：捣粗罗为散，每服四钱，以水一中盏，入生姜半分、枣三枚，煎至六分，去滓。

⑩**方名**：五味子散。

主治：治虚劳烦热，不得睡卧，胁下气上攻，心闷。

组成：五味子（三分），酸枣仁（一/二两，微炒），白术（一两），甘草（五钱，炙微赤，锉），黄芪（锉）、诃黎勒皮、柴胡（去苗，各一两），人参（一两）。

服法：捣粗罗为散，每服三钱，以水一中盏，入生姜半分，煎至六分，不计时候温服。

⑪**方名**：人参散。

主治：治虚劳少气，四肢疼痛，心神烦热，不得睡卧，吃食全少。

组成：人参（五钱，去芦头），黄芪（三分，锉），麦冬（一两五钱，去心，焙），甘草（五钱，炙微赤，锉），当归（五钱），熟干地黄（一两），白芍药（三分），白术（三分），酸枣仁（一两，微炒）。

服法：捣粗罗为散，每服三钱，以水一中盏，入生姜半分、枣三枚，煎至六分，去滓，不计时候，温服。

⑫方名：麦门冬散（之三）。

主治：治虚劳烦热，不得睡卧，少气翕翕，口干失食。

组成：麦冬（一两五钱，去心，焙），前胡（一两，去芦头），人参（三分，去芦头），黄芪（一两，锉），槟榔（五钱），茯神（一两）。

服法：捣粗罗为散，每服三钱，以水一中盏，入生姜半分、小麦一百粒，煎六分，去滓。

⑬方名：黄芩散。

主治：治虚劳烦热，不得睡卧。

组成：黄芩（二/三分），知母、羚羊角屑（各一两），甘草（五钱，炙微赤，锉），白茯苓、酸枣仁（各一两）。

服法：捣粗罗为散，每服四钱，以水一中盏，入枣三枚，煎至六分，去滓，不计时候，温服。

⑭方名：鳖甲丸。

主治：治虚劳羸瘦，四肢烦热疼痛，吃食减少，不得睡卧。

组成：鳖甲（去裙襕、醋炙）、酸枣仁（炒）、羌活（去芦头）、黄麦冬（锉，炒）、附子（炮裂，去皮、脐）、柴胡（去苗）、白茯苓（去黑皮）、肉苁蓉（酒浸，切，焙）、牛膝（酒浸，切，焙）、知母（焙）、五味子、白芍药（各一两）。

服法：捣罗为末，炼蜜和捣二三百杵，丸如梧桐子大，每服不计时候，以温水调下三十丸。

劳逸失调，痰热内扰所致不寐多属虚证，依据病因病机特点运用不同方药。平素劳倦或思虑过度则伤脾，脾虚气弱而运化不健，气血生化乏源，酿生痰热，痰热扰心，神不安而不得安寐。

虚劳烦热，处事易惊，不得睡卧，宜调顺荣卫，可服用酸枣仁散（之二）；劳倦过度，心脾两虚，四肢疼痛，不得睡卧，宜服白茯苓散；若四肢关节拘急疼痛，意味着肝郁化火，伤阴耗气，多由实转虚，宜服羚羊角散；不寐伴心烦燥热，忧虑愤恨，宜服麦门冬散；虚劳烦热伴两胁似有异物痞隔而烦闷，不思饮食，为气结胸中，宜服木香散开胸行气，气机调畅而营卫相合；不寐伴自汗，稍热则惊恐愤怒，宜服茯神散；不寐伴两胁攻冲窜痛，心痞满闷，烦热，宜服五味子散；虚劳而少气，四肢疼痛，心烦不得眠，食少纳差，为心脾两虚，气血亏虚，宜服人参散；若虚劳不寐，气短见鼻翼急促聚张，口唇干燥，食少或不能食，为阴虚火旺之燥证，宜服麦门冬散（之三）。虚劳不寐，伴消瘦乏力，四肢烦热疼痛，纳少不欲食，宜服鳖甲丸方。虚劳所致不寐，还可辨证选用黄芩散、酸枣仁散。

（5）《太平圣惠方·卷第四十二·治上气不得睡卧诸方》。

①**方名**：诃黎勒散。

主治：治上气，咽喉窒塞，短气，不得睡卧，腰背强痛，四肢烦疼，腹满不能食。

组成：诃黎勒皮（一两），槟榔（三分），桑根白皮（一两，锉），赤茯苓（一两），陈橘皮（三分，汤浸，去白瓤，焙），白菀（三分）。

服法：捣筛为散，每服五钱，以水一大盏，入生姜半分，煎至五分，去滓，不计时候，温服。

②**方名**：枳实散。

主治：治上气，胸中满塞，不得喘息，不得睡卧。

组成：枳实（半两，麸炒微黄），款冬花（三分），赤茯苓（三分），甘草（半两，炙微赤，锉），赤茯苓、陈橘皮（汤浸，去白瓤，焙）、人参（去芦头）、半夏（汤洗七遍去滑）、桂心（各三分），麻黄（一两，去根节），杏仁（一两，汤浸，去皮、尖、双仁，麸炒微黄）。

服法：捣筛为散，每服五钱，以水一大盏，入生姜半分，枣三枚，煎至五分，去滓，不计时候，温服。

③**方名**：五味子散。

主治：治上气喘促，不得睡卧。

组成：五味子（三分），陈橘皮（三分，汤浸，去白瓤，焙），紫菀（一两，洗去苗土），贝母（三分，煨微黄），杏仁（一两，汤浸，去皮、尖、双仁，麸炒微黄），麻黄（一两，去根节），麦冬（三分，去心），甘草（半两，炙微赤，锉），赤茯苓（三分），柴胡（三分，去苗）。

服法：捣筛为散，每服五钱，以水一大盏，入生姜半分，煎五分，去滓，不计时候，温服。

④**方名**：紫苏子散。

主治：治上气，睡卧不得，攀物而坐，唾血，不能食饮。

组成：紫苏子（一两，微炒），桑根白皮（一两，锉），半夏（三分，汤洗七遍去滑），紫菀（一两，洗去苗土），干姜（半两，炮裂，锉），细辛（三分），杏仁（三分，汤浸，去皮、尖、双仁，麸炒微黄），桂心（半两），款冬花（半两），射干（半两），天冬（三分，去心）。

服法：捣筛为散，每服五钱，以水一大盏，入生姜半分，煎五分，去滓，不计时候，温服。

⑤**方名**：杏仁散。

主治：治上气喘急，不得睡卧，腹胁有积气。

组成：杏仁（半两，汤浸，去皮、尖、双仁，麸炒微黄），赤茯苓（一两），木香（一两），鳖甲（一两，涂醋，炙令黄，去裙襕）。

服法：捣筛为散，每服五钱，以水一中盏，入生姜半分，灯心一大束，煎至六分，去滓，不计时候温服。

⑥**方名**：短气方。

主治：治上气，不得睡卧。

组成：陈橘皮（一两，汤浸，去白瓤，焙），人参（一两，去芦头），五味子（一两），紫苏茎叶（一两）。

服法：捣筛为散，每服五钱，以水一大盏，入枣三枚、生姜半分，煎至五分，去滓，不计时候，温服。

⑦**方名**：涎唾不止方。

主治：治上气喘急，睡卧不得，咳嗽。

组成：麻黄（一两，去根节），杏仁（一两，汤浸，去皮、尖、双仁，麸炒微黄），赤茯苓（一两），陈橘皮（三分，汤浸，去白瓤，焙）。

服法：捣筛为散，每服五钱，以水一大盏，入生姜半分，煎五分，去滓，不计时候，温服。

⑧**方名**：钟乳丸。

主治：治上气胸满，昼夜不得眠卧，困笃。

组成：钟乳粉（二两），干姜（一两，炮），款冬花（半两），细辛（半两），桑根白皮（一两，锉），半夏（半两），紫菀（一两），甘草（半两，炙微赤，锉）。

服法：捣罗为末，炼蜜和捣二三百杵，丸如梧桐子大，不计时候，以粥饮下三十丸。

肺主气，司呼吸，若阴阳不调，肺气虚弱，外邪易侵，肺胀气逆，不得睡卧。依据上气不得卧的发病特点及伴随症状，运用不同的方药。

上气，咽喉窒塞，短气，不得睡卧，伴有腰背强痛，四肢烦疼，腹满不能食，宜服诃黎勒散；气逆伴有胸中痞满，不得喘息而不得眠者，宜服枳实散；上气喘促，不得睡卧，宜服五味子散；睡卧不得，气短乏力，攀物而坐，时咳血，不能饮食，宜服紫苏子散；腹胁积气，上气喘息，不得睡卧，宜服杏仁散；上气不得睡卧轻症，宜服短气方；上气喘急，睡卧不得，兼有咳嗽，宜服涎唾不止方；上气胸满，昼夜不眠，但困意很重，宜服钟乳丸。

（6）《太平圣惠方·卷第四十六·治咳嗽不得睡卧诸方》。

①**方名**：百部散。

主治：治咳嗽，昼夜不得睡卧，胸中不利。

组成：百部（一两），细辛（一两），贝母（一两，煨微黄），甘草（一两，炙微赤，锉），紫菀（一两半，去苗土），桂心（一两），白术（一两），麻黄（三两，去根节），杏仁（二两，汤浸，去皮、尖、双仁，麸炒微黄），五味子（一两）。

服法：捣粗罗为散，每服三钱，以水一中盏，入生姜半分，煎至六分，去滓，不计时候，温服。

②**方名**：桑根白皮散。

主治：主治咳嗽，面目浮肿，或四肢肿，气促不得眠卧。

组成：桑根白皮（一两，锉），柴胡（一两，去苗），大腹皮（三分，锉），枳壳（三分，麸炒微黄，去瓤），杏仁（一两，汤浸，去皮、尖、双仁，麸炒微黄），赤芍药（一两），赤茯苓（一两），黄芪（一两，锉），陈橘皮（三分，汤浸，去白瓤，焙），麦冬（三分，去心），牛蒡子（一两，微炒），甘草（三分，炙微赤，锉）。

服法：捣筛为散，每服四钱，以水一中盏，入生姜半分，煎至六分，去滓，不计时候，温服。

③**方名**：天门冬膏。

主治：治咳嗽，肺脏壅热，咽喉闭塞，不得睡卧。

组成：天冬（二两，去心），麦冬（二两，去心），款冬花（一两），贝母（一两，煨微黄），紫菀（一两，去苗土），生地黄汁（五合），杏仁（一两，汤浸，去皮、尖、双仁，麸炒黄，研如膏），白蜜（五合），酥（二两）。

服法：细锉，以水五大盏，煎至一大盏，去滓，纳地黄汁、杏仁膏、酥蜜等。

肺气不足，寒邪所伤，咳嗽昼夜，不得睡卧。依据咳嗽所致不得眠的病因病机选方。咳嗽，昼夜不得睡卧，胸中满闷，气机不畅，宜服百部散；咳嗽伴喘气逆急，不得睡卧，宜服桑根白皮散；咳嗽，伴肺脏壅热，咽喉闭塞，不得睡卧，宜服天门冬膏。

五、《严氏济生方》

《严氏济生方》，又名《济生方》，全书共10卷，由南宋严用和（子礼）撰，于南宋宝祐元年（1253年）成书。本书分为辑录内、外、妇科方论，凡医论80则，医方433首（据玉枝轩本统计）。持论较谨慎，不轻攻，亦不轻补。所论“补脾不若补肾”“气道贵乎顺，顺则津液流通”，均具卓识。所收诸方，或采自《太平惠民和剂局方》《三因极一病证方论》等书，如五积散、华盖散、香苏散、十神汤之类；或辑民间单验方，如治脏毒下血之蒜连丸。选方多为作者尝试有验者，如实脾散、归脾汤、加味肾气丸、鳖甲饮子、橘皮竹茹汤等，为后世医家广泛采用。

《严氏济生方》中主要记载了治疗不寐的方药，包括酸枣仁丸、归脾汤、补心丹、远志饮子、温胆汤、益荣汤等，以及心气虚寒所致不寐的临床表现和劳瘵蒸于胃出现睡卧不宁的病机。

1. 病因病机

【原文】《严氏济生方·诸虚门·劳瘵论治》

又有二十四种劳蒸者，亦可因证验之。蒸在心也，少气烦闷，舌必焦黑；蒸在小肠也，腹内雷鸣，大肠或秘或泄；蒸在脾也，唇口干燥，腹胁胀满，畏寒不食；蒸在胃也，鼻口干燥，腹膨自汗，睡卧不宁。

【按语】

“劳瘵”又称为“肺痨”“骨蒸”，肺结核可参考辨证论治。此处阐述了劳瘵可伴有不寐的病机。痨虫侵袭，损伤五脏六腑，以阴虚为主，可致阴虚火旺，相火内炽，发为潮热。蒸及胃，胃以降为顺，因气机不畅、胃阴亏虚，则见口鼻干燥，腹膨满，自汗，睡卧不宁。

2. 临床表现

【原文】《严氏济生方·五脏门·心小肠虚实论治》

夫心者，手少阴之经，位居南方，属乎丙丁火，为形之君。外应于舌，主宰一身，统摄诸脏血脉，灌溉溪谷，内润五脏，外卫腠理，与手阳明小肠之经相为表里。若忧愁思虑伤之，因暴痛，时唾清涎，心膈胀闷，好忘多惊，梦寐飞扬，精神离散，其脉浮而虚者，是虚寒之候也。

【按语】

心为君主之官，统摄血脉。若过度忧愁思虑，易耗伤心脾，气血紊乱，突发剧痛，时而口吐涎沫，心胸胀闷，健忘易惊，夜寐不安，精神恍惚，为虚证之征象。此处阐述了心脾亏虚所致不寐的临床表现。

3. 方药

（1）《严氏济生方 · 五脏门 · 肝胆虚实论治》。

①**方名**：柴胡散。

组成：柴胡（去芦）、地骨皮（去木）、玄参、羚羊角（镑）、甘菊花（去枝梗）、赤芍药、黄芩（各一两），甘草（炙，半两）。

主治：治肝气实热，头痛目眩，眼目赤痛，胸中烦闷，梦寐惊恐，肢节不利。

制法：上㕮咀，每服四钱，水一盏半，姜五片，煎至八分，去滓。

服法：温服，不拘时候。

②**方名**：酸枣仁丸。

组成：茯神（去木）、酸枣仁（炒，去壳）、远志（去心，炒）、柏子仁（炒，别研）、防风（去芦，各一两），生地黄（洗）、枳壳（去瓤，各半两），青竹茹（二钱半）。

主治：治胆气实热不得睡，神思不安。

制法：上为细末，炼蜜为丸，如梧桐子大。

服法：每服七十丸，不拘时候，熟水送下。

（2）《严氏济生方 · 五脏门 · 心小肠虚实论治》。

方名：心丹（又名法丹）。

组成：朱砂（五十两），新罗人参、远志（去心，甘草煮）、熟地黄（洗净，酒蒸，焙）、白术、石菖蒲、柏子仁（拣净）、木鳖仁（炒，去壳）、石莲肉（去心，炒）、益智仁（各五两）。

主治：主治男子、妇人心气不足，神志不宁，忧愁思虑，谋用过度，或因惊恐伤神失志，耗伤心气，恍惚震悸，差错健忘，梦寐惊魇，喜怒无时，不省人事及治元气虚弱，唇燥咽干，潮热盗汗，或肺热上壅，痰唾稠黏，咳嗽烦渴，或大病后心虚烦躁，小儿心气虚弱，欲发惊痫，或直视发搐，应是一切心疾并宜服之。

功效：养心益血，安魂定魄，宁心志，止惊悸，顺三焦，和五脏，助脾胃，进饮食，聪明耳目，悦泽颜色，轻身耐老，不僭不躁，神验不可具述。

制法：以上加人参等十四味，各如法修制，锉碎拌匀，次将此药滚和，以夹生绢袋盛贮，用麻线紧系袋悬蜜再时，如前粽为丸，如豌豆大，阴干。

服法：每服十粒至二十粒，食后参汤、枣汤、麦门冬汤饮下。

（3）《严氏济生方·诸风门·中风论治》。

方名：排风汤。

组成：白术、白鲜皮、芎䓖、白芍药、当归（去芦，酒浸一宿）、桂心（不见火）、防风（去芦）、杏仁（去皮尖，麸炒）、甘草（炙，各一两），独活（去芦）、麻黄（去根节）、茯苓（去皮，各三两）。

主治：治风湿虚冷，邪气入脏，狂言妄语，精神错乱。脾风发则面黄身体不仁，不能行步，饮食失味，梦寐颠倒，与亡人相随。

制法：上㕮咀，每服四钱，水一盏半，生姜七片，枣二枚，煎七分，去滓。

服法：温服，不拘时候。服之微汗不妨，此药大理荣血，摧抑肝邪。肝实有风，脉浮实有力，目赤胁疼，口苦心烦，错语多怒，宜加羚羊角，热盛者，加犀角；肝虚有风，脉浮虚无力，当去麻黄，加黄芪。

（4）《严氏济生方·诸虚门·虚损论治》。

方名：芡实丸。

组成：芡实（蒸，去壳）、莲花须（各二两），茯神（去木）、山茱萸（取肉）、龙骨、五味子、枸杞子、熟地黄（酒蒸，焙）、韭子（炒）、肉苁蓉（酒浸）、川牛膝（去芦，酒浸，焙）、紫石英（煅七次，各一两）。

主治：治思虑伤心，疲劳伤肾，心肾不交，精元不固，面少颜色，惊悸健忘，梦寐不安，小便赤涩，遗精白浊，足胫酸疼，耳聋目昏，口干脚弱。

制法：上为细末，酒煮山药糊为丸，如梧桐子大。

服法：每服七十丸，空心，盐酒盐汤任下。

（5）《严氏济生方·诸虚门·五劳六极论治》。

①方名：远志饮子。

组成：远志（去心，甘草煮干）、茯神（去木）、桂心（不见火）、人参、酸枣仁（炒，去壳）、黄芪（去芦）、当归（去芦，酒浸，各一两），甘草（炙，半两）。

主治：治心劳虚寒，惊悸恍惚，多忘不安，梦寐惊魇。

制法：上㕮咀，每服四钱，水一盏半，姜五片，煎至七分，去滓。

服法：温服，不拘时候。

②**方名**：羊肾丸。

组成：菟丝子（淘净，酒浸，焙干，别研）、熟地黄（酒蒸，焙）、杜仲（去皮，锉，炒丝断）、石斛（去根）、黄芪（去芦）、川续断（酒浸）、桂心（不见火）、磁石（煅，醋淬）、川牛膝（去芦，酒浸）、沉香（别研）、五加皮（洗）、山药（锉，炒，各一两）。

主治：治肾劳虚寒，面肿垢黑，腰脊痛，不能久立，屈伸不利，梦寐惊悸，上气，小腹急，痛引腰脊，四肢苦寒，小便白浊。

制法：上为细末，雄羊肾两对，羊肾以葱、椒、酒煮烂，再入少酒，和药为丸，如梧桐子大。

服法：每服七十丸，空腹盐汤送下。

（6）《严氏济生方·惊悸怔忡健忘门·惊悸论治》。

①**方名**：温胆汤。

组成：半夏皮（汤洗七次）、竹茹、枳实（麸炒，各二两），陈皮（三两），茯苓（一两半），炙甘草（一两）。

主治：治心虚胆怯，处事易惊，梦寐不祥，异象感惑，遂致心惊胆怯，气郁生涎，涎与气复生诸证，或短气悸乏，或复自汗，四肢浮肿，饮食无味，心虚烦闷，坐卧不安。

制法：上㕮咀，每服四钱，水一盏半，生姜五片，枣子一枚，煎至七分，去滓。

服法：温服，不拘时候。

②**方名**：远志丸。

组成：远志（去心，姜汁腌）、石菖蒲（各二两），茯神（去皮、木）、人参、龙齿、白茯苓（各一两）。

主治：治因事有所大惊，梦寐不祥，登高涉险，神魂不安，惊悸恐怯。

制法：上为细末，炼蜜为丸，如梧桐子大，辰砂为衣。

服法：每服七十丸，用热水送下，食后，临卧。

（7）《严氏济生方·惊悸怔忡健忘门·怔忡论治》。

①**方名**：益荣汤。

组成：当归（去芦，酒浸）、黄芪（去芦）、小草、酸枣仁（炒，去壳）、柏子仁（炒）、麦冬（去心）、茯神（去木）、白芍药、紫石英（细研，各一两），木香（不见火）、人参、甘草（炙，各半两）。

主治：治思虑过制，耗伤心血，心帝无辅，怔忡恍惚，善悲忧，少颜色，夜多不寐，小便成浊。

制法：上㕮咀，每服四钱，水一盏半，生姜五片、枣一枚，煎至七分，去滓。

服法：温服，不拘时候。

②**方名**：寿星丸。

组成：天南星（一斤，生用），琥珀（一两，别研），朱砂（水飞，二两）。

主治：治惊忧思虑，气结成痰，留蓄心包，怔忡惊惕，痰逆恶心，睡卧不安。

制法：上为细末，和匀，用生姜自然汁打面糊为丸，如绿豆大。

服法：每服四十丸，不拘时候。

（8）《严氏济生方·惊悸怔忡健忘门·健忘论治》。

方名：归脾汤。

组成：白术、茯神（去木，各一两），黄芪（去芦，一两半），龙眼肉、酸枣仁（炒，去壳，各一两），人参、木香（不见火，各半两），甘草（炙，二钱半），当归（一两），远志（二钱半）。后两味药从薛氏《校注妇人良方》补入。

主治：治思虑过度，劳伤心脾，健忘怔忡。

制法：上㕮咀，每服四钱，水一盏半，生姜五片，枣子一枚，煎至七分，去滓。

服法：温服，不拘时候。

（9）《严氏济生方·痈疽疔肿门·肺痈论治》。

方名：葶苈散。

组成：甜葶苈（二两半，隔纸炒令紫），桔梗（去芦）、瓜蒌子、川升麻、薏苡仁、桑白皮（炙）、葛根（各一两），甘草（炙，半两）。

主治：治肺痈喘咳气急，眠卧不得。

制法：上为细末，每服二钱，水一中盏，煎至六分。

服法：温服，不拘时候。

（10）《严氏济生方·诸虚门·虚损论治》。

方名：茸朱丹。

组成：鹿茸（去毛，酒蒸，一两），朱砂（半两，研细，水飞，蜜炒尤佳）。

主治：治心虚血少，神志不宁，惊惕恍惚，夜多异梦，睡卧不安。

制法：上为细末，煮枣圈肉为丸，如梧桐子大。

服法：每服四十丸，炒酸枣仁煎汤送下，午前临卧服之。

（11）《严氏济生方·咳喘痰饮门·喘论治》。

①**方名：**华盖散。

组成：杏仁（去皮尖，炒）、紫苏子（微炒）、麻黄（去根节）、赤茯苓（去皮）、橘红、桑白皮（炙，各一两），甘草（炙，半两）。

主治：治风寒冷湿之气，伤于肺经，上气喘促不得睡，或声音不出者。

制法：上为细末，每服二钱，水一盏，煎至七分。

服法：食后温服。

②**方名：**人参胡桃汤。

组成：新罗人参（寸许，切片）、胡桃（五个，取肉，切片）。

主治：治胸满喘急，不能睡卧。

制法：上作一服，用水一小盏，生姜五片，煎至七分，去滓。

服法：临卧温服。

③**方名：**杏仁煎。

组成：杏仁（去皮尖）、胡桃肉（各等分）。

主治：治久患肺喘，咳嗽不已，睡卧不得，服之即定。

制法：研为膏，入炼蜜少许，丸如弹丸。

服法：每服一丸或二丸，细嚼，用姜汤咽下，食后及临卧细嚼，用姜汤咽下。

（12）《严氏济生方·妇人门·校正时贤胎前十八论治》。

方名：安胎和气散。

组成：诃子（面裹煨，去核）、白术（各一两），陈皮（去白）、高良姜（锉，炒）、木香（不见火）、白芍药、陈米（炒）、甘草（炙，各半两）。

主治：妊娠心神忪悸，睡里多惊，两胁膨胀，腹满连脐急痛，坐卧不宁，气急逼迫，胎惊。

制法：上㕮咀，每服四钱，水一盏半，生姜五片，煎至七分，去滓。

服法：温服，不拘时候。无忌物。

六、《证类本草》

《证类本草》，全称《经史证类备急本草》，由北宋唐慎微约撰于绍圣四年至大观二年（1097—1108年）。本书系将《嘉祐补注神农本草》《图经本草》两书合一，予以扩充调整编成，共载药1 558种。药物分类大体沿袭《新修本草》旧例，仅将禽兽部细分为人、兽、禽3部。本书重在汇集前人有关药物资料，参引经史百家典籍240余种。本书辑众多医方，各注出处，为宋代本草集大成之作。其资料之富、内容之广、体例之严，对后世本草发展影响深远，《本草纲目》即以此书为蓝本。后世辑佚古本草，率多取材于此。

《证类本草》中记载了精神调摄及讲究睡眠卫生的预防意义，以及好眠、不得眠的治疗方药和癫痫伴随不寐的相关食疗方法。

1. 预防调摄

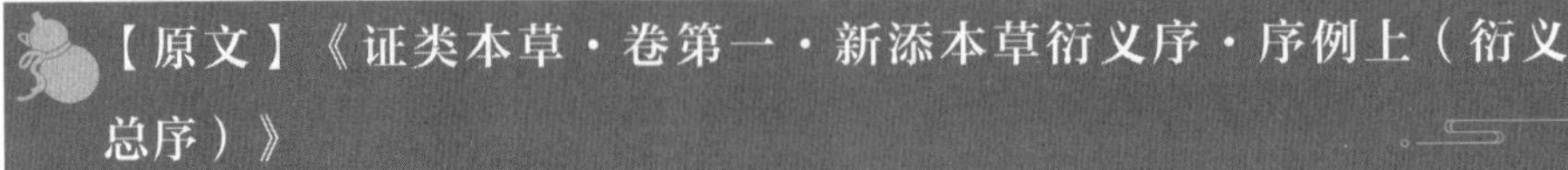
【原文】《证类本草·卷第一·新添本草衍义序·序例上（衍义总序）》

然保养之义，其理万计，约而言之，其术有三：一养神，二惜气，三堤疾。忘情去智，恬淡虚无，离事全真，内外无寄；如是则神不内耗，境不外惑，真一不杂，则神自宁矣。此养神也。抱一元之本根，固归精之真气，三焦定位，六贼忘形，识界既空，大同斯契，则气自定矣。此惜气也。饮食适时，温凉合度，出处无犯于八邪，寤寐不可以勉强，则身自安矣。此堤疾也。三者甚易行，然人自以谓难行而不肯行；如此虽有长生之法，人罕专尚，遂至永谢。

【按语】

上文阐述了古籍重视精神调摄和睡眠卫生。本书提及"保养"为安乐之本，而"保养"的方法主要来源于三个方面，即调养心神，放松心态，顺其自然；固本培元，气定神闲，增强体质；饮食适宜，规律睡眠，养成良好的睡眠习惯可预防疾病。注重这三种"保养"之法，可调养生息、延年益寿，然而无论古今，世人大多浮躁，难以重视调摄精气神的预防意义。

2. 方药

1）方药记载总摘录：《证类本草·卷第二》。

主治：不得眠。

类别：酸枣仁（平），榆叶（平），细辛（温），沙参（微寒，臣），乳香（温）。

主治：失眠。

类别：通草（平），孔公孽（温），马头骨（微寒），牡鼠目（平），荼茗（微寒），沙参（微寒）。

2）方药记载各论。

（1）《证类本草·卷第四》。

药名：生银。

药性：性寒，无毒。

主治：主热狂惊悸，发痫恍惚，夜卧不安，谵语，邪气鬼祟。服之明目，镇心，安神定志。

采摘：出自饶州、乐平诸坑生银矿中，状如硬锡，纹理粗错，自然者真。

（2）《证类本草·卷第六》。

①**药名**：木香。

药性：味辛，性温，无毒。

主治：主邪气，辟毒疫温鬼，强志，主淋露，疗气劣，肌中偏寒，主气不足，消毒，杀鬼精物，温疟蛊毒，行药之精。久服不梦寤魇寐，轻身致神仙。

采摘：一名蜜香。生永昌山谷。

②**药名**：石菖蒲。

药性：味辛，性温、平，无毒。

主治：主风寒湿痹，咳逆上气，开心孔，补五脏，通九窍，明耳目，出音声，主耳聋，痈疮，温肠胃，止小便利，四肢湿痹，不得屈伸，小儿温疟，身积热不解，可做浴汤。久服轻身，聪耳目，不忘，不迷惑，延年，益心智，高志不老。

采摘：一名昌阳。生上洛池泽及蜀郡严道。一寸九节者良，露根不可用。五月、十二月采根，阴干。

禁忌：恶地胆、麻黄。

（3）《证类本草·卷第九》。

药名：白前。

药性：味甘，性微温、微寒，无毒。

主治：治久患暇呷咳嗽，喉中作声，不得眠。

服法：取白前捣为末，温酒调二钱匕服。

（4）《证类本草·卷第十二》。

①药名：茯苓。

药性：味甘，性平，无毒。

主治：主胸胁逆气，忧恚、惊邪、恐悸，心下结痛，寒热，烦满，咳逆，焦舌干，利小便，止消渴，好睡，大腹淋沥，膈中痰水，水肿淋结，开胸腑，调脏气，伐中。久服安魂养神，不饥延年。

别名：一名茯菟。其有抱根者，名茯神（平，主辟不祥，疗风眩、风虚，五劳，口干，止惊悸，多恚怒，善忘，开心益智，安魂魄，养精神。）

采摘：生于太山山谷大松下。二月、八月采，阴干。

禁忌：恶白蔹，畏牡蒙、地榆、雄黄、秦艽、龟甲。

②药名：榆皮。

药性：味甘，性平，无毒。

主治：主大小便不通，利水道，除邪气，肠胃邪热气，消肿。

采摘：生于颍川山谷。二月采皮，取白曝干，八月采实，并勿令中湿，湿则伤人。

制法：药性论云榆白皮，滑。能主利五淋，治不眠，疗齁。取白皮阴干后，焙杵为末。每日朝夜用水五合，末二钱，煎如胶服，瘥。

服法：陶隐居云此即今榆树，剥取皮，刮除上赤皮，亦可临时用之，性至滑利。初生荚仁以作糜羹，令人多睡。

③药名：酸枣。

药性：味酸，性平，无毒。

主治：主心腹寒热，邪结气聚，四肢酸疼，湿痹，烦心不得眠，脐上下痛，血转久泄，虚汗烦渴，补中，益肝气，坚筋骨，助阴气，令人肥健。久服安五脏，轻身延年。

采摘：生河东川泽。八月采实，阴干，四十日成。

禁忌：恶防己。

④药名：牡荆实。

药性：味苦，性温，无毒。

主治：主除骨间寒热，通利胃气，止咳逆，下气。

采摘：生于河间、南阳、冤句或平寿、都乡高岸上及田野中。八月、九月采实，阴干。

禁忌：恶石膏。

服法：今按陈藏器本草云：荆木取茎截，于火上烧，以物承取沥，饮之去心闷烦热，头风旋目眩，心头漾漾欲吐，卒失音，小儿心热惊痫，止消渴，除痰唾，令人不睡。

⑤**药名**：蕤核。

药性：味甘，性温、微寒，无毒。

主治：主心腹邪结气，明目，目赤，痛伤泪出，目肿眦烂，齆鼻，心下结痰痞气。久服轻身益气，不饥。

产地：生于函谷川谷及巴西。

制法：雷公云凡使，先汤浸去皮、尖，擘作两片。用芒硝、木通草二味，和蕤仁同水煮一伏时后沥出，去诸般药取蕤仁，研成膏，任加减入药中使。每修事四两，用芒硝一两，木通草七两。陈藏器蕤子，生熟足睡不眠。

此为援引《雷公炮炙论序》所述“蕤子熟生，足睡不眠立据。弊淡卤箄（常使者甑中箄，能淡盐味）”，以及陈藏器所言，指出中药蕤核功效，其生用治足睡，熟用治不眠。

⑥**药名**：皋芦叶。

药性：味苦，性平。

主治：作饮止渴，除痰，不睡，利水，明目。

产地：出自南海诸山。叶似茗而大。南人取作当茗，极重之。

⑦**药名**：朗榆皮。

药性：味甘，性寒，无毒。

主治：主下热淋，利水道，令人睡。

产地：生山中。如榆皮，有滑汁。秋生荚如北榆。

（5）《证类本草·卷第十三》。

①**药名**：苦竹叶及沥。

药性：味苦，性冷，无毒。

主治：疗口疮，目痛，明目，利九窍。治不睡，止消渴，解酒毒，除烦热，发汗，治中风失音。

产地：苦竹有白有紫。甘竹似篁而茂，即淡竹也。淡竹肉薄，节间有粉，南人以烧竹沥者，医家只用此一品，与《竹谱》所说大同而小异也。竹实今不复用，亦稀有之。

②**药名**：竹笋（蜀本作诸笋）。

药性：味甘，无毒。

主治：主消渴，利水道，益气。可久食。主不睡，去面目并舌上热黄，消渴，明目，解酒毒，除热气，健人。

③**药名**：龙脑香及膏香。

药性：味辛、苦，性微寒（一云温）、平，无毒。

主治：主心腹邪气，风湿积聚，耳聋，明目，去目赤肤翳。

采摘：出自婆律国。形似白松脂，作杉木气，明净者善。久经风日或如雀屎者不佳。

服法：治时疾，发豌豆疮及赤疮子未透，心烦狂躁，气喘妄语，或见鬼神，龙脑一钱，细研，旋滴猪心血，和丸如鸡头大。每服一丸，紫草汤下，少时心神便定得睡，疮复发透，根据常将息取安。

④**药名**：仙人杖。

主治：小儿惊痫及夜啼，安身伴睡良。又主痔病。

采摘：此是笋欲成竹时立死者，色黑如漆，五、六月收之。苦桂竹多生于此时。

（6）《证类本草·卷第十四》。

药名：木槿。

药性：性平，无毒。

主治：止肠风泻血，又主痢后热渴。

用法：作饮服之，令人得睡，入药炒用。取汁度丝使得易络。

（7）《证类本草·卷第十七》。

药名：羚羊角。

药性：味咸、苦，性寒或微寒，无毒。

主治：主明目，益气，起阴，去恶血注下，辟蛊毒恶鬼不祥，安心气，常不魇寐，疗伤寒，时气寒热，热在肌肤，温风注毒伏在骨间，除邪气惊梦，狂越僻谬及食噎不通。久服强筋骨，轻身，起阴，益气，利丈夫。

采摘：生于石城山川谷及华阴山，采无时。

（8）《证类本草·卷第二十五》。

药名：黍米。

药性：味甘，性温，无毒。（臣禹锡等谨按孟诜云：黍米，性寒。）

主治：主益气补中，多热，令人烦。

服法：患鳖瘕者，以新熟赤黍米淘取泔汁，生服一升，不过三、两度愈。谨按性寒，有少毒。不堪久昏五脏，令人好睡。仙家重此。作酒最胜余粮。

（9）《证类本草·卷第二十七》。

①**药名**：龙葵。

药性：味苦，性寒，无毒。

主治：食之解劳少睡，去虚热肿。

②**药名**：蕨叶。

药性：味甘，性寒，滑。

主治：去暴热，利水道，令人睡，弱阳。

采摘：生山间，人作茹食之。四皓食之而寿，夷、齐食蕨而夭，固非良物。

③**药名**：马芹子。

药性：味甘、辛，性温，无毒。

主治：主心腹胀满，下气，消食。

采摘：唐本注云生水泽旁，苗似鬼针、菜等，花青白色，子黄黑色，似防风子。

服法：日华子云马芹，嫩时可食。子治卒心痛，炒食令人得睡。

3. 食疗

【原文】《证类本草·卷第十九·禽上·丹雄鸡》

理狂邪癫痫，不欲眠卧，自贤自智，骄倨妄行不休，安五脏，下气。白雄鸡一只，煮令熟，五味调和作羹粥食之。

【按语】

上文阐述了癫痫病伴随不寐症状时的食疗治法。《证类本草》指出："白雄鸡肉味酸，微温。主下气，疗狂邪，安五脏，伤中消渴。臣禹锡等谨按日华子云：白雄鸡调中，除邪，利小便，去丹毒。"据报道，使用中药雄鸡时，与黄芪、淮山及枸杞子同服，一般能够起到治疗肾阴虚的作用，与酸枣仁同服，能够起到缓解失眠症状的效果，但是一定要结合自身症状酌量服用。

第六章
辽夏金元时期

辽夏金元时期对于不寐的论述及诊疗方药较前时期少，但对于不寐病的病机和诊治仍有创新性论述和成果，其中大多医家进一步深入研究了与脾胃相关的失眠病证。

在金元时期，朱丹溪从六郁入手论治失眠症，认为“气、血、痰、郁”是本病的主要致病因素，并将“心胆合治”延伸至五脏皆可治不寐，发挥了《黄帝内经》中的“五脏藏神”理论。而李东垣则继承并发展了“胃不和则卧不安”的治疗思路，在《脾胃论》中有《安养心神调治脾胃论》，谈到心神与脾胃的关系时说：“若心生凝滞，七神离形，而脉中唯有火矣。善治斯疾者，惟在调和脾胃，使心无凝滞……则慧然如无病矣，盖胃中元气得舒伸故也。”这为从脾胃论治失眠等病证提供了很好的临床指导。张子和在《儒门事亲》卷七将“不寐”作为独立医案进行记录，“一富家妇人，伤思虑过甚，二年不寐，无药可疗……乃与其夫以怒而激之……其人大怒汗出，是夜困眠”，以情志相生相克理论，论治“不寐”。不寐有了特定的疾病表现形式，但未广泛应用。《丹溪手镜》卷之上“不得眠卧三十七”，开始有意识地对“眠”“卧”不同内涵进行阐释和区分，“眠者，常睡熟也；不得眠者，虽睡不熟，且安静不烦也。卧者，欲睡着而复醒也；不得卧者，欲安卧而烦闷不能安也”，“不得眠”静而不烦和“不得卧”烦闷不能卧，提示二者在情绪表现形式和内涵表达上有所差异，不可互相替代。从内容上看，这些显然统属“不寐”范畴。同时，该篇将“心烦不得眠”“下利而渴不眠”“不卧有汗”“不卧无汗”等分别归入“不眠”和“不卧”条目，繁杂的病名开始趋于集中。

一、《脾胃论》

《脾胃论》撰成于1249年，全书共3卷，是李东垣创导脾胃学说的代表著作。卷上为基本部分，引用大量《黄帝内经》原文以阐述其脾胃论的主要观点和治疗方药。卷中阐述脾胃病的具体论治。卷下详述脾胃病与天地阴阳、升降浮沉的密切关系，并提出多种治疗方法，列方60余首，并附方义及服用法。李东垣所创补中益气汤、调中益气汤、升阳益胃汤、升阳散火汤等至今仍为临床所习用。

《脾胃论》主要记载了治疗心肾不交所致不寐的代表方交泰丸，并叙述控制进食、睡前活动对睡眠的影响。

1. 治疗方药

《脾胃论·卷下·交泰丸》。

方名：交泰丸。

组成：干姜（炮制，三分），巴豆霜（五分），人参（去芦）、肉桂（去皮，各一钱），柴胡（去苗）、小椒（炒去汗并闭目，去子）、白术（各一钱五分），浓朴（去皮，锉，炒，秋冬加七钱）、酒煮苦楝、白茯苓、砂仁（各三钱），川乌头（炮，去皮脐，四钱五分），知母（四钱，一半炒，一半酒炒。此一味，春夏所宜，秋冬去之），吴茱萸（汤洗七次，五钱），黄连（去须，秋冬减一钱五分）、皂角（水洗，煨，去皮弦）、紫菀（去苗，各六钱）。

功效：升阳气，泻阴火，调营气，进饮食，助精神，宽腹中。

主治：除怠惰嗜卧，四肢不收，沉困懒。

制法：上除巴豆霜另入外，同为极细末，炼蜜为丸，如梧桐子大。

服法：每服十丸，温水送下，虚实加减。

2. 预防调护

【原文】《脾胃论·卷下·摄养》

睡不安，则宜少食；饱而睡不安，则少行坐。

【按语】

上文阐述了进食、睡前活动与睡眠质量的联系。《黄帝内经》言“胃不和则卧不安”，脾主运化，胃主腐熟，脾胃功能相互配合，升清降浊。若脾胃虚弱，或进食过多，致食积脾胃，酿生湿热，壅遏于中焦，湿热上扰心神，胃气失和进而气机升降不利，阴阳失交，最终影响睡眠。这便提示我们空腹胃嘈杂可稍进食帮助睡眠，而饱食后肠胃蠕动缓慢，若餐后太快躺床入睡，可能引起胃食道逆流，此时可以先起来坐一下或稍微走动一下，帮助肠胃运动，减少胃食道逆流的刺激，从而帮助入睡。

二、《儒门事亲》

《儒门事亲》是由金代张从正编撰，全书共15卷，成书于1228年。秉承张氏“唯儒者能明其理，而事亲者当知医”之思想，故命名为《儒门事亲》。全书各卷由诸篇论文汇编而成，每卷含数篇论述，有说、辨、记、解、诫、笺、诠、式、断、论、疏、述、衍、诀等体裁。该书注重阐发邪实为病的理论，倡导攻下三法（即汗、吐、下）治疗诸病。书中以六邪归纳诸病之因，以三法治之，名之为“六门三法”，此即为该书创立的“攻邪论”的主要思想。

《儒门事亲》中记载了不寐的病因病机；治疗方面，记载汗吐下三法灵活应用治疗不寐的方法，以及治年高人群上气喘促，睡卧难禁的食疗方法。

1. 病因病机

【原文】《儒门事亲·卷三·九气感疾更相为治衍二十六》

《灵枢》论神、意、魂、魄、志、精所主之病，然无寒暑惊劳四证。余以是推而广之。思气所至，为不眠，为嗜卧，为昏瞀，为中痞三焦闭塞，为咽嗌不利，为胆瘅呕苦，为筋痿，为白淫，为得后与气快然如衰，为不嗜食。

【按语】

此处为张子和对《灵枢》中所述神、意、魂、魄、志、精所主之病的思考与延伸。《灵枢·本神第八》中云“心有所忆谓之意；意之所存谓之志；因志而存变谓之思”，所谓心藏神，脾藏意，即便无寒邪、暑邪、惊恐、劳倦所伤，过思则伤及心脾，神不守舍，意念亏虚，便出现夜不能寐、少思健忘。损伤脾气，中焦闭塞，也可发为痞满、咽嗌不利；脾主四肢、肌肉，脾失健运，肌肉不荣，发为筋痿。

2. 治疗原则

【原文一】《儒门事亲·卷三·九气感疾更相为治衍二十六》

余又尝治一妇人，久思而不眠，余假醉而不问，妇果呵怒，是夜困睡。又尝以酸枣仁丸，治人多忧。

【按语】

此处阐述了从情志不遂的角度配合方药治疗妇人不寐。妇人久思，脾胃受损，运化不健，气血生化乏源，不能上奉于心。张子和佯醉而不仔细询问患者病情，使得妇人呵斥、发怒，此时肝气得疏，气机调畅，脾得以升清，胃得以和降，故妇人得以安睡。然妇人心脾既伤，故佐以酸枣仁丸治人多忧。《严氏济生方》云酸枣仁丸："治胆气实热不得睡，神思不安。"然据《太平圣惠方》中所述："夫胆热多睡者，由荣卫气涩者，阴阳不和，胸膈多痰，脏腑壅滞，致使精神混浊，昼夜耽眠。此肾积热不除，肝胆气实，故令多睡也。"胆实则热，壅塞营卫气血，破坏了胆腑清净主决断的生理状态，故清净不成反混沌而多睡。妇人多虑，心脾两虚，营血不足，胆气失养，故疑此处应为胆气虚热不得眠，辅以方中酸枣仁、茯神、远志仁、柏子仁养心安神；枳壳、防风理气和中；青竹茹清热除烦；生地黄滋养阴血。

【原文二】《儒门事亲·卷四·骨蒸热劳二十七》

夫男子妇人，骨蒸热劳，皮肤枯干，痰唾稠粘，四肢疼痛，面赤唇干烦躁，睡卧不宁，或时喘嗽，饮食少味，困弱无力，虚汗黄瘦等疾，《内经》曰：男子因精不足而成；女子因血不流而得也。可先以茶调散轻涌讫；次以导水禹功散，轻泻药三、两行；后服柴胡饮子、桂苓甘露散、搜风丸、白术调中汤、木香槟榔丸、人参犀角散之类，量虚实选而用之。

【按语】

上文阐述了轻涌、轻泻、和中相结合治疗阴虚骨蒸、睡卧不宁的方法。肾阴不足，心肾不交，虚火扰神，不论男女，可见骨蒸潮热、盗汗不寐、皮肤枯槁、腰膝酸软、面赤唇干；相火妄动，男子精不足，可见遗精；女子血行不畅，可见月经不调，一派阴虚火旺之象。宜先以茶调散使其“吐之”，次以导水禹功散使其轻泻；后服柴胡饮子、桂苓甘露散、搜风丸、白术调中汤、木香槟榔丸、人参犀角散之类和胃调中，并按虚实情况调整方药剂量。

【原文三】《儒门事亲·卷七·内伤形》

一富家妇人，伤思虑过甚，二年不寐，无药可疗。其夫求戴人治之。戴人曰：两手脉俱缓，此脾受之也。脾主思故也。乃与其夫，以怒而激之。多取其财，饮酒数日，不处一法而去。其人大怒汗出，是夜困眠，如此者，八、九日不寤，自是而食进，脉得其平。

【按语】

上文揭示了从情志角度以汗法治疗不寐的方法。妇人思虑过甚，属不寐重者，此时脉缓，提示脾虚。木郁脾土，若肝气得疏，气机调畅，则脾得以升清，胃得以和降，故以激怒之法刺激妇人，使其得以大怒汗出，郁结之气得以疏泄，故妇人得以安睡，脉象恢复平稳。

【原文四】《儒门事亲·卷十一·论火热二门》

凡男子妇人，所显证候，皮肤发热，肌肉消瘦，四肢倦怠，兼有头痛颊赤，心忪，唇干舌燥，日晡潮热，夜有盗汗，涕唾稠粘，胸膈不利，或时喘嗽，五心烦热，睡卧不安，饮食减少，多思水浆，经脉不通，病名曰何病？《奇病论》曰：女子不月，血滞之病也；男子肾虚，精不足也。凡治此证，降心火、益肾水，此之谓也。可先用通解丸，泻三、二行，次服当归饮子，又用加减五苓散、木香三棱丸、人参黄芪散、犀角散之类，详其虚实，选而用之。

【按语】

上文揭示了心肾不交，相火失济，阴虚火热所致不寐的治疗方法。治宜降心火，滋肾阴，可先服用通解丸，泻两到三次，后服当归饮子，又用加减五苓散、木香三棱丸、人参黄芪散、犀角散之类，以滋阴清热、交通心肾。除此之外，需按虚实情况调整方药剂量。

3. 兼证

【原文一】《儒门事亲·卷三·嗽分六气毋拘以寒述二十五》

曹魏时，军吏李成，苦咳嗽，昼夜不寐，时吐脓血，华佗以谓“咳之所吐，非从肺来”，以苦剂二钱匕，吐脓血二升余而瘥。若此之嗽，人不可不知也。

【按语】

上文阐述了咳嗽甚重，时吐脓血，伴随昼夜不寐时的治疗方法。《素问·咳论篇第三十八》云：“五脏六腑皆令人咳，非独肺也……五脏之久咳，乃移于六府。脾咳不已，则胃受之，胃咳之状，咳而呕，呕甚则长虫出。”咳嗽主要病位在肺，日久损及脾胃。张子和运用吐法，治以苦寒之剂，使胃内脓血吐出，病得以痊愈。

【原文二】《儒门事亲·卷六·湿形》

李七老，病涌水证，面黄而喘，两足皆肿，按之陷而复起，行则濯濯有声，常欲饮水，不能睡卧。戴人令上涌去痰而汗之，次以舟车丸、浚川散下之，以益肾散复下之，以分阴阳利水道之剂，复下之，水尽皆瘥。

【按语】

上文揭示了水肿伴有不能睡卧的治疗方法。涌水证，中医病名，水流肠胃，上及肺部之疾患。证见疾行时肠鸣，喘不得卧，两足皆肿。王冰注：“肺藏气，肾主水，夫肺寒入肾，肾气有余则上奔于肺，故云涌水也。”宜先以吐之及汗之而去肺中寒饮，后以舟车丸、浚川散下之，以益肾散复下之，以利水通行，以祛浮肿，故治肿宜利水温阳。

4. 食疗

【原文】《儒门事亲·卷十五·咳嗽痰涎第八》

治年高上气喘促，睡卧难禁。

上萝卜子捣罗为末，白汤浸调五、七钱，食后服之。或炒，或用糖蜜作剂，为丸服之。

【按语】

上文阐述了以上萝卜子（莱菔子）为主药，配合白汤服用，或糖蜜作丸，可治疗年老体虚，短气喘促，不得睡卧，二便失禁。莱菔子味辛，降气化痰，与肺气不降之咳喘尤为适宜，且其顺气化气，适于年老体虚者服用。

三、《医学启源》

《医学启源》，全书共3卷，由金代张元素撰，刊于金大定二十六年（1186年）。上卷着重条析脏腑病机，而附以脏腑诸病的用药心法。中卷为《黄帝内经》主治备要和六气方治。下卷为用药备旨，论述药性的气味厚薄、寒热升降，以及四气五味、五脏苦欲等理论，悉遵《素问·阴阳应象大论》《素问·至真要大论》诸篇之旨，是研究药性最系统的专篇。本书论证简要，选方不泥于古，分析药物归经有创新见解；系统论述天地六位脏象图、手足阳明、五脏六腑、三才治法、三感、四因、五郁之病、六气主治要法、主治心法等。

《医学启源》主要记载了不同脏腑亏损所致不寐的临床表现和躁扰兼不得眠的病机，以及不寐的方药治疗，如七（宣）丸、神功丸、七圣丸、玄参等。

1. 临床表现

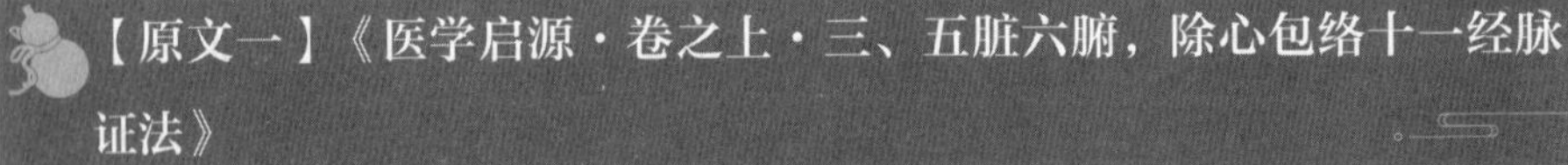
【原文一】《医学启源·卷之上·三、五脏六腑，除心包络十一经脉证法》

心病则胸中痛，（胁）满（胀），肩背臂膊皆（痛）；虚则多惊悸，（惕惕然）无眠，胸（腹及）腰背引痛，喜悲。

邪气客于心，则梦烟火，心（胀）气短，夜卧不宁，懊侬，气（逆）往来，腹中热，喜水涎出。心病，日中慧，夜半甚，平旦静。

【按语】

上文阐述了不寐的主要病机为心气亏虚及相关临床表现。心主神，心气虚则易心悸，表现为惊恐、警觉的样子，夜不能寐，胸腹疼痛，甚则痛引肩背。心在志为喜，喜乐过极，损伤心神，故心虚表现为喜悲。邪气客于心，亦可损及心脏，出现多梦，夜卧不宁，烦闷；日久损及脾脏，虚热内生，可见腹中热，口吐涎沫。张元素引用《素问·藏气法时论篇第二十二》中所述“心病者，日中慧，夜半甚，平旦静”，损及心者，中午时神情爽慧，半夜时病情加重，早晨时便平和。一说心病者指“心血瘀阻，心脉痹阻”之人，日中体内心阳得充，脉中气血暂得畅行，神清气爽；而入夜阴出，至夜半阴气极盛，病情加重；平旦阳气得以出，病情稍加减缓。

【原文二】《医学启源·卷之上·三、五脏六腑，除心包络十一经脉证法》

胃气绝，五日死。实则中胀便难，肢节痛，不下食，呕逆不已。虚则肠鸣胀满，滑泄。寒则腹中痛，不能食（冷）物。热则面赤如醉人，四肢不（收）持，不（得）安眠，语狂乱，便硬者是也。

【按语】

上文揭示了胃气盛衰亦可导致不寐病机及相关临床表现。此处为援引《华氏中藏经·论胃虚实寒热生死逆顺脉证之法第二十七》所述。胃主受纳、腐熟水谷，若胃气亏虚，气血无以化生，不出五日便预后不良。胃受纳功能的强弱取决于胃气盛衰，反映于能食与不能食。胃气过盛，胃中实热则中焦胀满，燥屎内结，肢节疼痛，食之不下，甚则胃气上逆而呕吐不已；胃气衰败，未被消化的食糜下行于小肠，引起肠鸣腹痛，滑脱泄泻（《中藏经》“滑泄”前有“引水”二字）。胃喜暖恶寒，若寒邪袭胃，可见腹痛，食冷加重（“冷”原误作“能”，从《中藏经》改）；胃热炽盛则面红目赤，四肢软弱无力，夜不能寐（“得”字原夺，据《中藏经》补，“眠”《中藏经》作“卧”），谵语，精神错乱，大便干结。

2. 兼证病机

【原文】《医学启源·卷之中·十、<内经>主治备要》

躁扰。

注云：躁动烦热，扰乱而不宁，火之体也。热甚于外，则肢体躁扰；热甚于内，则神志躁动，反复颠倒，懊侬烦心，不得眠也。由水衰而（火）之动也。故心胸躁动，谓之怔忪，俗云心忪，皆为热也。

【按语】

上文阐述了躁扰烦热伴有不寐的病机。张从正援引刘完素所著《素问玄机原病式·汉程国学》中的“躁动烦热，扰乱而不宁，火之体也。热甚于外，则肢体躁扰，热甚于内，则神志躁动，反复癫倒，懊侬烦心，不得眠也。或云呕哕而为胃冷心烦疼者，非也。故烦心、心痛，腹空热生而发，得食热退而减也。或逆气动躁者，俗谓咽喉，由水衰火旺，而犹火之动也。故心胸躁动，谓之怔忡，俗云心忪，皆为热也”。躁扰，即躁动烦热，扰乱而不宁，多与火热有关。内热过甚布于体表四肢，可见肢体躁扰；内热过盛，扰动神志，可见辗转反侧、烦闷烦躁、不能安然入睡。《伤寒论》中言：“懊侬烦心，反复颠倒，不得眠者，烦热怫郁于内而气不能宣通也。”可见烦躁不得眠与气郁化火有关，表现为心胸烦闷、怔忡。

3. 方药

（1）《医学启源·卷之中·十一、六气方治》。

①方名：至宝丹。

组成：辰砂（五两，水飞），生犀（五两），麝香（二两半），玳瑁（五两），牛黄（二两），龙脑（五两，水飞），人参（五两），银箔（一百二十片，一半为衣，余入药），琥珀（五两），安息香（五两，用酒半升熬膏），金箔（二百二十片，一半为衣，余入药），雄黄（一两半），南星（三两，水煮软，切片。一法：酒二升半，浸蒸七次，焙干用）。

主治：治卒中风急不语，中恶气（绝），中诸物毒，暗风，（中）热疫毒，阴阳（二）毒，（山）岚瘴（气）毒，中暑毒，产后血晕，口鼻血出，恶血上攻心，烦躁，心肺积热，（霍）乱吐利，风注筋惕，大肠风（秘），神魂恍惚，头目（昏）眩，眠卧不安，唇口干焦，伤寒狂语，小儿急惊，风热卒中，客忤，不得眠（睡），惊风搐搦。

制法：上为细末，（半）用安息香膏，次炼蜜，一处搜和为丸，梧桐子大。

服法：每服三丸至五丸，煎人参汤下之。小儿（一丸）至二丸，汤下之同上。

②**方名**：五苓散。

组成：泽泻（二两半），猪苓、赤茯苓（去皮）、白术、官桂（去皮，各一两）。

主治：治伤寒温热，病在表里未解，头痛发热，口燥咽干，烦渴饮水，或水入即吐，小便不利，及汗出表解，烦渴不止者，宜服之。及治霍乱吐利，烦渴饮水。

制法：上为粗末。

服法：每服三钱，热汤下。恶热，欲饮冷者，新水调下，或生姜汤下愈（妙）。或加滑石二两甚佳。或喘嗽（咳）烦心不得（眠）者，加阿胶半两。

③**方名**：凉膈散。

组成：连翘（一两），栀子、大黄、薄荷、黄芩（各半两），甘草（一两半），朴硝（一钱）。

主治：治伤（寒）表不（能）解、（半入于）里，下证未全，下后燥热怫（结）于内，心烦懊侬不得眠，脏腑积热，烦渴头昏，唇干咽燥，喉痹目赤，颊硬，口舌生疮，咳唾稠黏，谵语狂妄，肠胃燥涩，（便）溺闭结，风热壅滞，疮癣发（斑），惊风热极，豆黑陷欲死者。

制法：上为末，每服二钱至五钱，水一盏，蜜少许，同煎至七分，去渣。

服法：温服。虚实加减如前。或小儿可服七分至八分，或无热，甚黑陷，腹胀喘急，小便赤涩而将死者，此一服，更加大承气汤约下之，得（和）者即瘥。

④**方名**：七（宣）丸。

组成：柴胡（去苗，五两），桃仁（去皮，六两），枳实（麸炒，五两），（诃）子皮（五两），木香（五两），大黄（面煨，十五两），甘草（炙，四两）。

主治：疗风气，治结聚宿食不消，兼（沙）石皮毛在腹中及积年腰脚疼痛，冷如（冰）石，脚气冲心，烦（愦），头（眩）暗倒，肩背重，心腹胀满，胸膈（痞）塞，风毒肿气，连及头面，大便或秘，小便时涩，脾胃（虚）痞，不能饮食，脚转筋，挛急（掣）痛，心神恍惚，眠卧不安等疾。

制法：上为细末，炼蜜丸梧桐子大。

服法：每服二十丸，食前临卧服，米饮下一服，加至四五十丸，宣利为度。觉病势退，服五补丸，不问男女老幼，并可服之，量与加减。

⑤**方名**：神功丸。

组成：大黄（四两，面煨），麻仁（二两，别研），人参（二两），诃子皮（四两）。

主治：治三焦气壅，心腹痞闷，六腑风热，大便不通，腰脚疼痛，肩背重（疼），头昏（面）热，口苦咽干，心胸烦躁，眠卧不安及治脚气，并素有风（人）大便结燥。

制法：上一处研，炼蜜丸如梧桐子大。

服法：每服三十丸，温水下，酒亦得，食后服。如大便不通，倍服，利为度。

⑥**方名**：七圣（丸）。

组成：川芎、肉桂、木香、大黄（酒浸，各半两），羌活（一两），郁李仁（一两，去皮），槟榔（半两）。

主治：治风气壅盛，痰热结搏，头目昏重，涕唾稠黏，心烦面热，咽干口燥，精神不爽，夜卧不安，肩背拘急，胸膈痞闷，腹胀胁满，腰腿重痛，大便秘涩，小便赤涩。

制法：上（七味为末），炼蜜丸梧桐子大。

服法：每（服）十五（丸）（至）二十（丸），温水下，食后临卧（服）。（山）岚瘴地，最宜服之。

（2）《医学启源·卷之下·十二、用药备旨》。

药名：玄参。

药性：气寒，味苦。

主治：治心（中）懊憹，烦而不能眠，心神颠倒欲绝，血滞，小便不利。

四、《丹溪心法》

《丹溪心法》成书于1347年，由元代朱震亨著。全书共5卷，分100门，包括外感、内伤、外证、妇科、幼科等，前有十二证见证等六篇，后附“丹溪翁传”。全书比较集中和全面地反映了朱氏“阳常有余、阴常不足”的学说，以及气、血、痰、郁诸病治疗见解和丰富经验，是一部研究内科杂症和朱氏学说的重要著作，对现代中医临床有指导作用。

《丹溪心法》主要记载了肺胀、劳嗽伴随不寐症状的治疗方法，以及治疗不寐症状的方药，如六一散加牛黄、麦煎散、《金匮》肾气丸、补益肝肾丸、八味定志丸等。

1. 治法

【原文一】《丹溪心法·卷二·咳嗽十六（附肺痿肺痈）》

肺胀而嗽，或左或右，不得眠，此痰挟瘀血碍气而病，宜养血以流动乎气，降火青皮挟痰药，实者白芥子之类。在后，以二陈汤加南星、香附、青黛、青皮、姜汁。

【按语】

上文揭示了肺胀的发生与痰瘀互结，阻碍肺气有关，此时可伴随不寐症状。治宜调气血，降肺火，予行气宽中之青皮与化痰药，属实者宜用白芥子，白芥子善于化痰，入肺经，可用于痰饮导致的咳嗽。其后，宜服二陈汤加南星、香附、青黛、青皮、姜汁疏肝理气、化痰解郁，神得以安，病痊。

【原文二】《丹溪心法·卷二·咳嗽十六（附肺痿肺痈）》

劳嗽即火郁嗽，用诃子能治肺气，因火伤极，遂成郁遏胀满不得眠一边。取其味酸苦，有收敛降火之功，佐以海石童便浸、香附、瓜蒌、青黛、杏仁、半夏曲之类，姜蜜调，噙化，必以补阴为主。

师云：阴分嗽者，多属阴虚治之。有嗽而肺胀壅遏不得眠者，难治。

【按语】

上文揭示了阴虚劳嗽伴随肺胀、不寐症状的治疗方法，且该病较难治疗，可能预后不良。《本草衍义补遗》中所述“诃子下气，以其味苦而性急喜降，《经》曰，肺苦急，急食苦以泻之，谓降而下走也。气实者宜之，若气虚者，似难轻服。随风子，治肺气因火伤极，遂郁遏胀满，盖其味酸苦，有收敛降火之功也”。朱丹溪认为肺胃蕴热，痰气不利者，用诃子及香附、瓜蒌仁、半夏曲、海石、青黛、黄芩为末，蜜调为丸，噙化，治法需以补阴为主。

2. 方药

（1）《丹溪心法·卷二·咳嗽十六（附肺痿肺痈）》。

方名：清化丸。

组成：贝母，杏仁，青黛。

主治：治肺郁痰喘嗽，睡不安宁。

制法：上为末，砂糖入姜汁泡蒸饼，丸如弹大。噙化。

（2）《丹溪心法·卷三·发热四十七（附胸中烦热、虚热、虚烦不眠）》。

方名：六一散加牛黄。

主治：治烦不得眠。

（3）《丹溪心法·卷三·盗汗五十》。

方名：麦煎散。

组成：知母，石膏，甘草（炙），滑石，地骨皮，赤芍，葶苈，杏仁（炒，去皮尖），人参，白茯苓，麻黄根。

主治：治荣卫不调，夜多盗汗，四肢烦疼，肌肉消瘦。

服法：上为末。每服一钱，煎浮麦汤调下。

（4）《丹溪心法·卷三·补损五十一》。

①**方名**：《金匮》肾气丸。

组成：即六味地黄丸（加桂、附、车前、牛膝，是《金匮》肾气丸。此方名六味丸）。干山药、山茱萸（各四两），泽泻、牡丹皮、白茯苓（各三两），熟地黄（八两）。

主治：治形体瘦弱，无力多困，肾气久虚，久新憔悴，寝汗发热，五脏齐损，瘦弱下血。

服法：上为末，蜜丸梧桐子大。服五六十丸，空腹温水下。

②**方名**：补益肾肝丸。

组成：柴胡、羌活、生地黄、苦参、防己（炒，各半两），附子（炮）、肉桂（各一钱），当归身（三钱）。

主治：治目中焰火，视物昏花，耳聋耳鸣，困倦乏力，寝汗憎风，行步不正，两足欹侧，卧而多惊，脚膝无力，腰下消瘦。

服法：上为末，熟水丸如鸡头子大。服四十丸，温水下。

③**方名**：八味定志丸。

组成：人参（一两半），石菖蒲、远志（去心）、茯神（去心）、茯苓（各一两），白术、麦冬（各半两），牛黄（二钱，另研），朱砂（一钱）。

功效：补益心神，安定魂魄，治痰，去胸中邪热，理肺肾。

服法：上为末，蜜丸梧桐子大。米饮下三十丸，无时。若髓竭不足，加生地黄、当归；若肺气不足，加天冬、麦冬、五味子；若心气不足，加党参、人参、茯神、石菖蒲；若脾气不足，加白术、白芍、益智；若肝气不足，加天麻、川芎；若肾气不足，加熟地黄、远志、牡丹；若胆气不足，加细辛、酸枣仁、地榆；若神昏不足，加海藏大五补丸，补诸虚不足。

五、《瑞竹堂经验方》

《瑞竹堂经验方》，由元代沙图穆苏撰，全书共15卷，约刊于1326年。本书分为诸风、心气痛、疝气、积滞、痰饮、喘嗽、羡补、头面、口眼耳鼻、发齿、咽喉、杂治、疮肿、妇女、小儿共15门，采方310余首。选方较为精要，或选自各家方书，或采录见闻之经验效方。现尚存1795年日本复刻的十五卷本。但国内在清初时本书曾一度失传，故编修《四库全书》时，从《永乐大典》中辑佚改编为五卷本，分为调补、消导、劳伤、遗浊、喘嗽等24门，另附补遗一卷，共180余方。

《瑞竹堂经验方》主要记载了不寐伴喘嗽的治疗方药，包括人参胡桃汤、杏仁煎、僵蚕汤。

《瑞竹堂经验方·喘嗽门》。

①**方名**：人参胡桃汤。

主治：治胸满喘急，不能睡卧，老人宜服。

组成：人参，胡桃（五个，取肉，与参等分）。

服法：上件作一服，用水一盏，生姜五片，煎至七分，去滓，临卧温服。

②**方名**：杏仁煎。

主治：治老人久患肺喘，咳嗽不已，睡卧不得，服之立定。

组成：杏仁（去皮、尖）、胡桃肉，上药各等分。

制法：研为膏，入炼蜜少许，和搜得宜，丸如大弹子大。

服法：每服一、二丸，食后临卧。

③**方名**：僵蚕汤。

主治：治喘嗽，喉中如锯，不能睡卧。

组成：好末茶（一两），白僵蚕（一两）。

服法：上为细末，放碗内，用盏盖定，倾沸汤一小盏，临卧，再添汤点服。

六、《世医得效方》

《世医得效方》，元代危亦林撰于至元三年（1337年），经太医院审阅后，于1345年刊行。全书按照元代太医院所分十三科的顺序编排，共20卷。本书虽对内、外、妇、儿、五官、骨伤等各科病证及其治疗方法、方药都有叙述，但其主要成就在骨伤科方面，首次记载了脊椎骨折，发明了悬吊式复位方法及外固定法，研制的“草乌散”用作全身麻醉药，使药物麻醉法有了新的进步。

《世医得效方》主要记载了不寐虚证及伴随不寐症状病证的临床表现及治疗方药，包括睡后疼痛的针灸治法，以及与睡眠相关的养生调摄方法。

1. 临床表现

【原文一】《世医得效方·卷第一·大方脉杂医科·集证说》

阴阳二厥，若阳厥，则指爪时温，或畏热，或饮水，或扬手掷足，躁烦不得眠，大便秘，小便赤，外证多昏愦。阴厥则指爪常冷，足多挛卧，恶寒，自引衣盖覆，不饮水，或下利或清便如常，小便数，外证惺惺而静。

【按语】

阐述了阳厥与阴厥的临床表现。经曰“盖阳气衰则阴气胜，故自足心上至膝而俱冷，是谓阴厥。……阴气衰则阳气胜，故必热，自五指而至足心，是谓阳厥”。因邪热过盛，阳郁于里不能外达的阳厥，症见初病身热头痛，手足厥冷，脉沉伏按之滑，或畏热，或渴欲饮水，或扬手掷足，烦躁不得眠，便秘尿赤，继则神志昏愦等，治宜宣通郁热；因阳衰阴盛所致阴厥，则可见四肢逆冷、手足挛急、畏寒甚，不予饮水，或伴下利清谷、小便清长，神志清醒而较为安静，治宜回阳救逆。热扰心神或阳虚不得入阴都能引起不得眠。

【原文二】《世医得效方·卷第九·大方脉杂医科·自汗》

又云，男子传尸之病，心胸满闷，背膊疼痛，两目不明，四肢无力，虽欲寝卧，卧不得寐，脊膂急痛，膝胫酸疼，多卧少起，状如佯病。每至平旦，精神尚好，日午向后，四肢微热，面无颜色。喜见人过，常怀忿怒，才不如意，又便多嗔。行立脚弱，夜卧盗汗，梦与鬼交，或见先亡。或多惊悸，有时咳嗽，虽思饮食，不能多餐，死在须臾。

【按语】

上文阐述了肺痨可伴随不寐等其他症状。痨虫侵袭，肺阴亏虚，继而阴虚火旺，肺肾两虚，相火内炽；或阴伤及气，肺脾同病，甚则阴损及阳。此外，可涉及心肝，致心神不安，肝火偏旺；故见卧不得寐，脊背急痛，腰膝酸软，盗汗潮热等症。

【原文三】《世医得效方·卷第十三·风科·热症》

脾风发则面黄，身体不仁，不能行步，饮食失味，梦寐倒错，与亡人相随。

【按语】

援引《备急千金要方》所言，阐述脾风证的临床表现。脾受风邪或肝病传脾，均可见脾风证。据《素问·风论篇第四十二》中所述“脾风之状，多汗恶风，身体怠惰，四肢不欲动，色薄微黄，不嗜食，诊在鼻上，其色黄”，脾为气血生化之源，脾受风邪，运化失司，则无以濡养五脏，症见面色萎黄、身体麻木、甚则不能行走；脾失健运，清气不升，则见纳少、梦寐颠倒等症。

2. 针灸治疗

【原文】《世医得效方·卷第十五·产科兼妇人杂病科·通治》

灸法：治睡后忽一点疼起。遂至偏身赤痛。诸药不效。用艾炷如小指头大。以水透湿纸。约五穴重缠裹其手痛处。又用断木匙头安于湿纸上。对抵痛处。却将艾炷于木匙上灸须臾。诸痛悉除所灸处。有脓水出。生茄瘢而后愈。

【按语】

此条指出妇人产后，睡后遍身痛，药不效的针灸治疗。膈湿纸木匙头化脓灸治疗妇人产后睡痛颇具特色。

3. 预防调摄

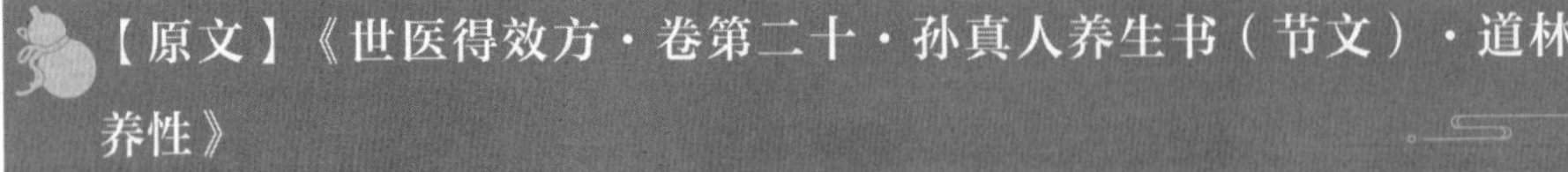

【原文】《世医得效方·卷第二十·孙真人养生书（节文）·道林养性》

如食五味，必不得暴嗔，多令人神惊，夜梦邪怪。

凡欲眠，勿歌咏，不祥。睡起魄六神不安，多愁怨。

【按语】

此处援引孙思邈的《备急千金要方·道林养性第二》，阐述了睡眠卫生的重要性。良好的睡眠习惯包括晚饭需清淡，不宜过饱；睡前避免从事紧张和兴奋的活动，如高歌，需要养成定时就寝习惯；还需注意睡眠环境的安宁，否则睡眠不足，精气神没有得到补养，易引起神魄不安，情志惆怅，易发怒，更加损伤心神。

4. 治法方药

（1）《世医得效方·卷第一·大方脉杂医科·阳证》。

方名：升麻葛根汤。

主治：治伤寒时疫头痛，增寒壮热，肢体痛，发热恶寒，鼻干，不得睡，小儿大人疮疹，已发未发皆可服。兼治寒暄不时，人多疾疫，乍暖脱衣及暴热之次，忽变阴寒，身体疼痛，头重如石及解伤酒膈热，口疮咽疼。

组成：升麻（一两），白芍药（一两），甘草（一两），葛根（二两）。

制法：上锉散。

服法：每服四钱，水一盏半，不拘时候。

（2）《世医得效方·卷第一·大方脉杂医科·相类》。

方名：白术散。

主治：治伤寒气脉不和，增寒壮热，鼻塞脑闷，涕唾稠黏，痰咳壅滞，或冒涉风湿，增寒发热，骨节烦痛，或中暑，呕吐眩晕。及大病后将理失宜，食复劳复，病证如初，悉主之。又五劳七伤，气虚头眩，精神恍惚，睡卧不宁，肢体倦怠，潮热盗汗。脾胃虚损，面色萎黄不美，口吐酸水，脏腑滑泄，腹内虚鸣，反胃吐逆，心腹绞痛。久疟久痢，及嗝气噎气喘促、坐卧不安。或饮食所伤，胸膈痞闷，腹胁膨胀。妇人产前产后，血气不和；霍乱吐泻，气厥不省人事。常服辟四时不正之气，及山岚瘴疫，神效不可具述。

组成：山药、桔梗、茯苓（去皮）、甘草、白芷、陈皮（去白）、青皮（去白）、香附子（各三两），白术（四两），干姜（炮，二两）。

制法：上锉散。

服法：每服二钱，水一盏，姜三片，枣一枚，木瓜一片，紫苏叶二三皮，煎七分，食前服香少服。

（3）《世医得效方·卷第四·大方脉杂医科·痰饮》。

方名：顺元散。

主治：治气虚痰盛，不得睡卧。气中痰厥，尤宜服之。

组成：川乌（一两），附子（一两或二两），南星（二两），木香（别锉，五钱，旋入）。

制法：上除木香不见火，三味各一半，去皮生用，即三生饮。一半炮熟，即顺元散。

（4）《世医得效方·卷第五·大方脉杂医科·喘急》。

方名：神应丹。

主治：治肺气喘急，晨夕不得睡，不问久新，一服见效。

组成：砒石（一两），绿豆（六两）。

制法：上二味同煮，以豆烂为度，取出砒石，入黄丹一两同研烂。用纸做卷五七重，如豆筒，又入黄丹胡桃汤治痰喘胡桃肉（三个）、生姜（三片）。

服法：上临卧食毕，饮汤三两呷，又再嚼，如前饮汤，就枕即安。

（5）《世医得效方·卷第七·大方脉杂医科·漩浊》。

①**方名**：宁志膏。

主治：治心脏亏虚，神志不守，恐怖，赤浊，常多恍惚，易于健忘，睡卧不宁，梦涉危险切心疾，并皆治之。

组成：人参（去芦）、酸枣仁（微炒，去皮，各一两），辰砂（研细水飞，半两），乳香（一分，以乳钵坐水盆中研）。

制法：上为末，炼蜜丸如弹子大。

服法：每服一丸，温酒化下，枣汤亦可，空腹临卧服。

②**方名**：十四友丸。

功效：补诸虚不足，益血，收敛心气。

主治：治怔忪不宁，精神昏倦，睡卧不安，赤白浊甚。

组成：柏子仁（别研）、远志（去心）、酸枣仁（去壳，炒香）、紫石英（明亮者）、熟干地黄（洗）、川当（蜜炙，去芦）、阿胶砂（别研，各半两）。

制法：上为末，炼蜜丸如梧桐子大。

服法：每服三四十丸，枣汤，食后临卧吞服。

③**方名**：小菟丝子丸。

功效：填骨髓，续绝伤，补五脏，去万病，明视听，益颜色，轻身延年，聪耳明目。

主治：治肾气虚损，五劳七伤，小腹拘急，四肢酸疼，面色黧黑，唇口干燥，目暗耳短气，夜梦惊恐，精神困倦，喜怒无常，悲忧不乐，饮食无味，举动乏力，心腹胀痿缓，小便滑数，房室不举，股内湿痒，水道涩痛，小便出血，时有遗沥。

组成：石莲肉（二两），菟丝子（酒浸，焙，研为末，五两），白茯苓（焙，一两），山药（二两，内七钱半，打糊）。

制法：上为末，山药糊搜和为丸如梧桐子大。

服法：每服五十丸，空心，温酒或盐汤下。

④**方名**：子午丸。

主治：治心肾俱虚，梦寐惊悸，体常自汗，烦闷短气，悲忧不乐，消渴引饮，旋下赤白，浊甚，四体无力，眼昏，形容瘦悴，耳鸣，头晕，恶风怯冷。

组成：榧子（去壳，二两），莲肉（去心）、枸杞子、白龙骨、川巴戟（去心）、破故纸（炒）、真琥珀（另研）、芡实、苦楮实（去壳）、白矾（枯）、赤茯苓（去皮）、白茯苓（去皮）、文蛤、莲花须（盐蒸）、白牡蛎（煅，各一两），朱砂（一两五钱，另研为末）。

制法：上为末，酒蒸肉苁蓉一斤二两，烂研为丸，梧桐子大，朱砂一两半重，细研为衣。

服法：每服五十丸，空腹时浓煎萆汤送下。忌劳力房事，专主服饵，汤止浊清，自有神效。

（6）《世医得效方·卷第八·大方脉杂医科·心恙》。

①**方名**：益荣汤。

主治：治思虑过制，耗伤心血，心帝无辅，怔忡恍惚，善悲忧，少颜色，夜多不寐，小便白浊。

组成：当归（去芦，酒浸）、黄芪（去芦）、小草、酸枣仁（炒，去壳）、柏子仁（炒）、麦冬（去心）、茯神（去木）、白芍药、紫石英（细研，各一两），木香（不见火）、人参、甘草（炙，各半两）。

制法：上锉散。

服法：每服四钱，生姜五片，枣一枚煎，不以时服。

②**方名**：加味寿星丸。

主治：治惊忧思虑，气结成痰，留蓄心胞，怔忡惊惕，痰逆恶心，睡卧不安。

组成：天南星（三两），珍珠母（一钱），真琥珀（五钱），圆白半夏（五两），枯矾（五钱），大朱砂（细研，为衣，一两）。

制法：上为末，生姜自然汁煮面糊为丸，如梧桐子大。

服法：每服三十五丸，淡姜汤送下；气不顺，人参汤送下；惊悸，金银器、灶心土汤送下；上热烦躁，淡竹叶、麦门冬汤送下；宁心定志，石菖蒲汤送下。

③**方名**：枣肉灵沙。

主治：专治虚人夜不得睡，梦中惊魇，自汗忪悸。

组成：灵沙（二分，研），人参（半分），酸枣仁肉（一分）。

制法：上为末，枣肉丸。

服法：临卧时，枣汤吞下五七粒。

④**方名**：十味温胆汤。

主治：治心胆虚怯，处事易惊，梦寐不祥，异象感惑，遂致心惊胆慑，气郁生涎，涎变生诸证。或短气悸乏，或复自汗，四肢浮肿，饮食无味，心虚烦闷，坐卧不安。

组成：半夏（汤洗七次）、枳实（去穰，切，麸炒）、陈皮（去白，各三两），白茯苓（去皮，一两半），酸枣仁（微炒）、大远志（去心，甘草水煮，姜汁炒，各一两），北五味子、熟地黄（切，酒炒）、人参（去芦，各一两），粉草（炙，五钱）。

制法：上锉散。

服法：每服四钱，水一盏半，姜五片，枣一枚煎，不以时服。

⑤**方名**：远志丸。

主治：治因事有所大惊，梦寐不祥，登高涉险，神魂不安，惊悸恐怯。

组成：远志（去心，姜汁腌）、石菖蒲（各二钱），茯神（去皮、木）、茯苓、人参、龙齿（各一两）。

制法：上为末，炼蜜丸如梧桐子大，辰砂为衣。

服法：每服七十丸，食后临卧，熟水下。

⑥**方名**：朱砂丸。

功效：镇心神，化痰涎，退潮热，利咽膈，止烦渴。

组成：铁粉、天竺黄（各一两），金、银箔（各二十片），人参（二钱），脑子（半钱），生麝香（一钱）。

制法：上为末，水丸，朱砂为衣，共作六百丸。

服法：每服一丸至五丸。痰盛潮热，薄荷、砂糖、生葛自然汁、井水下。狂言谵语，涎壅膈上，地龙三两、薄荷及砂糖水研。心神不宁，金银箔、薄荷汤化下。

⑦**方名**：辰砂妙香散。

主治：治男子妇人心气不足，志意不定，惊悸恐怖，悲忧惨戚，虚烦少睡，喜怒不常汗，饮食无味，头目昏眩。

组成：麝香（别研，一钱），木香（煨，二两半），山药（姜汁炙）、茯神（去皮、木）、茯苓（去皮，不焙）、黄芪、远志（去心，炒，各一两），人参、桔梗、甘草（炙，各半两），辰砂（别研，三钱）。

制法：上为末。

服法：每服二钱，温酒调，不拘时候。

（7）《世医得效方·卷第八·大方脉杂医科·诸淋》。

方名：四顺清凉饮。

主治：治血脉壅实，腑脏生热，颊赤多渴，五心烦躁，睡卧不宁，四肢抽掣。及因饮食不时，寒温失度，血气不理，肠胃不调。或温壮连滞，欲成伏热，不歇，欲发风痫。又治头面疮疖，目赤咽痛，疮疹余毒。一切壅滞，并宜服。

组成：大黄（米下蒸，切，焙）、赤芍药、当归（去芦）、甘草（各等分）。

制法：上锉散。

服法：每服三钱，水一盏半煎，食后临卧温服。小儿量大小虚实加减，微溏利为度。

（8）《世医得效方·卷第十一·小方科·疹疮》。

方名：木笔花散。

主治：治豆疮出后，有余疮生塞鼻中，不能睡卧。

用法：上用木笔研为细末，加生麝香少许，葱白蘸药入鼻中，数次即通。

（9）《世医得效方·卷第十三·风科·热证》。

①**方名：**大秦艽散。

主治：中风，风痰壅盛，四体重着，或软痪疼痛，或拘挛，麻痹颤掉，口干目赤，烦热，睡卧不宁。

组成：条参（去芦）、川羌活（去芦）、枳壳（去瓤）、秦艽（去芦）、赤芍药、苦梗（去芦）、前胡（去芦）、川芎、白芷、黄芩、薄荷、桑白皮（去赤）、天麻、防己、防风、粉草、荆芥穗、赤茯苓、木瓜、川牛膝（去苗，各等分）。

制法：上锉散。

服法：每服四钱，水一盏半，姜三片煎，温服，不拘时候。

②**方名：**排风汤。

主治：治男子妇人风虚湿冷，邪气入脏，狂言妄语，精神错乱。其肝风发则面青，心闷乱，吐逆呕沫，胁满头眩重，耳不闻人声，偏枯筋急，曲蜷而卧。其心风发则面赤，翕然而热，悲伤嗔怒，张目呼唤。其脾风发则面黄，身体不仁，不能行步，饮食失味，梦寐倒错，与亡人相随。其肺风发则面白，咳逆唾脓血，上气奄然而极。其肾风发则面黑，手足不遂，腰痛难以俯仰，痹冷骨疼，诸有此候，令人心惊，志意不定，恍惚多忘。服此安心定志，聪耳明目。通脏腑、诸风疾悉主之。

组成：白鲜皮、白术、芍药、桂心、川芎、当归、杏仁（汤，去皮、尖）、防风（去叉）、甘草（炙，各二两），独活、麻黄（去节，汤）、茯苓（各三两）。

制法：上锉散。

服法：每服四钱，水一盏半，姜七片，枣二枚煎，温服。

（10）《世医得效方·卷第十三·风科·虚证》。

①**方名**：珍珠丸。

主治：治肝虚为风邪所干，卧则魂散而不守，状若惊悸。

组成：珍珠母（三分，研细），当归、熟地黄（各一两半），人参、酸枣仁、柏子仁（各一两），犀角（镑为细末）、茯神（去木）、沉香、龙齿（各半两）。

制法：上为末，炼蜜丸，梧桐子大，朱砂为衣。

服法：每服四五十丸，金银器、薄荷煎汤，食后吞下。

②**方名**：温胆汤。

主治：治大病后虚烦不得眠，此胆寒故也，此药主之。又治惊悸，自汗，处事易惊。

组成：半夏、竹茹、枳实（麸炒，去穰，各二两），陈皮（三两），甘草（炙，一两），茯苓（一两半）。

制法：上锉散。

服法：每服三钱，水一盏半，生姜五片，枣一枚煎，食前服。来效，加远志（去心）姜汁，炒北五味子（各一两），酸枣仁（蚌粉炒入，一两）。

③**方名**：酸枣仁汤。

主治：治霍乱，吐下增剧，虚劳烦扰，奔气在胸中，不得眠。或发寒热，头疼，晕闷。

组成：酸枣仁（炒，一两三分），人参、桂心（各一分），知母、茯苓（各三钱三字），石膏（煅，半两）。

制法：上锉散。

服法：每服四钱，水一盏半，姜三片，枣一枚，煎七分，去滓，食前服。

④**方名**：小草汤。

主治：治虚劳忧思过度，遗精白浊，虚烦不安。

组成：小草、黄芪（去芦）、当归（去芦，酒浸）、麦冬（去心）、石斛（去根，各一两），酸枣仁、人参、甘草（炙，各半两）。

制法：上锉散。

服法：每服三钱，水一盏半，生姜五片煎，不以时服。

（11）《世医得效方·卷第十四·产科兼妇人杂病科·护胎》。

方名：大圣茯苓散。

功效：安养胎气。

主治：治妊娠气闷，或为喧呼，心忪悸乱，睡里多惊，两胁膨胀，腹满连脐急痛，坐气急逼迫，胎惊者。屡效。

组成：白茯苓（去皮）、川芎（各一两），麦冬（去心，一两），黄芪（去芦，蜜炙，一两），当归（去芦，酒浸，一两），木香（不见火，一两），条参（一两），甘草（一两）。

制法：上锉散。

服法：每服四钱，水一盏半，生姜五片煎，温服，不拘时候。常服，至分娩亦无恙。

（12）《世医得效方·卷第十五·产科兼妇人杂病科·通治》。

方名：大效内补丸。

主治：治产后虚羸及伤血过多虚竭少气脐腹拘急，痛引腰面，面白脱色，嗜卧不眠燥，心忪烦倦，手足寒热，头重目眩，不思饮食。或劳伤冲任，内积风冷，崩中漏不断及月水将行，腰腿重疼，脐腹急痛。及治男子妇人从高坠下，内有瘀血，吐等病。

组成：真蒲黄（微炒，三分半），熟干地黄（洗，切，酒炒，三两），阿胶（捣碎）、蚌粉（炒如珠）、当归（去芦，切，微炒）、川续断（去芦）、干姜（炮）、甘草（微炙）、芎䓖（各四两），附子（炮，去皮、脐）、白芷、白术（各三两），肉桂（去粗皮）、白芍药（各三两），吴茱萸（汤洗七次，焙干，微炒，三两）。

制法：上为末，炼蜜丸如梧桐子大。

服法：每服二十丸，食前温酒下，渐加至五十丸。一方，加杜仲、鹿茸、肉苁蓉、北五味子。

（13）《世医得效方·卷第十九·疮肿科·肺痈》。

方名：葶苈散。

主治：治肺痈，咳嗽气急，卧睡不安，心胸胀满。

组成：甜葶苈（二两半，隔纸炒赤色），百合（炒）、白附子、北五味子（炒）、甘草节、罗参、款冬花、百药煎（各一两），大朱砂（五钱，另研），紫菀（去木，一两）。

制法：上为末。

服法：每服二钱，灯心汤调下。

（14）《世医得效方·卷第十九·疮肿科·诸疮》。

方名：菖蒲末。

主治：治遍身热毒疮，痛而不痒，手足尤甚，粘着衣被，夜不得睡。

用法：多取石菖蒲为末，布于使病者恣卧其间，仍以衣被覆之，五七日疮愈。疹疮烂用艾毡亦可。

七、《卫生宝鉴》

《卫生宝鉴》由元代罗天益著。刊行于元至元十八年（1281年），以《黄帝内经》为主旨，兼采众家之长，并结合临证治验，集为是书。全书共25篇，该书理论上本于《黄帝内经·素问》《难经》以求其因，并充分吸收李杲的“脾胃学说”及张元素、张璧、钱乙等医家的认识，围绕临证脏腑杂病的辨证论治理论进行系统阐发，具有鲜明的“易水学派”特色。全书立论处方，既承袭易水之学，又兼采历代名方，并参以己验，正于经旨，多有精辟见解，具有非常重要的临床指导意义。

《卫生宝鉴》中记载了不寐的治疗方药及风中脏中腑致不寐的医案一则。

1. 医案一则

【原文】《卫生宝鉴·卷八·风中腑兼中脏治验》

顺德府张安抚，字耘夫，年六十一岁。于己未闰十一月初，患风证，半身不遂，语言謇涩，心神昏愦，烦躁自汗，表虚恶风，如洒冰雪，口不知味，鼻不闻香臭，闻木音则惊悸，小便频多，大便结燥。若用大黄之类下之，却便饮食减少不敢用，不然则满闷。尽夜不得瞑目而寐，最苦，于此约有三月余。凡三易医，病全不减。至庚申年三月初七日，又因风邪，加之痰嗽，咽干燥，疼痛不利，唾多，中脘气痞似噎。予思内经有云：风寒伤形，忧恐忿怒伤气，气伤脏乃病，脏病形乃应。

【加减冲和汤】

柴胡、黄芪（各五分），升麻、当归、甘草（炙，各三分），半夏、黄柏、黄芩、人参、陈皮、芍药（各二分）。上十一味，㕮咀，作一服，水二盏，煎至一盏，去渣，温服。如自汗，加黄芪半钱，嗽者加五味子二十粒。昼夜不得睡，乃因心事烦扰，心火内动，上乘阳分，卫气不得交入阴分，故使然也。

以朱砂安神丸服之，由是昼亦得睡。十日后，安抚曰：不得睡三月有余，今困睡不已，莫非他病生否？予曰：不然卫气者，昼则行阳二十五度，夜则行阴亦二十五度，此卫气交入阴分，循其天度。

2. 方药

【原文一】《卫生宝鉴·卷五·劳倦所伤虚中有热·调中益气汤》

治因饥饱劳役，损伤脾胃，元气不足。其脉弦或洪缓，按之无力，中指下时一涩。其证身体沉重，四肢困倦，百节烦疼，胸满短气，膈咽不通，心烦不安，耳鸣耳聋，目有瘀肉，热壅如火，视物昏花，口中沃沫，饮食失味，忽肥忽瘦，怠惰嗜卧，溺色变赤，或清利而数，或上饮下便，或时飧泄，腹中虚痛，不思饮食。

黄芪（一钱），人参、甘草（炙）、当归、白术（各一钱半），白芍药、柴胡、升麻（各三分），橘皮（二分），五味子（十五个）。

上十味，㕮咀，作一服，水二盏，煎至一盏，去滓，温服，食前。

【原文二】《卫生宝鉴·卷五·劳倦所伤虚中有热·当归补血汤》

治肌热躁热，困渴引饮，目赤面红，昼夜不息。其脉洪大而虚，重按全无。《内经》曰：脉虚则血虚，血虚则发热，证象白虎，惟脉不长实为辨也。误服白虎汤必危，此病得之于肌困劳役。

黄芪（一两），当归（二钱，酒洗）。

上二味，㕮咀，作一服，水三盏，煎至一盏，去渣，温服，食前。

【原文三】《卫生宝鉴·卷五·劳倦所伤虚中有热·人参柴胡散》

治邪热客于经络，肌热痰嗽，五心烦躁，头目昏痛，夜有盗汗。此药补和真气，解劳倦及妇人血热虚劳骨蒸。

人参、白术、白茯苓、柴胡、甘草（炙）、半夏曲、当归、干葛、赤芍药（各等分）。

上九味为末，每服三钱，水一盏。姜四片，枣二个，煎至八分，带热服，不拘时候。但是有劳热证皆可服，病退即止。大抵透肌解热，干葛为君，柴胡次之，所以升麻葛根汤为解肌之冠也。

【原文四】《卫生宝鉴·卷五·劳倦所伤虚中有热·酸枣仁丸》

治胆经不足，心经受热，精神昏愦，恐畏多惊，情思不乐，时有盗汗，虚烦不眠，朝瘥暮剧或发眩晕。

地榆、酸枣仁（炒，各一两），茯苓、石菖蒲、人参（各半两），丹砂（二钱，研）。

上六味为末，水蜜面糊丸如梧桐子大，每服三五十丸，煎人参汤送下，不拘时，米饮汤亦得。

【原文五】《卫生宝鉴·卷五·劳倦所伤虚中有热·定志丸》

治心气不足。

远志、石菖蒲（各二两），人参、白茯苓（各三两）。

上为末，蜜丸如梧桐子大，朱砂为衣。每服七丸，加至二十丸，温米汤下。食后，临卧，日三服。

【原文六】《卫生宝鉴·卷五·劳倦所伤虚中有热·麦煎散》

治诸虚不足及新病暴虚，津液不固，体常自汗，夜卧即甚，久而不止，羸瘠枯瘦，心忪惊惕，短气烦倦。

牡蛎（米泔浸，刷去土，火烧通赤）、黄芪（去苗、土）、麻黄根（洗，各等分）。

上三味为粗末，每服三钱，水一盏半。小麦百余粒，煎至一盏，去渣，热服，不拘时，日进三服。

【原文七】《卫生宝鉴·卷五·劳倦所伤虚中有热·温粉》

治多汗不止，烦躁不得眠，扑之。

白术、白芷、藁本、川芎（各等分）。

上四味，捣为细末，每末一两，入米粉三两和匀，用粉扑周身，能止汗。

【原文八】《卫生宝鉴·卷六·泻热门·上焦热·凉膈散》

治大人小儿积热烦躁，多渴，面热唇焦，咽燥舌肿，喉闭，目赤，鼻衄，领颊结硬，口舌生疮，谵语狂妄，肠胃燥涩，便溺闭结，睡卧不安。一切风壅，皆治之。

连翘（四两），朴硝（二两），川大黄（二两），薄荷、黄芩、栀子、甘草（炙，各一两）。

上七味为末，每服三钱，水一盏半，竹叶五七片，蜜少许，煎至七分，去渣，温服，食后。小儿半钱，量岁数加减。得利下，止后服。

【原文九】《卫生宝鉴·卷六·除寒门·上焦寒·大建中汤》

疗内虚里急少气，手足厥冷，小腹挛急。或腹满弦急，不能食，起即微汗，阴缩，或腹中寒痛，不堪劳，唇口干，精自出，或手足乍寒乍热，而烦躁酸疼，不能久立，多梦寐，补中益气。

黄芪、当归、桂心、芍药（各二钱），人参、甘草（各一钱），半夏（炮，焙）、黑附（炮，去皮，各二钱半）。

上八味，㕮咀，每服五钱，水二盏，姜三片，枣二个，煎至一盏，去滓，食前，温服。

【原文十】《卫生宝鉴·卷七·中风门·中风论（出洁古家珍）·二丹丸》

治健忘、养神、定志、和血。内以安神，外华腠理。

丹参、天冬、熟地黄（各一两半），甘草、麦冬（去心）、白茯苓（各一两），人参、远志（去心）、朱砂（各半两，研末为衣，气宜保命集内有），石菖蒲（一两）。

上十味为末，蜜丸梧桐子大，朱砂为衣。每服五十丸至一百丸，空心食前，煎愈风汤送下。常服安神定志，此治之法。一药安神，一药清肺，故清中清者。归肺以助天真，清中浊者。坚强骨髓，浊中之清者。荣养于神，浊中之浊者，荣华腠理。

【原文十一】《卫生宝鉴·卷八·风中腑诸方·续命丹》

治男子妇人卒中诸风，口眼㖞斜，言语謇涩，牙关紧急，半身不遂，手足搐搦，顽麻疼痛，涎潮闷乱。妇人血运血风，喘嗽吐逆，睡卧不宁。

川芎、羌活、南星（姜制）、川乌（炮，去皮）、天麻、白鲜皮、当归、防风、海桐皮、地榆、虎骨、熟地黄、朱砂、乌蛇（生）、铅白霜、干蝎、肉桂（各一两），牛黄、雄黄（各三钱），轻粉（二钱或一钱），麻黄（去节，四两，以好酒三升浸三昼夜，不用麻黄用酒）。

上二十一味为末，麻黄酒汁入蜜半升同熬成膏，和前药末为丸弹子大。每服一丸，豆淋酒下，或葱汁化下，不拘时候。

【原文十二】《卫生宝鉴·卷八·风邪入肝（出许学士本事方）·珍珠丸》

治肝经因虚，内受风邪，卧则魂散而不守，状如惊悸。

珍珠母（三钱，研），熟地黄、当归（各一两半），酸枣仁、柏子仁、人参（各一两），犀角、茯神、沉香、龙齿（各半两），虎睛（一对），麝香（三钱）。

上为末，蜜丸如梧桐子大，辰砂为衣，每服四五十丸，金银薄荷汤下，日午夜卧服。

【原文十三】《卫生宝鉴·卷八·治风杂方·当归龙胆丸》

治肾水阴虚，风热蕴积，时发惊悸，筋惕搐搦，神志不宁，荣卫壅滞，头目昏眩，肌肉嗍，胸膈痞满，咽嗌不利，肠胃燥涩，小便淋闭，筋脉拘急，肢体痿弱，暗风痫病。常服宣通血气，调顺阴阳，病无再作。

当归、龙胆草、栀子、黄连、黄柏、黄芩（各一两），大黄、芦荟、青黛（各五钱），木香（二钱半），麝香（五分，另研）。

上十一味为末，蜜丸小豆大，每服二十丸，姜汤送下，食后，张文叔传此方。

【原文十四】《卫生宝鉴·卷九·诸风门·疠风论·加减何首乌散》

治紫白癜风，筋骨疼痛，四肢少力，眼断白人，鼻梁崩塌，皮肤疮疥及手足皴裂，睡卧不稳，步履艰辛。

何首乌、蔓荆子、石菖蒲、荆芥穗、甘菊花、枸杞子、威灵仙、苦参（各半两）。

上为末，每服三钱，蜜茶调下，无时。

【原文十五】《卫生宝鉴·卷十一·咽喉口齿门·朱砂膏》

治镇心、安神、解热，又虚损、嗽血等疾。

金箔（二钱半）、朱砂（研）、珍珠末、生犀角、人参、甘草（炙）、玳瑁（各一两），牛黄、麝香、龙脑、南硼砂、羚羊角、远志、西琥珀、安息香（酒煮，研）、赤茯苓（去皮，各半两），苏合油（和药亦得）、铁粉（各一分）。

上为末，炼蜜破苏合油和剂为小铤子，更以金箔为衣，瓷盒内密封。每服一皂角子大，食后噙化。卫尉叶承得效，并阿胶丸相杂。服此药活血安神，更胜如至宝丹，每两作五铤子。

【原文十六】《卫生宝鉴·卷十三·烦躁门·栀子豉汤》

发汗吐下后，虚烦不得眠。若剧者必反复颠倒，心中懊侬，栀子豉汤主之。若汗若下之后而烦热者，胸中窒者，亦以栀子豉汤。仲景云：病患旧微溏者，不可与之。

肥栀子（四两，碎），豆豉（半合）。

上水二盏，先煎栀子至一盏，下豉同煎七分，服加吐，止后服。一云，快利止后服。

【原文十七】《卫生宝鉴·卷十三·烦躁门·朱砂安神丸》

治心神烦乱，怔忡不安，兀兀欲吐，胸中气乱而有热。若懊侬之状，皆膈上血中伏火，蒸蒸而不安。宜从权衡法，以镇阴火之浮行，以养上焦之元气。

朱砂（一钱，另研，水飞，阴干），黄连（去须净，一钱二分），生地黄（三分），当归（去芦）、甘草（炙，各半钱）。

上为末，酒浸蒸饼，丸如黍米大，朱砂为衣。每服十五丸，津唾送下，食后，此缓治之理也。《内经》曰：热淫所胜，治以甘寒。以苦泻之，以黄连之苦寒去心烦，除湿热而为君。甘草、生地黄之甘寒，泻火补气，滋生阴血以为臣。当归补血不足，朱砂纳浮溜之火而安神明也。

【原文十八】《卫生宝鉴·卷十三·烦躁门·八物定志丸》

平补心气，安神镇惊，除膈热痰实。

远志（去心）、石菖蒲、麦冬、茯神、白茯苓（去心，各一两），白术（半两），人参（一两半），牛黄（二钱，另研）。

上为末，入牛黄匀，炼蜜丸如梧桐子大，朱砂为衣，每服二三十丸，熟水送下，无时。

【原文十九】《卫生宝鉴·卷十七·大便门·七宣丸》

疗风气结聚，宿食不消，兼砂石皮毛在腹中及积年腰脚疼痛，冷如冰石，脚气冲心，烦愦，头旋暗倒，肩背重，心腹胀满，胸膈痞塞。及风毒连头面肿，大便或秘，小便时涩，脾胃虚痞，不食，脚转筋，挛急掣痛，心神恍惚，眠寐不安。

桃仁（去皮、尖，炒，六两），柴胡（去苗）、诃子皮、枳实（麸炒）、木香（各五两），甘草（炙，四两），大黄（面裹煨，十五两）。

上为末，炼蜜丸如梧桐子大，每服二十丸，米饮下，食前临卧各一服，以利为度，觉病势退，服五补丸。此药不问男女老幼，皆可服，量虚实加减丸数。

【原文二十】《卫生宝鉴·卷十七·大便门·七圣丸》

治风气壅盛，痰热结搏，头目昏重，涕唾稠黏，心烦面热，咽干口燥，肩背拘急，心腹胁肋胀满，腰腿重疼，大便秘，小便赤，睡卧不安，又治大肠疼痛不可忍。

肉桂（去皮）、川芎、大黄（酒蒸）、槟榔、木香（各半两），羌活、郁李仁（去皮，各一两）。

上七味为末，炼蜜丸如梧桐子大，每服十五丸，温水送下，食后，山岚瘴地最宜服，虚实加减之。

【原文二十一】《卫生宝鉴·卷十七·大便门·神功丸》

治三焦气壅，心腹痞闷，大腑风热，大便不通，腰腿疼痛，肩背重疼，头昏面热，口苦舌干，心胸烦躁睡卧不安及治脚气，并素有风人大便结燥。

火麻仁（另研，如膏）、人参（各二两），诃黎勒皮、大黄（锦纹者，面裹煨，各四两）。

上为细末，入麻仁捣研匀，炼蜜为丸，如梧桐子大，每服二十丸，温水下，温酒米饮皆可，服食后临卧，如大便不通，可倍丸数，以利为度。

【原文二十二】《卫生宝鉴·补遗·下利或下脓血·瘥后劳复·三因温胆汤》

大病瘥后，虚烦不得眠，此胆寒也，治用三因温胆汤。

半夏、枳实、竹茹（各二两），橘皮（三两），甘草（一两），白茯苓（一两）。

上六味锉，每服酌量多少，水一盏半，生姜五片，枣一枚，煎七分，去渣，食前，温服。

八、《阴证略例》

《阴证略例》，由元代王好古撰，全书共1卷，是研究伤寒阴证的专著。《阴证略例》一书30余条论辩中，对阴阳之证候、脉象、病机、诊断、鉴别、方药、预后等进行了前后交替的论述。王氏指出阴证的本质在于“本气虚”，提出了阴证以脾肾内伤为主导的思想，融通外感、内伤，补充了有关方剂，这既是对仲景学说的继承，亦是创新和完善，为后世医家治疗阴证揭示了新思路。《阴证略例》一书，充分地显示了中医辨证之精，鉴别之细，治疗之慎，当今学习中医者，如能精读此书，当得益匪浅。

《阴证略例》主要记载了阴盛格阳所致不得眠的脉象及其证治，包括治疗不得眠的治法方药姜附汤、霹雳散。

1. 脉象

【原文】《阴证略例·论元阳中脘有内外》

又经云：脉濡而紧，濡则胃气微，紧则荣中寒，阳微卫中风，发热而恶寒，荣紧卫气冷，微呕心内烦。医谓有大热，解肌而发汗，亡阳虚烦躁，心下苦痞坚，表里俱虚竭，卒起而头眩，客热在皮肤，怅快不得眠。

上此仲景濡紧二脉，即外热内寒证也。

【按语】

此为援引《伤寒杂病论》中的原文，指出外寒内热证的脉象特点为脉濡而紧。濡是卫气虚弱，紧是营中受寒。阳气不足，卫中风邪，故发热、怕冷；营受寒邪，胃中冷虚，故微微呕吐，心烦不安。证属阳虚兼表证，然医者误用汗法，解肌发汗致汗出亡阳，症见烦躁不安，胃脘痞胀硬结；此时患者表里皆虚，气血不足，故猝然起身而头晕目眩。自觉热气在表，实为虚阳外越之证；阳不入阴，故苦闷不能安眠。

2. 治法

【原文】《阴证略例·仲景阴证论例》

姜附汤。若下之后，复发汗，昼日烦躁不得眠，夜而安静，不呕，不渴，无表证，脉沉微，身无大热者，姜附汤主之。

海藏云：若自汗者术附汤；若无汗，姜附汤。

【按语】

此处援引《伤寒杂病论》第61条“下之后，复发汗，昼日烦躁不得眠，夜而安静，不呕，不渴，无表证，脉沉微，身无大热者，干姜附子汤主之”。医者误用下法，更发其汗，阳气虚损，虚阳为盛阴所逼，欲争无力，昼日得天阳之助，尚或勉力相争，则烦躁不得眠；入夜则外助无由，神疲已极，呈似睡非睡之状。身无大热，多因阴寒内盛，虚阳外越，故身虽有热，但与内热熏蒸于外的身热不同。此姜附汤即“干姜附子汤”，辛温纯阳之剂，急救回阳。

3. 方药

《阴证略例·举阳证》。

方名： 霹雳散。

组成： 附子一枚，半两。

主治： 治阴盛隔阳，烦躁不饮水。

制法： 炮热取出，用冷灰焙之，细研。

服法： 入真腊茶一大钱，和匀分作二服，水一盏，煎至六分，临熟入蜜半匙，放温或冷服之。须臾，躁止得睡，汗出即瘥。

九、《饮膳正要》

《饮膳正要》为元代饮膳太医忽思慧所撰的一部古代营养学专著，此书著成于元天历三年（1330年），全书共3卷。该书记载的药膳方和食疗方非常丰富，特别注重阐述各种饮撰的性味与滋补作用，并有妊娠食忌、乳母食忌、饮酒避忌等内容。书中还具体阐发了饮食卫生，营养疗法，乃至食物中毒的防治等。附录版画二十余幅，图文并茂，为我国现存第一部完整的饮食卫生和食疗专书，也是一部颇有价值的古代食谱，对传播和发展我国卫生保健知识起到了重要作用。

在不寐方面，《饮膳正要》记载了与睡眠相关的养生避忌，列出酸枣粥、生地黄粥、黍米、林檎等几种具有补中益气、养心安神功效、可用于治疗不寐的食疗方子或药材。

1. 预防调摄

【原文】《饮膳正要·卷第一·养生避忌》

若食饱，不得便卧，即生百病。

凡热食有汗，勿当风，发痉病，头痛，目涩，多睡，夜不可多食，卧不可有邪风。

坐卧勿当风、湿地。夜勿燃灯睡，魂魄不守。昼勿睡，损元气。食勿言，寝勿语，恐伤气。

【按语】

上文揭示了与睡眠卫生相关的养生知识。《黄帝内经》曰："胃不和则卧不安。"过食易伤胃，胃气不得降，神不得安，睡眠质量差则易生百病，故不宜过于饱食即睡。进热食，易发汗，非外邪袭表所致病汗；发痉证时，头痛，双目干涩，嗜睡，此时晚饭不宜过饱，睡卧注意不要受凉，否则易加重病情。凡是坐卧，避开潮湿、风寒之地，恐受风寒湿邪侵袭而发病。夜晚入睡前应关闭灯光，保持幽暗舒适的环境以助入眠，去除各种尽可能影响睡眠的外在因素。白天嗜睡，饭时聊天，夜寝谈话等活动都会耗气。不寐属于心神病变，精神调摄和睡眠卫生具有实际的预防意义。

2. 食疗

（1）《饮膳正要·卷第二·诸般汤煎》。

方名：温桑茶（出黑峪）。

性味：凡诸茶，味甘、苦，微寒，无毒。

功效：去痰热，止渴，利小便，消食下气，清神少睡。

（2）《饮膳正要·卷第二·食疗诸病》。

①**方名：**酸枣粥。

主治：治虚劳，心烦，不得睡卧。

组成：酸枣仁（一碗）。

服法：右用水，绞取汁，下米三合煮粥，空腹食之。

②**方名：**生地黄粥。

主治：治虚弱骨蒸，四肢无力，渐渐羸瘦，心烦不得睡卧。

组成：生地黄汁（一合），酸枣仁（二两，水绞，取汁二盏）。

服法：上件，水煮同熬数沸，次下米三合煮粥，空腹食之。

（3）《饮膳正要·卷第三·米谷品》。

方名：黍米。

性味：味甘，平，无毒。

主治：主益气补中，多热，令人烦。久食昏人五脏，令人好睡，肺病宜食。

（4）《饮膳正要·卷第三·兽品》。

方名：塔剌不花（一名土拨鼠）。

性味：味甘，无毒。

产地：生山后草泽中。

服法：北人掘取以食，虽肥，煮则无油，汤无味。多食难克化，微动气。

主治：主野鸡瘘疮，煮食之宜人。皮作番皮，不湿透，甚暖。头骨去下颏肉，令齿全，治小儿无睡，悬之头边，即令得睡。

（5）《饮膳正要·卷第三·果品》。

①**方名**：莲子。

性味：味甘，平，无毒。

功效：补中养神，益气，除百疾，轻身不老。

②**方名**：林檎。

性味：味甘、酸，温。

功效：不可多食，发热，涩气，令人好睡。

（6）《饮膳正要·卷第三·菜品》

①**方名**：藕。

性味：味甘，平，无毒。

功效：主补中，养神，益气，除百疾，消热渴，散血。

②**方名**：蓬蒿。

性味：味甘，平，无毒。

功效：主通利肠胃，安心气，消水饮。

③**方名**：水芹。

性味：味甘，平，无毒。

功效：主养神益气，令人肥健，杀药毒，疗女人赤沃。

第七章 明代时期

在明清以前，虽然有不少医书论述了失眠与脾胃疾病的关系，但在很多情况下是指脾胃各种病变引起的“不得眠”“不得卧”“卧不安”等继发症状，并非主症。进入明代，无论从理论研究，还是从临床实践，医家对失眠的研究踏上了新的阶梯。明清时期对以失眠为主症的证候有了比较多的专门讨论，使“不寐”病名基本确立。在论治方面，不同医家则各有特点，除最常见的“治心”外，从各脏论治的理论都有充分论述。

《景岳全书》将“不寐”独立成卷，从“经义”“论证”“论治”“述古”，到“不寐列方”，都进行了详细的梳理。张景岳认为不寐可由伤寒、伤风、疟疾等外邪和痰、火、寒气、水气、饮食、忿怒等内邪所致，为有邪而不寐，多实证。思虑劳倦、惊恐忧疑等七情内伤也可引起不寐，主要归因于阴精血之不足，阴阳不交，而神有不安，为无邪而不寐，多虚证。张景岳以“邪正”二字概括不寐的病因病机，提出了“补虚、祛邪”的治疗观点，其又根据病因和临床表现特点的不同，记载了丰富的治疗不寐病的多种证型及相应的诊治方药，归纳总结了多种方剂。此外，张景岳在方剂分类方面有所创新，提出了“八略”和“八阵”的分类方法。

《症因脉治》《证治准绳》则记载了诸多不寐证以及伴随不寐证候的临床表现、病因及治法方药。明代秦昌遇所撰写的《症因脉治·卷三》设“不得卧论”专篇，区分外感、内伤，主张“不得卧”以热居多。“在外感门，有表热、里热、半表半里热，有气分热、血分热、有余热未尽、汗下太过诸条”内伤有肝火、胆火、肺壅、胃不和、心血虚、心气虚。在医理上，所论仍属“不寐”范畴。戴元礼在《秘传证治要诀》中论及“不寐有二种：有病后虚弱及年高人阳衰不寐；有痰在胆经，神不归舍，亦令不寐”。

本时期失眠研究的另一热点是“情志异常导致不寐”。明代医家张景岳在其著作中指出：“不寐证虽病有不一，然惟知邪正二字则尽之矣。盖寐本于阴，神其主也。神安，则寐；神不安，则不寐。”张氏将“五脏藏神”理论进行了拓展，并对“情志导致失眠”这一理论进行了较为完整的阐述，并确立了治法方药。明代时期对不寐的认识不断深入与完善，丰富了对不寐的认识和治法方药。

一、《景岳全书》

《景岳全书》为综合性医书，明代张介宾撰于1624年。《景岳全书》是记录了张景岳毕生治病经验和中医学术成果的综合性著作。全书共64卷，100多万字。全书包括传忠录、脉神章、伤寒典、杂证谟、妇人规、小儿则、本草正、外科钤和古方八阵、新方八阵等部分，将中医基本理论、诊断辨证、内外妇儿各科临床、治法方剂、本草药性等内容囊括无遗，全面而精详。书中更首创“补、和、攻、散、寒、热、固、因”的方药八阵分类新法。其自创的《新方八阵》载方186首，是张景岳将一生之临床心得、处方体会、用药特长熔于一炉。诚如其所言“此其中有心得焉，有经验焉，有补古之未备焉”。

《景岳全书》中，张景岳独出心裁，参考经典，以有邪无邪作为不寐的辨证纲领，化繁为简，提出了不寐的病因病机与治法方药，为后世医家治疗不寐提供了新的思路。

1. 经义

【原文】《景岳全书·卷之十八理集·杂证谟·不寐》

《邪客篇》帝曰：夫邪气之客人也，或令人目不瞑不卧出者，何气使然？伯高曰：五谷入于胃也，其糟粕、津液、宗气分为三隧，故宗气积于胸中，出于喉咙，以贯心脉而行呼吸焉。营气者，泌其津液，注之于脉，化以为血，以荣四末，内注五脏六腑，以应刻数焉。卫气者，出其悍气之疾，而先行于四末分肉皮肤之间而不休者也。昼行于阳，夜行于阴，常从足少阴之分间，行于五脏六腑。今厥气客于五脏六腑，则卫气独卫其外，行于阳，不得入于阴。行于阳则阳气盛，阳气盛则阳跷陷；不得入于阴，阴虚，故目不瞑。帝曰：善。治之奈何？伯高曰：补其不足，泻其有余，调其虚实，以通其道而去其邪，饮以半夏汤一剂，阴阳已调，其卧立至。

《大惑论》帝曰：病不得卧者，何气使然？岐伯曰：卫气不得入于阴，常留于阳。留于阳则阳气满，阳气满则阳跷盛，不得入于阴则阴气虚，故目不瞑矣。帝曰：病目而不得视者，何气使然？岐伯曰：卫气留于阴，不得行于阳。留于阴则阴气盛，阴气盛则阴跷满，不得入于阳则阳气虚，故目闭矣。帝曰：人之多卧者，何气使然？岐伯曰：此人肠胃大而皮肤湿，而分肉不解焉。肠胃大则卫气留久，皮肤湿则分肉不解，其行迟。夫卫气者，昼日常行于阳，夜行于阴，故阳气尽则卧，阴气尽则寤。故肠胃大，则卫气行留久；皮肤湿，分肉不解，则行迟，留于阴也久，其气不清，则欲瞑，故多卧矣。其肠胃小，皮肤滑以缓，分肉解利，卫气之留于阳也久，故少瞑焉。帝曰：其非常经也，卒然多卧者，何气使然？岐伯曰：邪气留于上焦，上焦闭而不通，已食若饮汤，卫气留久于阴而不行，故卒然多卧焉。帝曰：善。治此诸邪奈何？岐伯曰：先其脏腑，诛其小过，后调其气，盛者泻之，虚者补之，必先明知其形志之苦乐，定乃取之。

《口问篇》帝曰：人之欠者，何气使然？岐伯曰：卫气昼日行于阳，夜半则行于阴，阴者主夜，夜者卧。阳者主上，阴者主下，故阴气积于下，阳气未尽，阳引而上，阴引而下，阴阳相引，故数欠。阳气尽，阴气盛，则目瞑，阴气尽而阳气盛，则寤矣。泻足少阴，补足太阳。

《寒热病篇》曰：阴跷、阳跷，阴阳相交，阳入阴，阴出阳，交于目锐，阳气盛则目，阴气盛则瞑目。

《卫气行篇》曰：平旦阴尽，阳气出于目，目张则气上行于头，夜行于阴，则复合于目，故为一周。

《营卫生会篇》曰：夜半为阴陇，夜半后而为阴衰，平旦阴尽而阳受气矣。日中为阳陇，日西而阳衰，日入阳尽而阴受气矣。夜半而大会，万民皆卧，命曰合阴，平旦阴尽而阳受气，如是无已，与天地同纪。帝曰：老人之夜不瞑者，何气使然？少壮之人不昼瞑者，何气使然？岐伯曰：壮者之气血盛，则肌肉滑，气道通，营卫之行不失其常，故昼精而夜瞑。老者之气血衰，其肌肉枯，气道涩，五脏之气相搏，其营气衰少而卫气内伐，故昼不精，夜不瞑。

《水热穴论》曰：故水病下为胕大腹，上为喘呼，不得卧者，标本俱病。

《评热病论》曰：不能正偃者，胃中不和也。正偃则咳甚，上迫肺也。

诸水病者，故不得卧，卧则惊，惊则咳甚也。

《太阴阳明论》曰：犯贼风虚邪者，阳受之；饮食不节，起居不时者，阴受之。阳受之则入六腑，阴受之则入五脏。入六腑则身热不时卧，上为喘呼；入五脏则满闭塞，下为飧泄，久为肠。

《逆调论》曰：不得卧而息有音者，是阳明之逆也，足三阳者下行，今逆而上行，故息有音也。阳明者，胃脉也，胃者六腑之海，其气亦下行，阳明逆不得从其道，故不得卧也。

《下经》曰：胃不和则卧不安。此之谓也。夫不得卧，卧则喘者，是水气之客也。夫水者，循津液而流也，肾者水脏，主津液，主卧与喘也。帝曰：人之不得偃卧者何也？岐伯曰：肺者，脏之盖也，肺气盛则脉大，脉大则不得偃卧。

【按语】

上文归纳并整理了《黄帝内经》中有关不寐的叙述，为张景岳对于不寐病因病机的理解奠定基础。不寐病的病因病机总体来说，即营卫失调、阳不入阴。

2. 病因病机

【原文一】《景岳全书·卷之十八理集·杂证谟·不寐》

不寐证虽病有不一，然惟知邪正二字，则尽之矣。盖寐本乎阴，神其主也，神安则寐，神不安则不寐，其所以不安者，一由邪气之扰，一由营气之不足耳。有邪者多实证，无邪者皆虚证。凡如伤寒、伤风、疟疾之不寐者，此皆外邪深入之扰也；如痰，如火，如寒气、水气，如饮食忿怒之不寐者，此皆内邪滞逆之扰也。舍此之外，则凡思虑劳倦，惊恐忧疑及别无所累而常多不寐者，总属其阴精血之不足，阴阳不交，而神有不安其室耳。知此二者，则知所以治此矣。

【按语】

上文提出以“有邪”与“无邪”将不寐的病因病机分类概括。张景岳认为，不寐虽然病因病机各异，然而总体而言可用“邪正”二字概括，有邪者多属实，无邪者多属虚。邪气之扰方面又可分为外邪与内邪。外邪可见伤寒、伤风、火热、疟疾而致心神不安，内邪则是痰、寒气、水气、饮食、忿怒等。营气不足方面，多因思虑劳倦，惊恐忧疑以及别无所累。思虑劳倦伤脾，脾伤则营血生化乏源；而七情内伤，总由心神所管，过用则暗耗心血，以致营血之不足。且心主神，神主寐，神安则寐，表明寐之与否与心神密切相关。

【原文二】《景岳全书·卷之十八理集·杂证谟·不寐》

饮浓茶则不寐，心有事亦不寐者，以心气之被伐也。盖心藏神，为阳气之宅也，卫主气，司阳气之化也。凡卫气入阴则静，静则寐，正以阳有所归，故神安而寐也。而浓茶以阴寒之性，大制元阳，阳为阴抑，则神索不安，是以不寐也。又心为事扰则神动，神动则不静，是以不寐也。故欲求寐者，当养阴中之阳及去静中之动，则得之矣。

【按语】

上文阐述了不寐与营卫失调的密切关系。张景岳明确了营卫运行与心神的关系是心神安宁得寐取决于卫气入阴得静。因卫气入阴得寐在于阳气有所归，而心藏神，为阳气之宅，正是阳气所归之处。心神失养，气血运行失常，可致卫气不能入阴而静养，卫气浮于外而失眠。

【原文三】《景岳全书·卷之十八理集·杂证谟·不寐》

凡治病者，服药即得寐，此得效之征也。正以邪居神室，卧必不宁，若药已对证，则一匕入咽，群邪顿退，盗贼甫去，民即得安，此其治乱之机，判于顷刻，药之效否，即此可知。其有误治妄投者，反以从乱，反以助疟，必致烦恼懊侬，更增不快，知者见几，当以此预知之矣。

【按语】

上文提出用药后睡卧是否安宁与治法是否对证有关。张景岳认为病证误治不对证，反会加重病情，增加烦恼而睡卧不宁。邪扰心神，必致心神不宁而不寐，若服下对证的药物，邪去得安。若服下不对证的药物，反会加重邪气扰乱心神，导致烦忧懊恼不快而睡卧不安。故误治病证、错服药物可导致不寐，睡卧安宁与否也可以判断治法药物是否对证有效。

3. 治法方药

【原文一】《景岳全书·卷之十八理集·杂证谟·不寐》

无邪而不寐者，必营气之不足也。营主血，血虚则无以养心，心虚则神不守舍，故或为惊惕，或为恐畏，或若有所系恋，或无因而偏多妄思，以致终夜不寐及忽寐忽醒，而为神魂不安等证。皆宜以养营养气为主治。若思虑劳倦伤心脾，以致气虚精陷，而为怔忡、惊悸、不寐者，宜寿脾煎或归脾汤。若七情内伤，血气耗损，或恐畏伤肾，或惊惧伤胆，神以精亏而无根据无寐者，宜五福饮、七福饮，或三阴煎、五君子煎择而用之。若营卫俱伤，血气大坏，神魂无主而昼夜不寐者，必用大补元煎加减治之。若劳倦伤心脾，中气不足，清阳不升，外感不解而寒热不寐者，补中益气汤。若思虑过度，心虚不寐而微兼烦热者，宜养心汤或酸枣仁汤。若焦思过度，耗心血，动心火，而烦热干渴不寐者，宜天王补心丹。若心虚火盛，烦乱内热而怔忡不寐者，宜安神丸。若精血虚耗，兼痰气内蓄，而怔忡夜卧不安者，宜秘传酸枣仁汤；痰盛者，宜十味温胆汤。

【按语】

上文提出不寐属虚证的治法治则，并大致分为三类。张景岳以“邪正”二字概括不寐的病因病机，有邪者多属实，无邪者多属虚。在不寐的治疗上，他主要遵从补虚、驱邪两大方针。“养营养气”为治疗虚证不寐的法则，而在具体辨证中因气血虚损的不同分为中气不足、阴血亏虚和气血俱虚3类。一为中气不足，劳倦伤心脾，以致中气不足、清阳不升而不寐者，宜补中益气汤，补气升清，健运气血生化之源。二为阴血亏虚，营主血属阴，阴血不足，阳气无所依附而易偏亢，故多兼见虚火。心血虚而微兼烦热不寐者，宜用养心汤或酸枣仁汤补血养阴，宁心安神。若兼见心火而烦热干渴不寐者，以天王补心丹滋阴养血，宁心除烦。若心火更盛以致烦乱内热而怔忡不寐者，以安神丸养血清热，重镇安神。三为气血俱虚，思虑劳倦伤心脾，以致气血俱虚而不寐者，宜寿脾煎或归脾汤，益气健脾，补血养心。若气血虚损更甚，以致神以精亏而无根据不寐者，宜五福饮、七福饮，或三阴煎、五君子煎择而用之，以培补气血，宁神填精。若气血虚极，神魂无主而昼夜不寐者，急用大补元煎救本培元，守神固脱。

【原文二】《景岳全书·卷之十八理集·杂证谟·不寐》

有邪而不寐者，去其邪而神自安也。故凡治风寒之邪必宜散，如诸柴胡饮及麻黄、桂枝、紫苏、干葛之类是也。火热之邪必宜凉，如竹叶石膏汤及芩、连、栀、柏之属是也。

痰饮之邪宜化痰，如温胆汤、六安煎、导痰汤、滚痰丸之属是也。饮食之邪宜消滞，如大和中饮、平胃散之属是也。水湿之邪宜分利，如五苓散、五皮散，或加减金匮肾气丸之属是也。气逆之邪宜行气，如排气饮、四磨饮之属是也。阴寒之邪宜温中，如理阴煎、理中汤之属是也。诸如此类，亦略举大概，未悉其详，仍当于各门求法治之。

【按语】

上文提出不寐属实证的治法治则，并大致以病理因素分为七类。引起不寐的实邪，主要被张景岳分为外感六淫与内生邪滞，具体为风寒、火热、痰饮、饮食、水湿、气逆、阴寒七类。不同的实邪治疗亦各有不同。外感六淫之中，多见风寒、火热之邪扰乱心神。风寒之邪宜散，以柴胡饮及麻黄、桂枝、紫苏、干葛之类疏风散寒，发汗解肌；火热之邪宜凉，以竹叶石膏汤及芩、连、栀、柏之属清热散火，凉血养阴。内生邪滞方面，可见痰饮、水湿、食滞、气逆、内生阴寒等。若痰饮之邪内生而致不寐，以温胆汤、六安煎、导痰汤、滚痰丸化痰开郁；若水湿之邪停聚于内，以五苓散、五皮饮、加减肾气丸分利水湿，通畅三焦；若内伤食滞而不寐者，即所谓“胃不和则卧不安也”，以大和中饮、平胃散消食化积，通调胃腑；若内生阴寒而致不寐者，以理阴煎、理中汤温中散寒，调畅气机。

【原文三】《景岳全书·卷之十八理集·杂证谟·不寐》

凡人以劳倦思虑太过者，必致血液耗亡，神魂无主，所以不寐，即有微痰微火，皆不必顾，只宜培养气血，血气复则诸证自退。若兼顾而杂治之，则十暴一寒，病必难愈，渐至元神俱竭而不可救者有矣。予治周公不寐医按，附后三消门。

【按语】

上文阐述了情志不调亦可导致不寐的病因病机。除了单纯的正虚和实邪致病外，张景岳认为，思虑过急也会导致不寐。当患者处于因思虑劳倦过极而致血液妄耗，或素来体弱，或大病后、产后等状态时，虽然兼有微痰微火等实邪，仍当固本为要，法当培养气血，待血气来复则诸症自去。故虚损之人不寐，重在培补气血，虽或兼有邪实，仍以补养为君。

【原文四】《景岳全书·卷之十八理集·杂证谟·不寐》

徐东皋曰：痰火扰乱，心神不宁，思虑过伤，火炽痰郁，而致不眠者多矣。有因肾水不足，真阴不升，而心阳独亢者，亦不得眠。有脾倦火郁，不得疏散，每至五更，随气上升而发躁，便不成寐，此宜用快脾解郁、清痰降火之法也。有体气素盛，偶为痰火所致不得眠者，宜先用滚痰丸，次用安神丸、清心凉膈之类。有体素弱，或因过劳，或因病后，此为不足，宜用养血安神之类。凡病后及妇人产后不得眠者，此皆血气虚而心脾二脏不足，虽有痰火，亦不宜过于攻治，仍当以补养为君，或佐以清痰降火之药，其不因病后而不寐者，虽以痰火处治，亦必佐以养血补虚之药，方为当也。

【按语】

张景岳在引用徐东皋有关不寐的论述中，着重强调素体虚弱之人不得眠，或因过劳，或因病后，或因产后，皆由气血虚而心脾二脏不足，虽兼有微痰微火，仍当以补养气血为主，或佐以清痰降火之药，不宜过于攻治。

【原文五】《景岳全书·卷之十八理集·杂证谟·不寐》

不寐论列方：半夏汤（和十四），三阴煎（新补十一），补中益气汤（补三十），五福饮（新补六），七福饮（新补七），天王补心丹（补百八），归脾汤（补三二），寿脾煎（新热十六），《金匮》肾气丸，（补一二四），理中汤（热一），理阴煎（新热三），十味温胆汤（和一五三），养心汤（补七九），排气饮（新和六），竹叶石膏汤（寒六），安神丸（寒一四二），四磨饮（和五二），五君子汤（新热六），六安煎（新和二），温胆汤（和一五二），大和中饮（新和七），平胃散（和十七），导痰汤（和九一），酸枣仁汤（补八四），五苓散（和一八二），滚痰丸（攻七七），《秘传》酸枣仁汤（补八五），五皮散（和六七、六八），大补元煎（新补一）。

【按语】

上文列举了以“八阵”“八法”分治不寐的方药。不寐论列方共36首，其中补阵17首，和阵12首，热阵4首，寒阵2首，攻阵1首。“八略”和“八阵”是张景岳在方剂分类方面的创新。张景岳早年从戎，精于韬略。他把治病立法比作战略战术，把立方选药喻为兵种兵阵。“八略”专论治则治法，“八阵”分列方药主治。八阵根据八略，可分为补阵、和阵、攻阵、散阵、寒阵、热阵（热方之制，为除寒也）、固阵和因阵。

【原文六】《景岳全书·卷之十八理集·杂证谟·不寐》

论外备用方：远志汤（补八八，虚烦），益营汤（补九一，心血耗伤），茯苓补心汤（补八三，多烦），圣愈汤（补九十，血虚），酸枣仁汤（补八六，虚热），琥珀多寐丸（补百十九，清心养神）。

一儒者，患腿痈，深蓄于内，肉色不变，久不穿溃，针出脓瘀五碗许，恶证骈臻，全类中风，此脾胃虚而变证也。用六君子汤加当归、炮姜及圣愈汤，各四剂而安。又劳心不寐，用归脾汤而愈。（薛按）

《医统》：养心汤治体质素弱，或病后思虑过多，心虚惊悸不寐。

《局方》：茯苓补心汤治心虑过多，心神溃乱，烦躁不寐。益荣汤治思虑过度，心血耗伤，怔忡恍惚不寐。

《秘验》：琥珀多寐丸治健忘恍惚，神虚不寐。

《灵枢》：秫米半夏汤久病不寐者神效，世医鲜用之。

（东垣）朱砂安神丸一名黄连安神丸。治心神烦乱，发热怔忡不寐，或寐中惊悸头运等证。

【按语】

上文援引前期各医家对于不同证型不寐的要方，方药丰富，但无临证实践，后世学者应斟酌考量。

二、《证治要诀》

《证治要诀》，又名《秘传证治要诀》，由明代医家戴元礼撰著，其以朱丹溪学说为本，集《黄帝内经》《难经》直至宋元的医学文献，合并诸家学术经验，参以个人的心得见解，论述多种内科杂病兼及疮疡、妇科、五官科等常见病症的证治。全书共分为诸中、诸伤、诸气、诸血、诸痛、诸嗽、诸热、寒热、大小腑、虚损、拾遗、疮毒，妇人共十二门。每门列述若干病症，先论病因、病源，然后分析病症，介绍治法。全书叙述扼要，条理比较清楚。亦有论其在论述病因和治疗方药方面，或失于笼统者。

《证治要诀》提出了不寐的病因病机、鉴别诊断及治法方药等，丰富了对不寐的认识。

1. 病因病机

【原文】《证治要诀·卷之九·虚损门·不寐》

不寐有二种，有病后虚弱及年高人阳衰不寐，有痰在胆经，神不归舍，亦令不寐。虚者六君子汤加炒酸枣仁，炙黄芪各半钱。痰者，宜温胆汤，减竹茹一半，加南星炒酸枣仁各半钱下青灵丹。

伤寒不寐，当于活人书中求之。

自惊悸以后诸证，亦可用温胆汤加。或同金银煎竹茹，则随其寒热虚实而去取之。导痰汤加石菖蒲半钱尤治。

大抵惊悸健忘，怔忡失志不寐，心风，皆是胆涎沃心，以致心气不足，若用凉心之剂。

太过则心火愈微，痰涎愈盛，病愈不减，惟当以理痰气为第一义。

【按语】

此处阐述了不寐的两种病机，分别为久病体虚及年迈阳衰。并指出了不寐的病机，痰在胆经，令心神失守，故不寐。属虚证者宜服六君子汤；痰扰心神者则宜服温胆汤。本段着重强调温胆汤治疗不寐的用处。

2. 治法方药

【原文一】《证治要诀·卷之二·诸伤门·伤风寒》

仲景云：二三日，身热、目疼、鼻干、不得卧者，阳明也。于前阳明证中求药，少阴下利而渴。六七日，咳而呕，心烦不得眠，宜猪苓汤。若少阴病得之二三日以上，心中烦，不得眠，黄连阿胶汤。外有因发汗大过，胸中烦躁，不得眠，欲饮水者少少与之，其人发渴小便不利者，五苓散。若因吐下后，心烦气乏，昼夜不得眠，宜酸枣汤。若下后复汗，昼夜烦躁，不得眠夜则安静、不呕不渴，身无大热者，是汗太过，阳气衰遂成阴证，干姜附子汤。外有伤寒已解，或因饮食复剧，烦闷、干呕、口噪、呻吟、错语、不得眠，宜黄连解毒汤。又有病瘥后，自不得眠，宜温胆汤。或眠而精魂散乱。异梦惊悸者，温胆汤尤宜。

【原文二】《证治要诀·卷之二·诸伤门·伤风寒》

痰多睡不宁者，温胆汤。

【原文三】《证治要诀·卷之一·诸中门·中风》

若中后体虚有痰，不可峻补。……不得睡者，加炒酸枣仁半钱。

【原文四】《证治要诀·卷之七·寒热门·潮热》

潮热有二，有实而潮热者，有虚而潮热者，惟伤寒日晡发热，乃胃实别无虚证。

其余有潮热者，当审其虚实。若潮热大便坚涩，喜冷畏热，心下愊然睡卧不着，此皆气盛。所谓实而潮热者也，轻宜参苏饮，重则小柴胡汤。阳气偏胜，烦而睡，不宁者，温胆汤。

【原文五】《证治要诀·卷之九·虚损门·盗汗自汗》

治心虚多汗不睡，豮猪心一个，破开带血，用人参二两，当归二两，装入心中煮熟。去二味药，只吃猪心。不满三四日，其病即愈。

【原文六】《证治要诀·卷之九·虚损门·虚炎短乏》

虚炎阴阳不升降，下虚上盛，气促喘急，宜苏子降气汤。去前胡，下黑锡丹，或养正丹。气急甚而不能眠卧者，沉附汤或正元饮。或四桂散去木香用沉香，并以盐煎，下黑锡丹或灵砂丹，三妙丹。不效，则以前药下朱砂丹。

【按语】

《证治要诀》中记载了治疗多种类型不寐的治法方药，其中不乏援引《伤寒论》中的经典方，如咳而呕，伴心烦不得眠者宜猪苓汤；水饮上犯而胸中烦躁不得眠者宜服五苓散；心肾不交而心烦不得眠者宜服失眠经典方黄连阿胶汤等。此外，对于素体痰湿内盛或痰浊内生而扰神者，宜服温胆汤；上实下虚、阴阳不调所致不寐者，宜服苏子降气汤等。戴氏还记载了民间验方，以食用猪心治疗心虚多汗而夜睡不安者。

3. 预后转归

【原文一】《证治要诀·卷之二·诸伤门·伤风寒》

久不得寐，一旦欲寐，别无余病，此为阴阳和而愈也。

【按语】

上文阐述了不寐的预后转归。长时间失眠，一旦失眠症状好转，睡眠状态好转，而且没有其他疾病，这是阴阳平衡和谐疾病即将痊愈的征兆，预后良好。

【原文二】《证治要诀·卷之九·虚损门·五劳》

气虚人多不得寝，亦有痰多，胆经伏涎，欲寐不得者，不可例作虚治，妄补则痰愈盛。

【按语】

上文说明了痰多不寐误治的预后转归。气虚的人，大多心血不足，心神失养而不寐，但也有因为痰湿内阻，扰动心神而导致不寐的情况，痰多扰心类型的不寐不可以照虚证不寐一样治疗，盲目服用补药会聚湿生痰，痰浊欲盛，病情更加严重。

4. 鉴别诊断

【原文】《证治要诀·卷之二·诸伤门·伤风寒》

不得眠，阴阳皆有之，正病于不得眠者，阳明也。若少阴当病于欲寐，今乃不得眠，缘阳气入少阴经，非少阴正病也。

【按语】

此处通过不寐的症状将阳明病与少阴病进行了鉴别。不寐是阳明病的临床表现，阳明经有热，胃腑不和，心神被扰而不寐；而少阴病由于阳气虚衰，营血不足，故临床表现为精神衰惫，蒙眬欲睡。

三、《证治准绳》

《证治准绳》又名《六科证治准绳》或《六科准绳》，是古代中国汉医学丛书。明代王肯堂撰，刊于1602年。全书以临床各科证治为主，收罗广博，编辑严谨，持论平正，是17世纪流传最广的医学著作之一。全书初刻共4

卷。卷1以歌诀加注开章，概括并阐述了外科疾患的病因、病机、诊断、治疗等，次叙外科常用方16首。再绘疮疡部位、形状图30多幅，以“痈疽诸证疮名十律”终篇。卷2～4分论外科常见病120多种，每叙述病机、症状、治法，并示验案，末载方药，本书内容丰富，论证详明，选方精当，附图明了，歌诀易记，是外科学中出色的著作，且以“列证最详、论治最精”而著称。书中的“医家五戒”“医家十要”为医生制定守则，提出医德、医术等方面的行为准则，在中国医德史上颇有影响。

不寐方面，《证治准绳》整理并归纳了前人的经典著作，概括阐述了不寐的病因病机、预后、治法方药等。

1. 病因病机

【原文一】《证治准绳·杂病·第二册·诸气门》

脾胀者，善哕，四肢烦悗，体重不能胜衣，卧不安。

【按语】

上文阐述了不寐的病因病机。此句为记载于《灵枢·胀论》中的一句话。脾胀为中医胀病中的一种。脾胀则脾失健运，胃气上逆而呕逆，水湿内停而体重，会引起四肢胀闷难忍，身体沉重，难以承受身上的衣服；脾气受损，气血生化不足，心神失养而睡眠不安宁。

【原文二】《证治准绳·杂病·第二册·诸气门》

心胀者，烦心短气，卧不安。

【按语】

上文阐述了不寐的病因病机。此句出自《灵枢·胀论》。寒邪犯心，阴阳相交战，故烦闷短气，心神不宁而睡卧不宁。

【原文三】《证治准绳·杂病·第五册·神志门》

虚烦身不觉热，头目昏疼，口干嗌燥不渴，清清不寐，皆虚烦也。《保命集》云：起卧不安，睡不稳，谓之烦。宜栀子豉汤、竹叶石膏汤。

【按语】

上文引用陈无择的话阐述了虚烦是不寐的病因病机之一。因虚而致心胸烦热，心神躁扰不宁而郁闷失眠。并引用《素问病机气宜保命集》的话提出了虚烦不寐可用栀子豉汤和竹叶石膏汤治疗。

【原文四】《证治准绳·杂病·第五册·杂门》

戴云：不寐有二种，有病后虚弱及年高人阳衰不寐，有痰在胆经，神不归舍，亦令不寐。

【按语】

此句引用于《证治要诀·不寐》，阐释了不寐的分型以及病因病机。一种为病后虚弱，气血生化不足，心神失养而致，一种为老年人阳气衰弱，阴阳失交，心神不安而致。胆为中正之官，主决断，痰阻胆经，神志失司，也会导致不寐。

2. 治法方药

【原文一】《证治准绳·杂病·第一册·寒热门》

黄连解毒汤，治大热甚烦躁，错语不得眠。

疟疾身热目痛，热多寒少，脉长，睡卧不安，先以大柴胡汤下之，微利为度。如下过微邪未尽者，宜白芷汤以尽其邪。

【原文二】《证治准绳·杂病·第二册·诸气门》

肺胀而嗽，或左或右，不得眠，此痰夹瘀血碍气而病，宜养血以流动乎气，降火疏肝以清痰，四物汤加桃仁、诃子、青皮、竹沥、韭汁之属，壅遏不得眠者，难治。

凡喘而不得卧，其脉浮，按之虚而涩者，为阴虚，去死不远，慎勿下之，下之必死。宜四物加童便、竹沥、青黛、门冬、五味子、枳壳、苏叶服之。

东垣云：病患不得眠，眠则喘者，水气逆行，上乘于肺，肺得水而浮，使气不流通，其脉沉，大宜神秘汤主之。

喘满不得卧，虚者，人参生脉散之类。实者，葶苈汤之类。

【原文三】《证治准绳·杂病·第三册·诸呕逆门》

戴复庵云：虚炎之证，阴阳不升降，下虚上盛，气促喘息，宜苏子降气汤去前胡，下黑锡丹或养正丹，气急甚而不能眠卧者，沉附汤或正元散，或四柱散去木香用沉香，并以盐煎，下黑锡丹，或灵砂丹、三炒丹，不效则以前药下朱砂丹。（此多用香燥刚热之剂，若阴虚内热者，误用立殆，医者审之。）

【原文四】《证治准绳·杂病·第四册·诸痛门》

精神短少，不得睡，项筋肿急难伸，禁甘温，宜苦寒，养神汤主之。

上热头目赤肿而痛，胸膈烦闷，不得安卧，身半以下皆寒，足胻尤甚，大便微秘，宜既济解毒汤。

胸痹不得卧，心痛彻背者，瓜蒌薤白半夏汤主之。

【原文五】《证治准绳·杂病·第五册·杂门》

海藏云：胆虚不眠，寒也。

酸枣仁炒为末，竹叶汤调服。胆实多睡，热也。酸枣仁生为末，姜茶汁调服。

胡洽治振悸不得眠，人参、白术、茯苓、甘草、生姜、酸枣仁六物煮服。（以上皆补肝之剂。）

虚者，六君子汤加炒酸枣仁、炙黄芪各一钱。痰者，宜温胆汤减竹茹一半，加南星、炒酸枣仁各一钱，下青灵丹。大抵惊悸健忘，怔忡失志，心风不寐，皆是胆涎沃心，以致心气不足。若用凉心之剂太过，则心火愈微，痰涎愈盛，病愈不减，惟当以理痰气为第一义，导痰汤加石菖蒲半钱。喘不得卧，以喘法治之。厥不得卧，以脚气法治之。

【原文六】《证治准绳·杂病·第五册·诸风门》

上虚则挟心神烦热，不得睡卧，麦门冬散、黄丸。

【原文七】《证治准绳·杂病·第五册·神志门》

郭氏论产后乍见鬼神者何？答曰：心主身之血脉，因产耗伤血脉，心气虚则败血得积，上干于心，心不受触，遂致心中烦躁，起卧不安，乍见鬼神，言语颠倒，俗人不识，呼为风邪，如此但服调经散，每服加龙胆一捻，得睡即安。

卧而多惊魇，珍珠母丸、独活汤。羌活胜湿汤，治卧而多惊悸、多魇溲者，邪在少阳厥阴也。

【原文八】《证治准绳·杂病·第六册·大小腑门》

《千金方》有人阴冷，渐渐冷气入阴囊肿满，恐死，日夜痛闷，不得眠，取生椒，择之洗净，以布帛裹着丸囊，令浓半寸，须臾热气大通，日再易之，取出瘥。《本事方》曾有人阴冷，渐次冷气入阴囊肿满，昼夜闷疼，不得眠，煮大蓟汁服立瘥。前阴两丸湿痒，秋冬尤甚，冬月减，宜椒粉散。

【原文九】《证治准绳·杂病·第八册·七窍门下》

《针经》云：面热者，足阳明病。咳逆停息不得卧，面热如醉，此为胃热上冲熏其面，茯苓桂枝五味子甘草汤加大黄以利之。

3. 预后

【原文一】《证治准绳·杂病·第二册·诸气门》

喘而逆上气，脉数有热，不得卧，难治。

【原文二】《证治准绳·杂病·第三册·诸血门》

吐血，咳逆上气，其脉数而有热，不得卧者死。

【按语】

上文提示喘逆上气或吐血咳逆上气，兼脉数有热象，不能眠睡，预后不良。

4. 方药

（1）《证治准绳·类方·第一册》。

①**方名**：远志饮子。

主治：治心劳虚寒，梦寐惊悸。

组成：远志（去心）、茯神（去木）、肉桂、人参、酸枣仁（炒）、黄芪、当归（酒浸，各一两），甘草（炙，半两）。

用法：上㕮咀，每服四钱，水一盏，姜五片，煎服无时。

②**方名**：羊肾丸。

主治：治肾劳虚寒，面肿垢黑，腰脊引痛，屈伸不利，梦寐惊悸，小便白浊。

组成：熟地黄（酒蒸，焙）、杜仲（炒）、菟丝子（酒蒸，别研）、石斛（去根）、黄芪、续断（酒浸）、肉桂、磁石（醋淬）、牛膝（酒浸，去芦）、沉香（别研）、五加皮（洗）、山药（炒，各一两）。

用法：上为细末，用雄羊肾两对，以葱、椒、酒煮烂，入少酒糊杵丸，如梧桐子大。每七十丸，空心盐汤送下。

③**方名**：四物汤。

功效：益荣卫，滋气血。

组成：熟地黄（补血，如脐下痛，非此不能除，乃通肾经之药也），芎䓖（治风，泄肝木也，如血虚头痛，非此不能除，乃通肝经之药），芍药（和血理脾，如腹中虚痛，非此不能除，乃通脾经之药也），当归（如血刺痛，非此不能除，乃通肾经之药）。

用法：上为粗末，水煎。若发热而烦，不能睡卧，加黄连、栀子，谓之热六合。若虚烦不得睡，加竹叶、人参。

④**方名**：圣愈汤。

主治：治一切失血，或血虚烦渴躁热，睡卧不宁，或疮证脓水出多，五心烦热作渴等证。

组成：熟地黄（生者，自制）、生地黄、当归（酒拌，各一钱），人参、黄芪（炒）、芎䓖（各二钱）。

用法：上水煎服。

⑤**方名：**酸枣仁汤。

主治：治心肾水火不交，精血虚耗，痰饮内蓄，怔忡恍惚，夜卧不安。

组成：酸枣仁（泡，去皮，炒，一两半），远志肉、黄芪、莲肉（去心）、罗参、当归（酒浸，焙）、白茯苓、茯神（各一两），陈皮（净）、粉草（炙，各半两）。

用法：上㕮咀，每服四钱，水一盏半，姜三片，枣一枚，瓦器煎七分，日三服，临卧一服。

⑥**方名：**至宝丹（《太平惠民和剂局方》）。

主治：治卒中急风不语，中恶气绝，中诸物毒，暗风，中热疫毒，阴阳二毒，山岚瘴气毒，蛊毒，水毒，产后血晕，口鼻血出，恶血攻心烦躁，气喘吐逆，难产闷乱，死胎不下，以上诸疾，并用童子小便一合，生姜自然汁三五滴，人小便内温过，化下三丸至五丸，神效。又疗心肺积热，伏热呕吐，邪气攻心，大肠风秘，神魂恍惚，头目昏眩，眠睡不安，唇口干燥，伤寒狂语。

组成：人参、天竺黄、生乌犀屑（研）、朱砂（研，飞）、雄黄（研，飞）、生玳瑁屑（研）、琥珀（研，各一两），麝香（研）、龙脑（研，各二钱半），金箔（半入药，半为衣）、银箔（研，各五十片），牛黄（研）、天南星（水煮软切片，各半两），安息香（一两半，为末，以无灰酒搅澄飞过，滤去沙土，大约得净数一两，火熬成膏）。

用法：上将生乌犀、玳瑁为细末，入余药研匀，将安息香膏重汤煮烊，入诸药中和搜成剂，盛不津器中，并旋丸如梧桐子大。用人参汤化下三丸至五丸。又疗小儿诸痫急惊心热，卒中客忤，不得眠睡烦躁，风涎搐搦，每二岁儿服二丸，人参汤化下。

⑦**方名**：牛黄散。

主治：治心脏中风，恍惚恐惧闷乱，不得睡卧，语言错乱。

组成：牛黄（另研）、麝香（另研）、犀角屑、羚羊角屑、龙齿（另研）、防风、天麻、独活、人参（去芦）、沙参、茯神（去木）、川升麻、甘草（炙）、白鲜皮、远志（去心）、天竺黄（另研，各二钱半），龙脑（另研，一钱），朱砂（水飞）、铁粉（另研）、麦门冬（去心，各半两）。

用法：上为细末，研令匀。每服二钱，煎麦门冬汤调下，不拘时。

⑧**方名**：牛黄清心丸（《太平惠民和剂局方》）。

主治：治诸风缓纵不随，语言謇涩，心怔健忘，恍惚去来，头目眩冒，胸中烦郁，痰涎壅塞，精神昏愦。又治心气不足，神志不定，惊恐怕怖，悲忧惨戚，虚烦少睡，喜怒无时，或发狂癫，神情昏乱。

组成：白芍药、麦冬（去心）、黄芩、当归（去苗）、防风（去苗）、白术（各一两半），柴胡、桔梗、芎䓖、白茯苓（去皮）、杏仁（去皮、尖、双仁，麸炒黄，别研，各一两二钱半），神曲（研）、蒲黄（炒）、人参（去芦，各二两半），羚羊角（屑）、麝香（研）、龙脑（研，各一两），肉桂（去粗皮）、大豆黄卷（碎，炒）、阿胶（碎，炒，各一两七钱半），白蔹、干姜（炮，各七钱半），牛黄（研，一两二钱），犀角屑（二两），雄黄（研，飞，八钱），干山药（七两），甘草（锉，炒，五两），金箔（一千二百片，内四百片为衣），大枣（一百枚，蒸熟，去皮核，研成膏）。

用法：上除枣、杏仁、金箔、二角屑及牛黄、雄黄、麝香七味外，为细末，入余药和匀，用炼蜜与枣膏为丸，每两作十丸，金箔为衣。每服一丸，温水化下，食后服。小儿惊痫，即酌度多少，以竹叶汤温化。

⑨**方名**：防风丸（《太平惠民和剂局方》）。

主治：治一切风及痰热上攻，头痛恶心，项背拘急，目眩旋晕，心怔烦闷，手足无力，骨节疼痹，言语謇涩，口眼动，神思恍惚，痰涎壅滞，昏愦健忘，虚烦少睡。

组成：防风（洗）、芎䓖、天麻（去苗，酒浸一宿）、甘草（炙，各二两），朱砂（研，为衣，半两）。

用法：上为末，炼蜜为丸，每两作十丸，以朱砂为衣。每服一丸，荆芥汤化服，茶、酒嚼下亦得，无时。

⑩**方名：**既济解毒汤（《卫生宝鉴》）。

主治：治上热头目赤肿而痛，胸膈烦闷，不得安卧，身半以下皆寒，足尤甚，大便微秘。

组成：大黄（酒煨，大便利勿用）、黄连（酒炒）、黄芩（酒炒）、甘草（炙）、桔梗（各二钱），柴胡、升麻、连翘、当归身（各一钱）。

用法：上㕮咀，作一服，水二盅，煎至一盅，去渣，食后温服。忌酒、湿面、大料物及生冷硬物。

⑪**方名：**凉膈散。

主治：治大人小儿烦躁热渴，头眩面热，唇焦，咽燥舌肿喉痹，目赤鼻衄，颔颊结硬，口舌生疮，谵语狂妄，肠胃燥涩，便溺闭结，睡卧不安，一切风壅。

组成：栀子仁、连翘、薄荷、黄芩、甘草（各一两半），大黄、芒硝（各半两）。

用法：上为粗末，每一两，水二盏，竹叶七片，煎至一盏，去滓，入蜜少许，食后服，加姜煎亦得。去六经热，减大黄、芒硝，加桔梗、甘草、人参、防风。治肺经邪热，咳嗽有痰，加半夏。凉膈与四物各半服，能益血泄热，名双和散。钱氏去连翘，加藿香、石膏，为泻黄散。（《卫生宝鉴》连翘四两，硝、黄各二两，余各一两。）

⑫**方名：**大黄散（《素问病机气宜保命集》）。

主治：治上焦热而烦，不能卧睡。

组成：栀子仁、大黄、郁金（各半两），甘草（二钱半）。

用法：上为末，每服五钱，水煎温服，微利则已。

（2）《证治准绳·类方·第二册》。

①**方名：**紫菀茸汤（《严氏济生方》）。

主治：治饮食过度，或食煎爆，邪热伤肺，咳嗽咽痒，痰多唾血，喘急胁痛，不得睡卧。

组成：紫菀茸（洗）、款冬花、百合（蒸，焙）、杏仁（去皮、尖）、阿胶（蛤粉炒）、经霜桑叶、贝母（去心）、蒲黄（炒）、半夏（各一两，制），犀角（镑）、甘草（炙）、人参（各半两）。

用法：上㕮咀，每服四钱，水一盏半，姜五片，煎八分，食后温服。

②**方名：**紫金散。

主治：治一切痰嗽，日夜不得眠卧。

组成：天南星（去皮、脐）、白矾、甘草（各半两），乌梅（取肉，二两）。

用法：上为粗散，用慢火于银石器内炒令紫色，放冷，研为细末。每服二钱，临卧时身体都入铺卧内，用齑汁七分，温汤三分，暖令稍热，调前药末服之。咽下便仰卧低枕，想药入于肺中，须臾得睡，其嗽立止。

③**方名：**葶苈散。

主治：治咳嗽面目浮肿，不得安卧，涕唾稠黏。

组成：甜葶苈（隔纸炒）、郁李仁（汤去皮，炒）、桑白皮（各一两），紫菀（去苗土）、旋覆花、槟榔、木通（各半两），大腹皮（七钱半）。

用法：上为散，每服三钱，水一中盏，生姜半分，煎至六分，去滓，不拘时温服。

④**方名：**紫金丹（《普济本事方》）。

主治：治多年肺气喘急哮嗽，夕不得卧。

组成：砒霜（水飞，半钱），淡豆豉（好者二钱，用水略润少时，以纸挹干，研膏）。

用法：上用豉膏子和砒霜同杵极匀，如麻子大。每服五丸至十丸，量大小与之，并用腊茶清极冷吞下，临卧，以知为度。

⑤**方名：**真应散（《三因极一病证方论》）。

主治：治远年喘急不能眠，百药不效者。

组成：白石英（四两，通明者，以生绢袋盛，用雄猪肚一具，以药入内缝定，煮熟取药出，再换猪肚一具，如前法煮三次，煮了取药出，晒干研）。

用法：上为末，以官局款冬花散二钱，入药末二钱，再加桑白皮二寸，生姜三片，枣子一枚，水一盏半，煎至七分，通口服。猪肚亦可食，只不得用酱、醋、盐、椒、姜等调和。

（3）《证治准绳·类方·第四册》。

①**方名**：妙香散（《校注妇人良方》）。

主治：治心气不足，精神恍惚，虚烦少睡，夜多盗汗。常服补益气血，安镇心神。

组成：山药（姜汁炙）、茯苓（去皮）、茯神（去皮木）、远志（去心，妙）、黄芪（各一两），人参、桔梗（去芦）、甘草（炙，各半两），木香（煨，二钱半），辰砂（三钱，另研），麝香（一钱，另研）。

用法：上为细末，每服二钱，不拘时，温酒调下。

②**方名**：犀角散。

主治：治心痹，精神恍惚，恐畏闷乱，不得睡卧，志气不定，语言错误。

组成：犀角（屑）、牛黄（别研）、麝香（另研）、羚羊角（屑）、白鲜皮、茯神（去木）、沙参（去芦）、天竺黄（别研）、防风、天麻、独活、人参、升麻、龙齿、远志（去心）、甘草（炙，各二钱五分），麦冬（去心）、丹砂（别研，各半两），龙脑（别研，一钱二分）。

用法：为细末，入别研药，再研令极细。每服二钱，不拘时用麦门冬汤调下。

③**方名**：虎骨散。

主治：治风毒走注，疼痛不定，少得睡卧。

组成：虎胫骨（醋炙）、败龟板（醋炙，各二两），麒麟竭（另研）、没药（另研）、自然铜（醋）、赤芍药、当归（去芦）、苍耳子（炒）、骨碎补（去毛）、防风（各七钱半，去芦），牛膝（酒浸）、天麻、槟榔、五加皮、羌活（去芦，各一两），白附子（炮）、桂心、白芷（各半两）。

用法：上为细末，每服二钱，温酒调下，不拘时候。

④**方名**：泻青丸。

主治：治中风自汗，昏冒，发热不恶寒，不能安卧，此是风热烦躁之故也。

组成：当归（去芦，焙称）、草龙胆（焙称）、芎䓖、栀子、川大黄（煨）、羌活、防风（去芦，各等分）。

用法：上为末，炼蜜为丸。鸡头大。每服一丸，煎竹叶汤同砂糖温水化下。

⑤**方名**：人参散。

主治：治肝痹气逆，胸胁引痛，眠卧多惊，筋脉挛急，此药镇肝去邪。

组成：人参（二两），杜仲（去粗皮，炒）、黄芪（蜜炙）、酸枣仁（微炒）、茯神（去木，各一两），五味子、细辛（去苗）、熟地黄、秦艽（去苗土）、羌活（去芦）、丹砂（细研）、芎䓖（各半两）。

用法：上为细末，入丹砂再研令匀。每服一钱，不拘时，温酒调下，日三服。

⑥**方名**：紫苏散。

主治：治脚气上冲，心胸壅闷，不得眠卧。

组成：紫苏叶、桑白皮、赤茯苓（去皮）、槟榔、木通（去皮，各一两），甘草（炙）、紫菀、前胡（去芦）、百合、杏仁（去皮、尖，各七钱半）。

用法：上㕮咀，每服八钱，水一中盏半，生姜五片，煎至一盏，去渣温服，不拘时服。

（4）《证治准绳·类方·第五册》。

①**方名**：铁精丸。

主治：治惊风恍惚，寝寐不安。

组成：铁精（另研）、龙齿（研）、犀角屑、麦冬（去心）、人参（去芦）、茯神（去木）、防风（去芦，各一两），石菖蒲、远志（去心，各七钱半），生干地黄（一两半）。

用法：上为细末，炼蜜和捣二三百下，丸如梧桐子大。每服二十丸，不拘时，粥饮送下。

②**方名**：《严氏济生方》益荣汤。

主治：治思虑过多，耗伤心血，心血既伤，神无所守，是以怔忡恍惚，善悲忧，少颜色，夜多不寐，小便或浊。

组成：当归（去芦，酒浸）、黄芪（去芦）、小草、酸枣仁（炒，去壳）、柏子仁（炒）、茯神（去木）、木香（不见火）、白芍药、人参（去芦）、麦冬（去心）、紫石英（细研）、甘草（炙，各一钱）。

用法：上作一服，水二盅，姜三片，红枣一枚，煎一盅，不拘时服。

③**方名：**羚羊角散。

主治：治伤寒阳痉，身热无汗，恶寒，头项强直，四肢疼痛，烦躁心悸，睡卧不得。

组成：羚羊角（屑）、犀角（屑）、防风（去芦）、茯神（去木）、柴胡（去芦）、麦冬（去心）、人参（去芦）、葛根、枳壳（去瓤，麸炒）、甘草（炙，各二钱半），石膏、龙齿（各半两，另研）。

用法：上为㕮咀，每服五钱，水一中盏，煎至五分，去渣温服，不拘时服。

④**方名：**麦门冬散。

主治：治风虚劳，筋脉拘挛，四肢疼痛，心神烦热，不得睡卧。

组成：麦冬（去心）、茯神（去木）、柴胡（去芦）、黄芪（去芦）、白术（去芦，各一两），防风（去芦）、赤芍药、枳壳（去瓤，麸炒）、芎䓖、酸枣仁、羚角屑（各七钱半），甘草（炙，半两）。

用法：每服五钱，水一中盏，生姜五片，煎至七分，去渣温服。

⑤**方名：**黄芪丸。

主治：治风虚劳，四肢羸瘦，心神虚烦，筋脉拘挛疼痛，少得睡卧。

组成：黄芪（去芦）、人参（去芦）、熟干地黄、白茯苓（去皮）、薏苡仁、山茱萸（各一两），酸枣仁、羌活（去芦）、当归（去芦）、桂心、枸杞子、羚羊角屑（各七钱半），防风（去芦）、远志（去心，各半两）。

用法：上为细末，炼蜜和捣二三百下，丸如梧桐子大。每服三十丸，温酒送下，不拘时候。

⑥**方名：**酸枣仁丸。

主治：治风毒流注，四肢筋脉拘挛疼痛，少得睡卧。

组成：酸枣仁、羚羊角屑、晚蚕砂（炒）、防风（去芦）、槟榔（各一两半），附子（炮，去皮脐）、柏子仁、羌活（去芦）、赤芍药（各一两），熟地黄（二两）。

用法：上为细末，炼蜜和捣二三百下，丸如梧桐子大。每服三十丸，温酒送下，不拘时，日进二服。

⑦**方名**：酸枣仁散。

主治：治肝风筋脉拘挛，四肢疼痛，心神烦闷，睡卧不得。

组成：酸枣仁（一两），桑白皮、芎䓖、甘菊花、枳壳（去瓤，麸炒）、甘草（炙，各半两），羌活（去芦）、防风（去芦，各七钱半），羚羊角屑（半两）。

用法：上㕮咀，每服三钱，水一中盏，生姜五片，煎至六分，去渣温服，不拘时服。

⑧**方名**：麝香天麻丸。

主治：治风痰气厥头疼，目眩旋晕，四肢倦怠，睡卧不宁，精神不爽。

组成：麝香（二钱，研），天麻（酒浸）、防风、芎䓖（各一两），甘菊花（七钱五分），天南星（一枚，重一两者，先用白矾汤洗七次，后用水煮令软，切片焙干）。

用法：上为细末，炼蜜丸，鸡头实大。每服一丸，不拘时，细嚼，荆芥汤送下。

⑨**方名**：十四友丸。

主治：补诸虚不足，益血，收敛心气。治怔忡不宁，精神昏愦，睡卧不安。

组成：柏子仁（另研）、远志（汤浸，去心，酒洒蒸）、酸枣仁（炒香）、紫石英（明亮者）、干熟地黄、当归（洗）、白茯苓（去皮）、茯神（去木）、人参（去芦）、黄芪（蜜炙）、阿胶（蛤粉炒）、肉桂（去粗皮，各一两），龙齿（二两），辰砂（别研，二钱半）。

用法：上为末，炼蜜丸，如梧桐子大。每服三四十丸，食后枣汤送下。

⑩方名：叶氏镇心爽神汤。

主治：治心肾不交，上盛下虚，心神恍惚，睡多惊悸，小便频数，遗泄白浊。

组成：石菖蒲（去毛，半两），甘草（炙，四钱），人参（去芦）、赤茯苓、酸枣仁（炒）、当归（酒浸，焙，各三钱），天南星（炮）、陈皮（去白）、干山药、细辛（去苗）、紫菀（去芦）、半夏（制）、芎䓖（不焙）、五味子、通草、麦冬（去心）、覆盆子、柏子仁（炒）、枸杞子（各二钱半）。

用法：上㕮咀，每服四钱，水一盏，蜜一匙，煎五分，去滓，入麝香少许，再煎一二沸，温服，不拘时。

⑪方名：灵砂宁志丸。

主治：治男妇大病后，损伤荣卫，失血过多，精气虚损，心神恍惚，不得眠睡，饮食全减，肌体瘦弱。

组成：辰砂（二两，不夹石者，用夹绢袋盛悬于银石器内，用椒红三两，取井花水调椒入于器内，可八分，别用锅注水，置朱砂器在内，重汤煮令鱼眼沸，三昼夜为度，取出辰砂，细研水飞），白术、鹿茸（燎去毛，酥炙黄）、黄芪（蜜炙，各三两），石菖蒲（二两），茯神（去木）、人参（各三两）。

用法：上为末，入辰砂研匀，枣肉和杵一二千下，丸如桐子。每服三十丸，空腹温酒米饮任下。

⑫方名：枣肉灵砂。

主治：专治虚人夜不得睡，梦中惊魇，自汗忪悸。

组成：灵砂（二钱，研），人参（半钱），酸枣仁肉（一钱）。

用法：上为末，枣肉丸，如绿豆大。临卧枣汤吞五七粒。

⑬方名：远志汤。

主治：治心虚烦热，夜卧不宁及病后虚烦。

组成：远志（黑豆、甘草同煮，去骨）、黄芪、当归（酒洗）、麦冬（去心）、酸枣仁（炒，研）、石斛（各一钱半），人参（去芦）、茯神（去皮木，各七分），甘草（五分）。

用法：烦甚者，加竹叶、知母，水二盅，煎八分，食远服。

⑭**方名**：调经散。

主治：治产后心中烦躁，起卧不安，乍见鬼神，言语颠倒，此药主之。每服加龙胆一捻，得睡即安。

组成：没药、琥珀（并细研）、桂心（各一钱），芍药、当归（各二钱半），细辛（五分），麝香（少许）。

用法：上为末，每服半钱，姜汁、温酒各少许调服。

⑮**方名**：琥珀养心丹。

主治：治心血虚，惊悸，夜卧不宁，或怔忡心跳者。

组成：琥珀（另研，二钱），龙齿（另研，一两），远志（黑豆、甘草同煮，去骨）、石菖蒲、茯神、人参、酸枣仁（炒，各五钱），当归、生地黄（各七钱），黄连（三钱），柏子仁（五钱），朱砂（另研，三钱），牛黄（另研，一钱）。

用法：上为细末，将牛黄、朱砂、琥珀、龙齿研极细，以猪心血丸，如黍米大，金箔为衣。每服五十丸，灯心汤送下。

⑯**方名**：酸枣汤（仲景）。

主治：治虚劳虚烦不得眠。

组成：酸枣仁（二升），甘草（一两），知母、茯苓、川芎（各二两，《深师》有生姜二两）。

用法：上五味子，以水八升，煮酸枣仁，得六升，纳诸药，煮取三升，分温三服。

⑰**方名**：鳖甲丸（《普济本事方》）。

主治：治胆虚不得眠，四肢无力。

组成：鳖甲、酸枣仁、羌活、牛膝、黄芪、人参、五味子（各等分）。

用法：上为细末，炼蜜杵为丸，如梧桐子大。每服三四十丸，温酒送下。

⑱**方名**：温胆汤（《三因极一病证方论》）。

主治：治心胆虚怯，处事易惊，或梦寐不祥，遂致心惊胆慑，气郁生涎，涎与气搏，变生诸证，或短气悸乏，或复自汗。

组成：半夏（汤洗）、枳实、竹茹（各一两），橘皮（一两半，去白），甘草（炙，四钱），白茯苓（七钱）。

用法：每服四钱，水一盏半，生姜七片，枣一枚，煎七分，食前热服。

⑲**方名**：羌活胜湿汤。

主治：治卧而多惊，邪在少阳厥阴也。

组成：羌活、独活、藁本、防风（各一钱），蔓荆子（三分），川芎（二分），甘草（炙，五分）。

用法：上㕮咀，作一服，水二盏，煎一盏，去渣，食后温服。

⑳**方名**：十味温胆汤。

主治：治心胆虚怯，处事易惊，或梦寐不祥，遂致心惊胆慑，气郁生涎，涎与气搏，变生诸证，或短气悸乏，或复自汗。兼治四肢浮肿，饮食无味，心虚烦闷，坐卧不安。

组成：半夏（汤泡）、枳实（麸炒）、陈皮（去白，各二钱），白茯苓（去皮，一钱半），酸枣仁（炒）、远志（去心，甘草汁煮）、五味子、熟地黄（酒洗，焙）、人参（去芦，各一钱），粉草（炙，半钱）。

用法：水二盅，生姜五片，红枣一枚，煎一盅，不时服。

㉑**方名**：秘传酸枣仁汤。

主治：治心肾水火不交，精血虚耗，痰饮内蓄，怔忡恍惚，夜卧不安。

组成：酸枣仁（去皮，炒）、远志（去心，制）、黄芪、白茯苓、莲肉（去心）、当归（酒浸）、人参、茯神（各一两），陈皮、粉草（炙，各半两）。

用法：上㕮咀，每服四钱，水一盏半，生姜三片，枣一枚，以瓦器煎七分，日二服，临卧一服。

㉒**方名**：茯苓渗湿汤（《卫生宝鉴》）。

主治：治黄胆，寒热呕吐，渴欲饮水，身体面目俱黄，小便不利，全不食，不得卧。

组成：茵陈（七分），白茯苓（六分），木猪苓、泽泻、白术、陈皮、苍术（米泔浸一宿，炒）、黄连（各五分），栀子（炒）、秦艽、防己、葛根（各四分）。

用法：水二盅，煎七分，食前服。

㉓**方名**：芍药栀豉汤。

主治：治妇人产后虚烦，不得眠者。

组成：芍药、当归、栀子（各五钱），香豉（半合）。

用法：上如前栀子豉汤修服。上二味，以水四升，先煮栀子，得二升半，纳豉，煮取一升半，去滓，分二服，温进一服，得吐者，止后服。产后伤寒，便同下后变证。（此方虽云岐法，不若仲景酸枣汤稳当。）

（5）《证治准绳·类方·第六册》。

①**方名**：七宣丸（《太平惠民和剂局方》）。

主治：疗风气结聚，宿食不消，兼沙石皮毛在腹中及积年腰脚疼痛，冷如水石，脚气冲心烦愦，头旋暗倒，肩背沉重，必腹胀满，胸膈痞塞。及风毒连头面肿，大便或秘，小便时涩，脾胃虚痞不食，脚转筋挛急掣痛，心神恍惚，眠寐不安。东垣云：治在脉则涩，在时则秋。

组成：桃仁（去皮、尖，炒，六两），柴胡（去苗）、诃子皮、枳实（麸炒）、木香（各五两），甘草（炙，四两），大黄（面裹煨，十五两）。

用法：上为末，炼蜜丸，如梧桐子大。每服二十丸，食前临卧各一服，米饮下，以利为度。觉病势退，服五补丸。此药不问男女老幼皆可服。量虚实加减丸数。

②**方名**：子午丸。

主治：治心肾俱虚，梦寐惊悸，体常自汗，烦闷短气，悲忧不乐，消渴引饮，漩下赤白，停凝浊甚，四肢无力，面黄肌瘦，耳鸣眼昏，头晕，恶风怯寒，并皆治之。

组成：榧子（去壳，二两），莲肉（去心）、枸杞子、白龙骨、川巴戟（去心）、破故纸（炒）、真琥珀（另研）、苦楮实（去壳）、白矾（枯）、赤茯苓（去皮）、白茯苓（去皮）、莲花须（盐蒸）、芡实、白牡蛎、文蛤（各一两），朱砂（一两半，另研为末）。

用法：上为细末，用肉苁蓉一斤二两、酒蒸烂，研为膏和丸，如梧桐子大，朱砂为衣。每服五十丸，空腹浓煎萆薢汤下。忌劳力房事，专心服饵，渴止浊清，自有奇效。

③**方名**：神功丸（《卫生宝鉴》）。

主治：治三焦气壅，心腹痞闷，大腑风热，大便不通，腰腿疼痛，肩背重疼，头昏面热，口苦咽干，心胸烦躁，睡卧不安及治脚气，并素有风人大便结燥。

组成：火麻仁（另捣如膏）、人参（各二两），诃藜勒皮、大黄（锦纹者，面裹煨，各四两）。

用法：上为细末，入麻仁捣研匀，炼蜜为丸，如梧桐子大。每服二十丸，温汤下，温酒、米饮皆可服，食后临卧。如大便不通，可倍丸数，以利为度。

④**方名**：龙齿补心汤。

主治：治诸虚不足，虚热潮来，心神惊惕，睡卧不宁，小便油浊。

组成：龙齿（另研）、人参（去芦）、熟地黄（洗，焙）、当归（酒浸，焙干）、桔梗（去芦）、酸枣仁（炒）、白茯苓（去皮）、茯神（去皮木）、肉桂（去皮）、麦冬（去心）、绵黄芪（蜜炙）、远志（水浸，去心，姜制，炒）、枳壳（麸炒）、半夏曲、白术（各一钱），甘草（炙，半钱）。

用法：上作一服，水二盅，生姜三片，粳米一撮，煎一盅，服无时。

⑤**方名**：茯苓琥珀汤（《卫生宝鉴》）。

主治：治膏粱湿热内蓄，不得施化，膀胱窍涩，小便数而少，脐腹胀满，腰脚沉重，不得安卧，脉沉缓，时时带数。

组成：茯苓（去皮）、白术、琥珀（各半两），炙甘草、桂心（各三钱），泽泻（一两），滑石（七钱），木猪苓（半两）。

用法：上为细末，每服五钱，煎长流甘澜水一盏调下，空腹食前，待少时以美膳压之。

⑥**方名**：茯神汤。

主治：治欲心太炽，思想太过，梦泄不禁，夜卧不宁，心悸。

组成：茯神（去皮，一钱半），远志（去心）、酸枣仁（炒，各一钱二分），石菖蒲、人参、白茯苓（各一钱），黄连、生地黄（各八分），当归（一钱，酒洗），甘草（四分）。

用法：水二盅，莲子七枚，捶碎，煎八分，食前服。

四、《症因脉治》

《症因脉治》为内科著作，由明代秦景明撰。后清代秦皇士补辑，刊于1706年。本书论述以内伤杂病为主的各种病证。主张先辨证候，次查病因，再审脉象，最后决定治法。书中对于每种疾病的辨证，均分列条目，清晰细致，理法分章，选方大多切于实用。书中首有专论六篇，其余各卷分列诸症，每症均分外感、内伤、有余、不足等。然后各病均按症、因、脉、治四项分述。以症为主，先辨其症，次明其因，再切其脉，然后据症、因、脉以定治法。

《症因脉治》记载了不寐证以及伴随不寐证候的临床表现、病因病机以及治法方药。此外，本书记载了对于伴随不寐症状的各类兼证的论治，供后世学者学习。

1. 兼证诊断及治法

【原文一】《症因脉治·卷二·咳嗽总论·外感咳嗽》

伤热咳嗽之症：咽喉干痛，面赤潮热，夜卧不宁，吐痰黄浊，或带血腥臭，烦躁喘咳，每咳自汗。此即痰饮门热痰嗽。

伤热咳嗽之因：湿热行令，热伤肺气，或时令应寒而反温，应凉而反热。

伤热咳嗽之脉：右脉洪数，洪为肺火，数为里热，洪数而滑，肺热痰结。

伤热咳嗽之治：寸口脉大，家秘泻白散。面赤潮热，柴胡饮子，栀连清肺饮，脉数而实，吐痰黄浊，凉膈散加川贝母。烦躁喘嗽，带血腥臭，犀角地黄汤加栀子、黄芩。

家秘泻白散：桑白皮，地骨皮，甘草，黄连，黄芩，石膏。

柴胡饮子：柴胡，黄芩，人参，大黄，陈皮，甘草，当归，白芍药。

栀连清肺饮：栀子，黄连，桔梗，甘草，杏仁，天花粉，黄芩，薄荷。

凉膈散：栀子，黄芩，黄连，大黄，桔梗，天花粉，连翘，薄荷，玄参，甘草。

犀角地黄汤：犀角，生地黄，牡丹皮，白芍药，栀子，黄芩。

【原文二】《症因脉治·卷二·咳嗽总论·内伤咳嗽》

积热咳嗽之症：面赤烦躁，嗽则多汗，夜卧不宁，清晨嗽多，小便赤涩，此积热咳也。

积热咳嗽之因：膏粱积热，酒客浩饮，热气聚于中焦，阳明受热，肺被火刑，则积热咳也。

积热咳嗽之脉：右关长大，或见浮洪，或见洪数，胃脉上朝，肺受火热。

积热咳嗽之治：家秘清胃汤，以清中焦；咳嗽不已，家秘泻白散。热结大肠，枳壳黄连汤。

家秘清胃汤：升麻，生地黄，黄连，栀子，甘草，干葛，石膏。

家秘泻白散：桑白皮，地骨皮，甘草，防风，荆芥，桔梗。

枳壳黄连汤：枳壳，黄连，甘草。

【原文三】《症因脉治·卷二·吐血咳血总论·外感吐血》

外感吐血之症：发热烦躁，面赤目赤，口干唇红，夜不得卧，从口吐出，纯血无痰，此外感吐血之症也。

外感吐血之因：内有积热，诸经火盛，外有风寒，束其肌表，血络热甚，不得外越，妄行上冲，从口呕出，故外感吐血，责之邪热妄行。

外感吐血之脉：脉必洪大；或见浮紧，表邪未解；或见沉数，里热炽盛；失血太多，若见芤涩。洪大和缓易治，沉细弦急难医。

外感吐血之治：若身痛发热，表邪未解，此太阳邪热攻冲，脉浮大而数者，羌活冲加减治之，佐以清胃之药。若表邪已散，身仍发热，目痛不眠，此阳明经邪热；脉长而数者，干葛石膏汤，佐以凉血之药；或用犀角地黄丸；耳聋寒热，兼用小柴胡汤；脉芤而涩者，归芍地黄汤；血紫胸痛，红花桃仁汤。外感门衄血，乃是表邪，今吐血门，乃是热邪在里。

羌活冲和汤：治太阳失汗，表邪未解者。羌活，黄芩，生地黄，荆芥，川芎，葛根，甘草。

葛根石膏汤：治阳明热盛，吐血不止者。葛根，石膏，栀子，黄芩，荆芥，牡丹皮，生地黄。热甚者加黄连；大便结，加大黄。

犀角地黄汤：生地黄，犀角，牡丹皮，栀子，白芍药，荆芥。

小柴胡汤：治吐血兼少阳经见证。柴胡，黄芩，陈皮，甘草。

归芍地黄汤：当归，白芍药，生地黄，牡丹皮，茯苓，山药，山茱萸，泽泻。

红花桃仁汤：红花，桃仁，牡丹皮，楂肉，赤芍药，泽兰，归尾，红曲。大便结，加酒煮大黄。

【原文四】《症因脉治·卷二·痰症论·内伤痰症》

郁痰之症：胸满饱胀，九窍闭涩，懊恼烦闷，或咽中结核，睡卧不宁，或肠胃不爽，饮食有妨，或气逆不利，倚肩喘息，郁痰之症也。

郁痰之因：七情所伤，易成郁结，肺气凝滞，脾元不运，思则气结，闷郁成痰。

郁痰之脉：多见沉涩沉迟寒郁，沉数为热，沉实顽痰，沉牢内结。

郁痰之治：寒郁辛散，香芎二陈汤。热郁清解，栀连二陈汤。肺经郁痰，节斋化痰丸。

香芎二陈汤：治寒痰。半夏，白茯苓，陈皮，甘草，香附，抚芎，白芥子。

栀连二陈汤：治热痰。半夏，白茯苓，陈皮，甘草，黄连，栀子。

节斋化痰丸：瓜蒌霜，天冬，海石，青黛，连翘，桔梗。

【原文五】《症因脉治·卷二·眩晕总论·外感眩晕》

燥火眩晕之症：身热烦躁，口渴引饮，夜卧不宁，头旋眼黑，小便赤涩，此燥火眩晕。

燥火眩晕之因：《经》谓厥阴司天，客胜则耳鸣掉眩。又云，肝肺太过，善忘，忽忽此皆运气加临之眩晕也。又有时令之热，感入肠胃，传于脏腑，上冲头目，则眼眩旋转。

燥火眩晕之脉：左脉躁疾，厥阴客胜；右脉躁疾，肺热眩晕；左右皆疾，肝肺太过。右脉躁疾，燥火伤气；左脉躁疾，燥火伤血。

燥火眩晕之治：左脉躁疾，厥阳掉眩者，柴胡清肝饮。右脉躁疾，肺热上冲者，清肺右躁疾，肝肺太过者，泻青各半汤。右手脉数，燥火伤气者，竹叶石膏汤。

柴胡清肝饮：治肝胆有热。柴胡，青皮，枳壳，栀子，木通，钩藤，苏梗，黄芩，知母，甘草。

清肺饮：桔梗，甘草，杏仁，天花粉，黄芩，栀子，薄荷，连翘。

泻青各半汤：家秘治木火刑金。黄芩，栀子，桑白皮，地骨皮，甘草。

竹叶石膏汤：石膏，麦冬，竹叶，人参，半夏，知母，甘草。

归芍大黄汤：当归身，白芍药，川大黄，牡丹皮。

【原文六】《症因脉治·卷二·眩晕总论·内伤眩晕》

血虚眩晕之症：血虚即阴虚也，形体黑瘦，五心常热，夜多盗汗，睡卧不宁。头面火升，则眼花旋转。火气下降，则旋晕亦止，不比外感之常晕不休，不比痰火之暴发暴作。

血虚眩晕之因：阳络伤，则血外溢上逆。阴络伤，则血内溢下泄，凡此亡血成虚，而为室，此阴血内耗，血海干枯，而为眩晕者也。

血虚眩晕之脉：脉多细涩。细而不数，血虚无热；细而带数，血虚有热；左寸细涩，心血不足；左关细涩，肝不藏血；右关细涩，脾不统血；两尺细数，肾阴枯竭。

血虚眩晕之治：血从下泄，伤于阴络，血虚无火，脉细不数者，归脾汤、补中益气汤。心丹，合安神丸。肝血不足，血虚无火，左关细涩者，逍遥散；血虚有火，左关细数者，知柏四物汤。脾阴不足，血虚无火，右关细涩者，归脾汤；血虚有火，右关细数者，加味当归补血汤。肾阴不足，水虚无热，尺脉不数者，八味丸；水虚有火，尺脉洪数者，知柏天地煎、知柏肝肾丸，古方用玄武胶一味，阴虚火旺最效。

归脾汤：白术，白茯神，远志，酸枣仁，当归，黄陈皮，白芍药，甘草，牡丹皮，栀子，人参。《家秘》加升麻、柴胡，即合补中益气汤，以升举中气。

补中益气汤：治脾元虚弱，久泻下陷之症。人参，白术，黄当归，陈皮，炙甘草，升麻，柴胡。久滑不止，加诃子、肉果。家秘加茯神、酸枣仁，以治久泻伤阴，不得安卧之症，即合归脾汤。

天王补心丹：人参，玄参，丹参，五味子，柏子仁，当归，远志，桔梗，生地黄，天冬，麦冬，甘草。

安神丸：治痰迷心窍。麦冬，白茯神，山药，辰砂，甘草，马牙硝，寒水石。痰多，加胆星，甚则加牛黄；心火，加黄连；肺火，加黄芩；肝火，加栀子；肾火，加黄柏；虚人，加人参。

知柏四物汤：当归，白芍药，川芎，怀熟地黄，黄柏，知母。

加味补血汤：当归，黄芪，知母，黄柏。

【原文七】《症因脉治·卷二·呕吐论·内伤呕吐》

胃火呕吐之症：食入即吐，其味或酸或苦，五心烦热，夜卧不宁，口中干渴，二便阻涩，此胃火呕吐之症也。

胃火呕吐之因：或恼怒伤肝，肝火时动；或忧思郁结，火起于脾；或过食膏粱，火起于胃；或阴虚火旺，相火上冲，火气上炎，呕吐作矣。

胃火呕吐之脉：脉多洪数，左关洪数，肝胆之火；右关洪数，火在脾胃。

胃火呕吐之治：胃火旺，《家秘》清胃汤，合栀连平胃散、栀连二陈汤、栀连正气散。肝火动者，栀连柴胡汤。心火旺者，导赤各半汤。阴虚火旺，四物汤加知柏。

《家秘》清胃汤：治胃热呕吐。升麻，干葛，黄连，栀子，甘草，竹茹。

栀连平胃汤：即平胃散加栀子、黄连。

栀连二陈汤：二陈汤加栀子、黄连。

栀连正气散：栀子，黄连，藿香，浓朴，陈皮，半夏，甘草，苍术，竹茹，白茯苓。

栀连柴胡汤：治肝火呕吐。栀子，黄连，柴胡，黄芩，半夏，陈皮，甘草。

【原文八】《症因脉治·卷四·泄泻论·附五更泄泻》

肝火泻之症：胁肋常痛，痛连小腹，夜多不寐，每至五更，小腹左角一泛，急欲登厕。火性急速，一泻即止，此肝火泄泻之症也。

肝火泻之因：或恼怒伤肝，肝气怫逆，或积热在内，肝胆不宁，肝主施泄，木旺寅卯，至五更生旺之时，则肝火发泄而泻作矣。

肝火泻之脉：左关洪大，肝火之诊，左脉弦长，亦主肝实，弦为木象，数则为热。

肝火泻之治：龙胆泻肝汤、左金丸、柴胡栀连汤。木火乘脾，栀连戊己汤、加味逍遥散。

龙胆泻肝汤：柴胡，黄芩，栀子，知母，麦冬，黄连，人参，龙胆草，甘草，大黄。

左金丸：黄连，吴茱萸。二味同研。

柴胡栀连汤：柴胡，黄芩，陈皮，甘草，黄连，栀子。

栀连戊己汤：治肝火入太阴泄泻。加味逍遥散去当归、牡丹皮。

【按语】

上文阐述了肝火泄泻致不寐的症状、病因以及治法方药。怒伤肝，肝气上逆，或者肝胆郁热不宁，胁肋疼痛，扰动心神而不寐，肝属木，主疏泄，木旺寅卯，故至五更（寅正四刻，即早上4点48分左右）肝火发泄，左小腹疼痛而腹泻。可用龙胆泻肝汤、左金丸、柴胡栀连汤、栀连戊己汤、加味逍遥散加减治疗。

【原文九】《症因脉治·卷四·腹痛论·外感腹痛》

燥火腹痛之症：满腹刺痛，攻注胁肋，口渴身热，烦躁不寐，小便黄赤，不吐不泻，此燥火腹痛之症也。

燥火腹痛之因：或令值燥热，或燥金司政，燥气伤人，肠胃干涸，不得流利，不通则痛，此燥火腹痛也。

燥火腹痛之脉：多见躁疾，躁则为燥，疾则为热，躁疾兼见，则为燥热。

燥火腹痛之治：脉数应下者，芍药黄连汤。攻刺胁肋者，柴胡清肝饮。目黄便赤，痛连小腹，合《本事》凉膈散。

芍药黄连汤：当归，黄连，大黄，甘草，赤芍药。失气者倍大黄。

柴胡清肝饮：治肝胆有热。柴胡，青皮，枳壳，栀子，木通，钩藤，苏梗，黄芩，知母，甘草。

龙胆泻肝汤：黄芩，栀子，知母，天冬，麦冬，龙胆草，黄连，柴胡，人参，甘草。

葛根石膏汤：干葛，石膏，知母，粳米。

木通汤：羌活，木通。

四顺饮：当归，大黄，白芍药，怀生地黄。

《本事》凉膈散：芍药，连翘，薄荷，大黄，桔梗，栀子仁，葛根。

【按语】

上文阐述了燥火腹痛烦躁不寐的症状、病因病机以及治法方药。天气燥热，燥气侵入人体，肠胃失于濡润而干涸，滞涩不通，不通则痛，致腹部刺痛，口渴身热，烦躁不寐。可用芍药黄连汤、柴胡清肝饮等对症加减治疗。

【原文十】《症因脉治·卷四·腹痛论·内伤腹痛》

热积腹痛之症：身热腹热，烦躁不寐，时作时止，痛则汗出，或痛而作声，或痛而一泛即欲下痢，一利即止，此热积腹痛之症也。

热积腹痛之因：或膏粱酒热，日积于中，或心肝火动，煎熬于内，或多食过饱，停积发热，凡此皆热积腹痛之症也。

热积腹痛之脉：右关滑数，肠胃积热。左关弦急，肝胆有火。热积内伏，脉反沉伏，按之良久，应指劈劈。

热积腹痛之治：膏粱浓味者，枳壳黄连汤。痛而欲痢，痢后稍减，片时复痛，承气汤选用。酒热成积者，栀连平胃散，加枳、葛。食积发热者，保和丸，加枳、连。右关洪数者，清胃汤。左关洪数者，龙胆泻肝汤。

枳壳黄连汤：枳壳，黄连。胸前满闷加砂仁末。小便不利加木通、滑石。大便结加大黄、玄明粉。

承气汤：大黄，枳壳，浓朴，芒硝。

栀连平胃散：浓朴，陈皮，甘草，栀子，葛根，熟苍术，黄连，枳壳。小便赤加木通、滑石。大便结加大黄、芒硝。胸满闷加砂仁、白蔻仁。

保和丸：山楂，神曲，半夏，白茯苓，莱菔子，陈皮，连翘。积热重加黄连。胸满闷加枳壳、浓朴。

清胃汤：升麻，栀子，甘草，牡丹皮，黄连。

龙胆泻肝汤：柴胡，黄芩，栀子，知母，天冬，麦冬，龙胆草，人参，甘草，黄连。

【按语】

上文阐述了热积腹痛烦躁不寐的症状、病因病机以及治法方药。过食膏粱酒内积湿热，或者心肝火热，或者暴饮暴食，郁积不化而生湿热，皆会导致身热腹痛，烦躁不寐，且时作时止，一利即止。可用枳壳黄连汤、承气汤等对症加减治疗。

【原文十一】《症因脉治·卷四·大便秘结论·内伤便结》

积热便结之症：内热烦躁，口苦舌干，小便赤涩，夜卧不宁，腹中胀闷，胸前苦浊，大便不行，此积热便结之症也。

积热便结之因：或膏粱积热，热气聚于脾中而不散，或过服温热，热气伏于大肠而干结，皆能令人大便闭结也。

积热便结之脉：右寸细数，肺热下遗。右寸大数，大肠积热。右关细数，脾家之热。

积热便结之治：肺热下遗大肠，清肺饮。大肠积热者，黄连枳壳汤。

清脾饮：治食滞太阴，脾有痰饮，寒热发疟之症。青皮，浓朴，白术，草果，柴胡，黄芩，茯苓，半夏，甘草，生姜，大枣。寒热，加柴胡。恶寒发热，加羌活。口干，加知母、葛根、天花粉。

黄连枳壳汤：黄连，枳壳。各半同煎。

黄连戊己汤：黄连（一钱），白芍药（五钱），甘草（一钱）。

【原文十二】《症因脉治·卷四·痢疾论·外感痢疾》

燥热痢之症：内热烦躁，口燥舌干，腹痛频并，脓血稠黏，枯涸难下，肛门热痛，小便全无，夜卧不宁，此燥热痢症也。如口渴唇干，燥伤阳明也。热结膀胱，燥伤太阳也。寒热口苦，燥伤少阳也。

燥热痢之因：燥火之年，赫曦流涸，时当夏秋，丙丁用事，膀胱壬水，已绝于巳，肾家伤气，则气液凝聚而成白积。燥火伤血，则血液凝聚而成赤积。气血俱伤，则成赤白之痢。

燥热痢之脉：脉必洪数，浮数伤表，沉数伤里，洪数伤气，细数伤血。

燥热痢之治：燥伤血分者，当归大黄丸，散热清燥，次用当归金银花汤，润燥滋燥。燥分者，枳壳大黄汤，合益元散，燥热退，一味生津养血，不比湿热痢，可用香连丸苦燥于前，又不可用五苓散、白术散，燥脾于后。此症禁发汗、利小便、燥脾三条，河间云：下痢红积，腹中痛甚，乃燥热伤气血也。

当归大黄丸：治燥伤血分，下痢赤积，腹中作痛。当归，大黄。应急下者，合天水散；应缓下者，合戊己汤。

当归金银花汤：治燥火伤血，凉血润燥。当归，金银花，生地黄，生甘草。

枳壳大黄汤：治燥伤气分，下痢白积，腹中作痛。大黄，枳壳，桔梗，甘草。

河间芍药黄连汤：治燥热气血两伤，下痢腹痛者。当归，大黄，甘草，赤芍药，黄连。气滞者，加木香、槟榔。

【原文十三】《症因脉治·卷三·痹证论·内伤痹症》

肝痹之症：即筋痹也。夜卧则惊，多饮数小便，腹大如怀物，左胁凝结作痛。

肝痹之因：逆春气则肝气怫郁，恼怒伤肝则肝气逆乱，惊动魂魄，则肝气不宁。

肝痹之脉：左关弦数，肝家有热。或见沉滞，肝家郁结。或见虚弦，肝家少血。

肝痹之治：左关弦数者，泻青丸或泻肝汤。左关沉滞者，柴胡疏肝散。

泻青丸：当归，龙胆草，川芎，栀子，大黄，羌活，防风。

柴胡疏肝散：柴胡，陈皮，川芎，芍药，枳壳，香附，甘草。

逍遥散：白术，白芍药，当归，甘草，柴胡，陈皮。

补肝散：山茱萸，当归，北五味子，山药，黄酸枣仁，川芎，木瓜，熟地黄，白术，独活。

【原文十四】《症因脉治·卷三·痹证论·内伤痹症》

心痹之症：即脉痹也。脉闭不通，心下鼓暴，嗌干善噫，厥气上则恐，心下痛，夜卧不安，此心痹之症也。

心痹之因：或焦思劳心，心气受伤，或心火妄动，心血亏损，而心痹之症作矣。

心痹之脉：左寸沉数，沉为心痛，数为心热。或散而大，散则失志，大则失血。

心痹之治：心火盛者，导赤各半汤。心神失守者，安神丸。虚弱人，当归汤。

导赤各半汤：黄连，甘草，生地黄，木通，栀子，麦门冬，犀角。

朱砂安神丸：朱砂，黄连，生地黄，当归。

天王补心丹：人参，玄参，丹参，桔梗，远志肉，酸枣仁，柏子仁，天冬，麦冬，五味子，当归，生地黄。

【原文十五】《症因脉治·卷三·肿胀总论·外感肿症》

燥火身肿之症：喘促气急，两胁刺痛，身面浮肿，烦躁不得卧，唇口干燥，小便赤涩，即河间燥伤肺气，节斋先喘后肿之症也。

燥火身肿之因：时值燥令，燥火刑金，绝水之源，肺气焦满，清化不行，小水不利，气道闭塞，而燥火肿症作矣。

燥火身肿之脉：或见浮数，燥伤于表；或见沉数，燥伤于里；或见躁疾，燥伤于血。

燥火身肿之治：若时令秋燥，竹叶白虎汤。燥伤于血，清凉饮子。有咳嗽，石膏泻白散。

竹叶石膏汤：竹叶，石膏，桔梗，木通，薄荷，甘草。咳嗽加桑白皮、地骨皮。

清凉饮子：黄芩，黄连，薄荷，玄参，当归，芍药，甘草，栀子，牡丹皮。

石膏泻白散：石膏，知母，桔梗，甘草，桑白皮，地骨皮。

【原文十六】《症因脉治·卷三·肿胀总论·内伤肿症》

脾热身肿之症：面肿目黄，烦躁不卧，皮肤常热，小便赤，大便时泄时结，常肿不退。

脾热身肿之因：膏粱浓味，日积月累，热聚脾中，则脾热肿之症作矣。

脾热身肿之脉：右关弦数，热积中州；左关弦数，肝热乘脾；右关沉滑，痰饮在胸。

脾热身肿之治：加味泻黄散、栀连枳壳汤。兼肝火者，龙胆泻肝汤。胸前满闷，栀连平胃二陈汤，或倍加黄连、枳实以消痞，或加升麻、干葛以宣扬。二便闭，八正散，白芍药同黄连，大清脾经之火。家秘戊己汤，加黄连，清脾热，兼清肝火。

加味泻黄散：藿香，栀子，石膏，甘草，防风，大黄，白芍药。

栀连枳壳汤：枳壳，浓朴，陈皮，甘草，栀子，黄连。

栀连平胃散：即平胃散加栀子、连翘。

栀连二陈汤：即二陈汤加黄连、栀子。

戊己汤：《家秘》清肝脾血分之火。白芍药，甘草，黄连。

【原文十七】《症因脉治·卷三·肿胀总论·内伤腹胀》

肝火腹胀之症：目睛黄，两胁痛，小腹胀急，或攻刺作痛，或左边胀甚，小便赤，夜不得寐，此肝火腹胀之症也。

肝火腹胀之因：或恼怒伤肝，肝气怫郁，或浩饮酒伤，热聚于胆，木火乘脾，则膈塞不利，而腹胀之症作矣。

肝火腹胀之脉：左关弦数，或见沉弦，或见沉数，或见促止，或见模糊，沉细弦数，肝家之火，浮大弦数，胆经之热。

肝火腹胀之治：轻者清肝饮，未应，泻肝汤，或左金丸。

清肝饮：柴胡，黄芩，栀子，连翘，桔梗，川芎，甘草。

龙胆泻肝汤：龙胆草，柴胡，黄芩，栀子，连翘，知母，麦冬，黄连，人参，甘草。

左金丸：黄连，吴茱萸。二味同浸炒，去吴茱萸，用黄连丸服。

2. 不寐诊断及治法

【原文一】《症因脉治·卷三·不得卧论·外感不得卧》

表热不得卧之症：发热身痛，无汗烦热，不得卧，太阳经表热症也。目痛鼻干，身大热，不得卧，阳明经表热症也。时寒时热，寒热往来，不得卧，少阳经表热症也。

表热不得卧之因：风寒伤于太阳，郁而发热，则烦热不得卧。风寒伤于阳明，郁而发热，则烦躁不得卧。风寒伤于少阳，郁而发热，则懊恼不得卧。

表热不得卧之脉：人迎浮紧，太阳表热，右关洪长，阳明表热，左关浮弦，少阳表热。

表热不得卧之治：太阳表热，不得卧而无汗者，冬月，北方人宜麻桂汤，南方人宜羌活汤。阳明表热不得卧，干葛升麻汤。少阳表热不得卧，小柴胡汤。

羌活汤：羌活，独活，柴胡，防风。

小柴胡汤：柴胡，黄芩，陈皮，半夏，甘草，人参。胸热痞满，去人参，加黄连、枳壳；渴，去半夏，加花粉。

【原文二】《症因脉治·卷三·不得卧论·外感不得卧》

里热不得卧之症：身热汗出，渴而引饮，小便不利，太阳经里热也。烦渴消水，口燥唇焦，大便坚结，阳明经里热也。寒热口苦，胁痛干呕，少阳经里热也。

里热不得卧之因：太阳失用解表，则传膀胱之本；阳明失用解表，则传阳明之里；少阳失用解表，则传少阳之里。邪热传里，则烦躁不得卧矣。

里热不得卧之脉：左尺沉数，太阳里热，右关沉数，阳明里热，左关弦数，少阳里热。

里热不得卧之治：太阳里热，冬月五苓散，《家秘》用木通羌活汤。阳明里热，白虎汤。有下症者，承气汤下之。少阳里热，《家秘》黄芩汤。

五苓散：猪苓，泽泻，白术，肉桂，白茯苓。

白虎汤：知母，石膏，粳米，甘草。

承气汤：枳壳，浓朴，大黄。

《家秘》木通羌活汤：木通，桔梗，羌活，荆芥。

《家秘》黄芩汤：黄芩，栀子，柴胡，甘草。

【原文三】《症因脉治·卷三·不得卧论·外感不得卧》

半表半里不得卧之症：太阳病二三日不得卧，心下闭结，汗吐下后，反复颠倒，心中太阳经半表半里热也。咽燥口干，发热汗出，烦躁不眠，阳明经半表半里热也。往来寒热，胸胁苦满，心烦喜呕，不得眠，少阳经半表半里热也。

半表半里不得卧之因：表邪传里，里不受邪，邪搏心胸，半表半里之间，懊侬烦呕。

半表半里不得卧之脉：左关数大，下连乎尺，太阳半表半里也。左关独弦，少阳半表半里也。右关独大，浮沉皆得，阳明半表半里也。

半表半里不得卧之治：太阳者，羌活冲和汤。少阳者，小柴胡汤合栀子豆豉汤。阳明者，竹叶石膏汤合知母葛根汤。

羌活冲和汤：羌活，黄芩，防风，苍术，川芎，生地黄，细辛，白芷，甘草。唇干口渴，去川芎、细辛，以干葛易白芷。胸前饱闷，去生地黄，加枳壳。

【原文四】《症因脉治·卷三·不得卧论·外感不得卧》

血热不得卧之症：昼则了了，夜则发热，睡中盗汗，心烦惊起，此血伏邪热之症也。

血热不得卧之因：阳邪陷入血分，则阴被阳乘，正所谓血中伏火，阴分不宁。

血热不得卧之脉：脉多沉数。左关沉数，少阳血热；左尺沉数，太阳血热。

血热不得卧之治：清阴中伏火，丹溪有知柏四物汤。左尺沉数，加羌活、独活。左关沉数，加柴胡、栀子。右关沉数，加升麻、葛根。睡中盗汗，时时惊醒，当归六黄汤。

当归六黄汤：当归，黄连，黄芩，黄柏，黄芪，生地黄，熟地黄。

【原文五】《症因脉治·卷三·不得卧论·外感不得卧》

气热不得卧之症：昼则发热，夜则身凉，是阳气伤于阳分而不得卧也。昼则发热烦躁，夜亦发热烦躁，是气受邪热，重阳无阴而不得卧也。

气热不得卧之因：春温夏热，阳火炽盛，气分受邪，则发热闷乱，烦躁不宁，而不得卧。

气热不得卧之脉：脉多浮数。左脉浮数，太阳有热；左关弦数，少阳有热；气口浮数。

气热不得卧之治：左脉浮数，羌活败毒散加黄柏、知母。左关数大，柴胡饮子。右关洪数，白虎汤。骨节烦热，地骨皮散。

羌活散：即败毒散，加黄柏、知母。

柴胡引子：柴胡，黄芩，陈皮，人参，甘草，大黄。

地骨皮散：地骨皮，柴胡，知母，黄芩，人参，甘草。

【原文六】《症因脉治·卷三·不得卧论·外感不得卧》

余热不得卧之症：这表汗已出，表邪已退，身不发热，但睡中盗汗，小便色黄，夜多烦躁，口苦舌干，不得安睡，此余热未尽，不得卧之症也。

余热不得卧之因：热病时，或出汗未彻，邪留经络，或热气未除，得谷太早，补其邪热，则生烦躁而夜不得安卧矣。

余热不得卧之脉：多见细数，或见沉数。左尺数者，太阳余热。左关数者，少阳余热。右关数者，阳明余热。

余热不得卧之治：太阳余热，五苓散、木通羌活汤下。少阳有热，栀子柴胡汤。阳明有热，竹叶石膏汤。太阳余热，五苓散、木通羌活汤调下。

栀子柴胡汤：栀子，柴胡，黄芩，竹茹，知母，甘草。

竹叶石膏汤：知母，石膏，竹叶，甘草。

【原文七】《症因脉治·卷三·不得卧论·外感不得卧》

虚烦不得卧之症：身表已纯，口虽作渴，不能消水，二便清利，神气懒怯，时时欲睡，时时惊醒，此虚烦不得卧之症也。

虚烦不得卧之因：或发汗太过，亡其津液，或误下伤里，中气受伤，或妄用吐法，重伤上焦氤氲之气。凡此皆能致虚烦不得卧也。

虚烦不得卧之脉：脉多虚软，或见虚涩。若见空大，中气衰极。若见细数，精血已竭。

虚烦不得卧之治：见空大者，补中益气汤，加黄柏、知母。脉见细数者，生脉散，合凉天地煎。真阳不足，心神失守者，酸枣仁远志汤，甚则八味肾气丸。

补中益气汤：人参，白术，当归，黄陈皮，甘草，升麻，柴胡。

酸枣仁远志汤：酸枣仁，远志，当归，白茯神，白芍药，麦冬，龙眼肉。

八味肾气丸：生地黄，牡丹皮，泽泻，山药，山茱萸，白茯苓，肉桂，附子。

【原文八】《症因脉治·卷三·不得卧论·内伤不得卧》

肝火不得卧之症：胁肋时胀，夜卧常惊，口渴多饮，腹大如怀，小腹季胁牵引作痛，痛连阴器，此肝火不得卧也。

肝火不得卧之因：或因恼怒伤肝，肝气怫郁，或尽力谋虑，肝血有伤，肝主藏血，阳火扰动血室，则夜卧不宁矣。

肝火不得卧之脉：左关独大，或见弦数，或见弦滑。寸关洪大，木火通明。寸关沉数，木燥火生。关大连尺，龙雷火升。

肝火不得卧之治：恼怒伤肝，肝火拂逆，疏肝散。谋虑伤肝者，四物汤加栀子、黄连。木燥火生者，龙胆泻肝汤。左尺脉大，《家秘》肝肾丸。

疏肝散：柴胡，苏梗，青皮，钩藤，栀子，白芍药，陈皮，甘草。

【原文九】《症因脉治·卷三·不得卧论·内伤不得卧》

胆火不得卧之症：膈寒不利，胁肋胀满，胆火乘脾也。心烦躁乱，恍惚不宁，胆涎沃心也，甚则目黄目赤，夜不能寐。此胆火不得卧之症也。

胆火不得卧之因：或因肝胆怫郁，木不条达，或酒食不节，湿热聚于胆家，或恼怒伤肝，胆气上逆，炼胃汁，成痰成饮，则夜不得卧也。

胆火不得卧之脉：右关弦大，胆火乘脾，左关弦数，胆火不宁，寸关弦滑，胆涎沃心。

胆火不得卧之治：胆火乘脾者，清胆竹茹汤。左关独大，龙胆泻肝汤，加胆星。胆涎沃心者，胆星汤合泻心汤、牛黄清心丸。

清胆竹茹汤：柴胡，黄芩，半夏，陈皮，甘草，竹茹。

胆星汤：陈胆星，橘红，苏子，钩藤，石菖蒲，甘草。

泻心汤：黄连，半夏，甘草。

牛黄清心丸：真牛黄，犀角，羚羊角，辰砂，陈胆星，天竺黄，麝香，薄荷叶，雄黄，防风，冰片。

【原文十】《症因脉治·卷三·不得卧论·内伤不得卧》

肺壅不得卧之症：喘咳气逆，时吐痰涎，右胁缺盆，牵引作痛，甚则喘息倚肩，卧下气逆。此肺壅不得卧之症也。

肺壅不得卧之因：或肺素有热，金被火刑，或肺家有痰，肺气闭塞，或肺燥液干，肺热焦满，或肺家有寒，肺气不利，凡此皆成肺壅不得卧之症也。

肺壅不得卧之脉：右寸数大，金被火刑。若见沉滑，肺痰内停。寸口细数，肺液干枯。寸脉沉迟，肺受寒凝。

肺壅不得卧之治：肺素有热者，《家秘》泻白散。痰壅肺窍者，苏子杏子汤，加半夏、瓜蒌仁。肺燥液干者，《家秘》润肺饮。肺有寒者，《家秘》温肺汤。

《家秘》泻白散：桑白皮，地骨皮，甘草，黄芩，栀子，黄连。

苏子杏子汤：紫苏子，杏仁，半夏，瓜蒌仁，枳壳，桔梗。

《家秘》润肺饮：米仁，百合，杏仁，人参，天冬，麦冬，知母，五味子。

《家秘》温肺汤：款冬花，生姜，陈皮，百部，紫苏子，桔梗。

【原文十一】《症因脉治·卷三·不得卧论·内伤不得卧》

胃不和不得卧之症：胸前满闷，不思饮食，嗳气吞酸，恶心呕吐，或头眩眼黑，睡则气逆，此胃不和卧不安之症也。

胃不和不得卧之因：胃强多食，脾弱不能运化，停滞胃家，成饮成痰，中脘之气，窒塞不舒，阳明之脉，逆而不下，而不得卧之症作矣。

胃不和不得卧之脉：右关滑大，痰多火少，滑而若数，火痰相兼，滑大沉实。

胃不和不得卧之治：右关滑大不数，二陈平胃散，加石菖蒲、海石最佳。滑大数实。二陈平胃散加栀连。若大便坚结，导痰汤，胃脘作痛者，方可用滚痰丸下之，甚则小胃丹。

二陈平胃散：即二陈汤合平胃散。

导痰汤：胆星，橘红，半夏，枳壳，甘草，白茯苓。

滚痰丸：青礞石，大黄，黄芩，沉香。

小胃丹：芫花，甘遂，大戟，大黄，黄柏。上照原方合服。

【原文十二】《症因脉治·卷三·不得卧论·内伤不得卧》

心血虚不得卧之症：心烦躁乱，夜卧惊起，口燥舌干，五心烦热，此心血不足。

心血虚不得卧之因：曲运神机，心血耗尽，阳火旺于阴中，则神明内扰，而心神不宁。

心血虚不得卧之脉：左寸细数，沉按多疾。若见钩洪，心火旺极，肝脉若数，木火通明。尺脉若数，水竭火盛。

心血虚不得卧之治：阴虚则阳必旺，故心血不足，皆是火症，宜壮水之主，以制阳光。治宜滋阴降火，用归芍天地煎、黄连安神丸，虚人天王补心丹。

归芍天地煎：即天地煎加当归、白芍。

【原文十三】《症因脉治·卷三·不得卧论·内伤不得卧》

心气虚不得卧之症：二便时滑，目漫神清，气怯倦怠，心战胆寒，时时欲睡，睡中自醒，喜热恶冷，此心气虚不得卧之症也。

心气虚不得卧之因：真阳素乏，木不生火，心气虚则心主无威，心神失守，而夜卧不宁。

心气虚不得卧之脉：左寸浮散，按之无神，左关无力，木不生火。

心气虚不得卧之治：脉散无神，人参养荣汤、归脾汤。肝肾脉迟者，八味丸。左关脉弱者，补肝散。脉若带数，即非心气虚，乃心血不足，不得妄引此条。

人参养荣汤：人参，白芍药，陈皮，黄桂心，当归，白术，甘草，熟地黄，茯苓，五味子，远志。

归脾汤：当归，白术，人参，甘草，白茯苓，木香，远志，黄酸枣仁，龙眼肉。

八味丸：即六味丸，加肉桂、附子。

补肝散：山茱萸，当归，北五味子，山药，黄酸枣仁，川芎，木瓜，熟地黄，白术，独活。

第八章 清代时期

清代时期，许多学者对前期不寐的认识进行归纳总结，并陈述各自对旧言论的新见解。

林珮琴《类证治裁·卷四》将“卧不安”“不得寐”“不得眠”“不眠”等语汇，直接纳入“不寐论治”专篇，对五脏情志、阴阳失调等所致不寐的病机和方药进行汇总分析。《类证治裁》中亦说：“不寐者，病在阳不交阴也。”这些都阐明了阳盛阴伤、阴阳不交而致不寐这一论断，林珮琴对不寐的辨证论述，从不同的证型解释了不寐的病机是阳不交阴，即阴虚不得纳阳，阳虚不得入阴。实证不寐多由痰湿、痰火或心火致病，病位在胃、胆、心，治疗除了安神药物外，多选半夏、茯苓、陈皮、橘红等化痰除湿的药物，以及栀子，淡豆豉、牡丹皮等清心凉血的药物。虚证不寐多由素体久虚、久病，情志过极，气虚、血虚（或气血两虚）不能安神而致病，病位在心、肝、脾、肾、肺，主要在心、肝。治疗多在补益气血，调节情志的基础上调节营卫，以助睡眠。林珮琴在不寐的治疗上不拘泥于前人论述，根据患者的不同情况灵活变通，其对不寐的辨证理论对现代中医治疗不寐证具有指导意义。

清末医家王清任则弥补前人在失眠病因学方面的不足，在《医林改错》中明确指出“夜寐多梦是血瘀”，并认为“瘀血”也是本病发病的主要症结之一，他提出运用“血府逐瘀汤”治疗不寐证，丰富了本病的治疗思路。血府逐瘀汤出自王清任《医林改错》，由桃仁、红花、当归、川芎、生地黄、枳壳、柴胡、桔梗、牛膝、赤芍、甘草十一味中药组成。王清任善于用血府逐瘀汤治疗失眠，如夜不寐症、夜寐梦多症、坐时困倦而卧反精神症、寐时胸不任物症、寐时胸必任物症。现代药理学研究表明，血府逐瘀汤能增加脑供血，促进神经细胞恢复，改善睡眠。

清代温病学派的昌盛，对于失眠的研究，也是一个良好的契机。医家认为热病的各个环节，皆可导致不寐的出现。但随着病情的发展，病机也为之变化。叶桂认为，不寐总由“阳不交阴”所致，多涉及肺、胃、肝等脏腑。吴鞠通则从上焦、中焦、下焦分层论治，并记述了多种病因病机，如“热扰胸膈”“热入营分”“心肾不交”“气阴两虚”等，其《温病条辨》卷二、卷三中有太阴寒湿、少阴温病、阳不入阴等不寐的病机理论，并提出从三焦论治不寐的学术观点。《吴鞠通医案》所载不寐之证，可分为热盛、肝郁、胃失和降、水饮、阴虚5类。热邪亢盛，耗伤阴液，则阳不入阴，可致不寐；肝郁气滞，阴阳气机不调，亦可致阳不入阴，出现不寐；脾升胃降，为中焦气机枢纽，脾胃不和，胃不和则卧不安，可致不寐；水饮停滞，“胃居中焦，为阳气下交之道路，中寒饮聚，致令阳气欲下交而无路可循，故不寐也”（《温病条辨》）；阴液亏虚，阳不入阴，可致不寐。因此，不寐的病机总因阳不入阴，或为阳亢于上，或为阴虚于下，或因阴阳不交。在治疗时，根据具体病因，或清热，或养阴，或疏肝和胃，终使阴阳和调、阳交于阴。此外，吴氏还提出“肝主血，络亦主血，故治肝者必治络”，这些治则治法在临床均具有很高的参考价值。

《张聿青医案》宗中医理论之源，引临证实践之经验，强调调整阴阳，疏通卫气，交通心肾，开塞行气。张氏将睡眠的中医认识分门别类，通过调整阴阳、脏腑功能、内外协同，以及局部调解脾、胃、肝、胆，构成一个比较完整的调解体系。根据不同的病因，治理不同的调解部门。其论治失眠以胃不和则卧不安，脏腑失和则卧不安，湿痰阻滞则卧不安，阴阳不和则卧不安，“体丰多湿之人易不寐”“病后体虚常不寐”“痰使人不寐”等为基础，用药讲究方寸，既抓住主症，又兼顾辅症。在治疗失眠的方药中，主要选用的药物依次是茯神，炒酸枣仁，制半夏，煅龙齿，广陈皮，竹茹，夜交藤，反映了张氏的用药侧重点。从现代药理来分析，这些药物也有较好的镇静催眠作用。张氏医案论治失眠，无一成方，均系个人临证心得，但理法方药合理，使人容易理解。在处方中加入成药，也是清代医家的治疗特色之一。

至此，“不寐”有了较清晰的界定，成为统一“卧”“眠”“寐”等相关术语，表达“不寐”概念的广义病名，并有了相对系统的因机证治理论。而随着对不寐的了解越来越深入广泛以及清晰，治疗不寐成果的医案也随之增多，《临证指南医案》《吴鞠通医案》《张聿青医案》等增添了许多不寐相关医案，其中不乏不寐治愈成功的案例，也不乏他病转成不寐的医案，这些都对后世临床治疗不寐有着重要的启示作用。

一、《类证治裁》

《类证治裁》，清代林珮琴撰，全书共8卷，附录1卷，成书于1839年。作者谓治病之难在于识证，识证之难在于辨证，而辨证的重点则是阴阳虚实、六淫七情及病机病位，故著此书以明之。书中医论以《黄帝内经》为宗，并广采历代各家，择善而从，务切实用，不以名气大小为取舍标准。《类证治裁》善于抓住疾病的本质，用简练的语言，揭示辨证施治的大纲，然后再层层推勘，分列子目，如虚损篇中将古人繁复的虚证分型归纳为阴虚、阳虚两大类。以不寐篇为例，依次分为心血不足、肝虚受邪、营卫俱虚、胆火郁热、肾阴久亏、孤阳浮越、心火焦烦、惊恐伤神、思虑伤脾、胆虚、心胆俱怯、病后虚烦、虚劳烦热、高年血衰、喘不得寐、卧易惊醒、通宵不寐、烦不得寐服药不效、病久余热不止遗精诸条，每条出方或列药，不过二三十字，可谓言简意赅，搜罗详备。《类证治裁》是一部内容丰富、切合实用的临床参考书，在中医内科发展史上有较大贡献，影响深远，近代许多内科文献均征引该书。

在不寐方面，《类证治裁》记载了不寐的病因病机，并将其按虚证、实证分类进行辨析，此外，对于不寐的治法用药也有一定的考量。

1. 病因病机

【原文】《类证治裁·卷之四·不寐论治》

阳气自动而之静，则寐。阴气自静而之动，则寤。不寐者，病在阳不交阴也。《灵枢》曰：卫气日行于阳，夜行于阴，厥气客于脏腑，则卫气行于阳，不得入于阴。行于阳则阳气盛，阳气盛则阳跷满，不得入于阴则阴气虚，故目不瞑。卫气留于阴，不得行于阳。留于阴则阴气盛，阴气盛则阴跷满，不得行于阳则阳气虚，故目闭。

【按语】

上文阐述了营卫循行及阴阳跷脉生理对于睡眠的重要性。阳气兴奋，主昼；阴气静谧，主夜。卫气白天行于阳经，夜晚行于阴经，由于卫气从阳经至阴经，再从阴经到阳经这样不断循环的过程，人体自然也有了从清醒到睡眠，再从睡眠到清醒的一个不断交替的过程。这一思想约可追溯到《灵枢·营卫生会第十八》和《灵枢·邪客第七十一》。卫气不入阴经，独行阳经而阳气盛，人体保持清醒的状态，阳气盛而致阴虚，因而产生不寐。

2. 治法方药

【原文一】《类证治裁·卷之四·不寐论治》

若夫心血不足，或神不守舍，宜归脾汤、琥珀养心丹。

【按语】

上文阐述了心血不足所致不寐的证治。心主神明，若气血充盈，心神得养，神安则寐，若气血不足，心失所养，心神不安则不寐。正如《景岳全书·不寐》中说："无邪而不寐者，必营气之不足也。营主血，血虚则无以养心，心虚则神不守舍。"故治疗中以补虚药为主治疗不寐乃固本扶正之法。甘草、人参补气生血养心，当归甘温补血。使心有所养，神有所藏。

【原文二】《类证治裁·卷之四·不寐论治》

又曰：胃不和则卧不安，盖胃气主降，若痰火阻痹，则烦扰不寐也。宜橘红、茯苓、石斛、半夏、炙草、枳实、楂肉、神曲之属。又曰：卧则喘者，是水气之客也，此水停心下，不得眠。宜茯苓甘草汤。

【按语】

上文指出胃不和则卧不安的用药及水气病使得不能眠的方药。使用化痰药和利水渗湿药治疗不寐较多，这两类药中使用频次最多的分别是茯苓和半夏。津液不化则为痰饮，痰扰心神、水饮凌心均可导致不寐。故治疗不寐除应用补虚安神药外多配伍化痰药和利水渗湿药，体现补虚泄实的治疗原则。

【原文三】《类证治裁·卷之四·不寐论治》

由惊恐伤神，心虚不安，养心汤，定志丸。

【按语】

上文阐述了心虚惊恐所致不寐的证治。此为心神不安、心虚胆怯导致的失眠。人们因工作压力大，生活节奏快，攀比心态严重而导致情绪紧张，终日惕惕者不少见，体弱心胆素虚，心虚胆怯，决断无权，遇事易惊，心神不安，亦能导致失眠。

【原文四】《类证治裁·卷之四·不寐论治》

由胆虚不眠，定志丸加熟酸枣仁，或炒酸枣仁一两，研末，酒调服。

由虚劳烦热不寐，金匮酸枣仁汤，或枣半汤。

【按语】

上文阐述了胆虚不能眠及虚劳不能眠的证治。心藏神又主血脉，若心阴血不足，心神失养，则易出现心烦不寐的症状。如《景岳全书·不寐》所说："真阴精血不足，阴阳不交，而神有不安其室耳。"对此需在补虚药的基础上配伍安神药，补益气血以治其本，安定神志以治其标，标本兼顾。安神药中使用最多的为酸枣仁，为治疗虚烦虚劳不眠证的专药。《本草纲目》云："酸枣仁，甘而润，故熟用疗胆虚不得眠，烦渴虚汗之证；生用疗胆热好眠。皆足厥阴、少阳药也，今人专以为心家药，殊昧此理。"

【原文五】《类证治裁·卷之四·不寐论治》

由胆火郁热，口苦神烦，温胆汤加牡丹皮、栀子、钩藤、桑叶。

《医通》曰：凡妇人肥盛，多郁，不得眠者吐之，从郁结痰火治。温胆汤，用猪胆汁炒半夏曲，加柴胡、熟酸枣仁。

【按语】

上文阐述了胆火郁热所致不寐的证治。本证多因酒肉而少锻炼活动导致宿食停滞，积湿生痰，因痰生热，痰热上扰而心烦不寐，因宿食痰湿，壅遏于中，故而胸闷，清阳被蒙，故头晕目眩，痰湿停滞则气机不畅，胃失和降，故症见恶食，嗳气或呕恶，苔黄腻，脉滑数，均为痰热宿食内停之征象，故治以化痰清热，和中安神，方用温胆汤加减，方中半夏、陈皮、竹茹、枳实理气化痰，和胃降逆，黄连、栀子清心降火，茯苓宁心安神。

【原文六】《类证治裁·卷之四·不寐论治》

凡怔忡惊恐健忘，癫狂失志不寐，皆由痰涎沃心，以致心气不足。若凉心之剂太过，则心火愈微，痰涎愈盛，惟以理痰顺气，养心安神，为第一义。导痰汤加茯神、人参、石菖蒲。

【按语】

上文阐述了痰涎沃心所致失眠的证治。痰火扰心，可见怔忡、惊恐、健忘、癫狂或失志而不寐。若凉心清热的药物用得太多，会导致“心火愈微，痰涎愈盛”，选导痰汤合茯神、人参、石菖蒲以理痰顺气，养心安神。

【原文七】《类证治裁·卷之四·不寐论治》

由肝虚受邪，梦中惊悸，魂不守舍。先服独活汤，后服珍珠母丸。《本草纲目》曰：人卧则血归于肝。今血不静，卧不归肝，故惊悸不得卧也。

【按语】

上文阐述了肝受邪致梦不能寐的证治。肝虚风袭，故卧则魂梦飞扬，惊悸多魇，通夕不寐。独活汤中羌活、独活、防风祛风；细辛、桂心温经；半夏除痰；川芎、当归辛散风而温和血，血活则风散。辛以散之，即辛以补之也，以治肝经因虚，内受风邪，卧则魂散而不守，状若惊悸。同时珍珠母丸镇心安神、滋阴养血适用于阴血不足，肝阳偏亢，症见神志不宁，入夜少寐，时而惊悸。

【原文八】《类证治裁·卷之四·不寐论治》

由思虑伤脾，脾血亏损，经年不寐，归芍六君子汤，或益气安神汤。

（内经）半夏汤：半夏（五合），秫米（一升）。用清水扬万遍，煮服汗出，即已。

【按语】

上文阐述了脾虚所致不寐的证治。脾主健运，运化水液，同时脾喜燥恶湿。若思虑太过，或饮食肥甘厚腻，脾失健运，水液积聚而为痰。林珮琴提出由思、惊、怒3种情志过极，气郁生涎所致的不寐，方选半夏汤。半夏汤是《黄帝内经》治疗不寐的专方，包括半夏、秫米两味药。半夏除痰而利小便，秫米益阴而利大肠，则阴阳交通而得卧也。

【原文九】《类证治裁·卷之四·不寐论治》

由心胆俱怯，处事易惊，十味温胆汤。由病后虚烦不眠，竹叶石膏汤，茯苓补心汤。由高年血衰不寐，圣愈汤。有喘不得寐者，苏子竹茹汤。经曰：肺者脏之盖也。肺气盛，则肺大不能偃卧。有卧易惊醒者，鳖甲羌活丸。有通宵不寐者，安卧如神汤。有烦不得寐，服药不效者，栀豉汤下朱砂安神丸。有病久余热不止，遗精不寐者，六味丸加炒酸枣仁、五味子。病后及吐下后，与溃疡不得眠者，属胆虚。人参、茯神、酸枣仁、陈皮、麦冬、龙眼为主。有火脉数，加知母、黄连、竹茹。心烦，加炒栀子。

【原文十】《类证治裁·卷之四·不寐论治·附方》

（卧喘）茯苓甘草汤，见本卷怔忡。

（心血）归脾汤，见二卷劳瘵。

（安神）琥珀养心丹，见本卷怔忡。

（风邪）独活汤，见本卷怔忡。

（肝虚）珍珠母丸，见本卷怔忡。

（营卫）七福饮，见三卷郁。

（补元）大补元煎，见一卷中风。

（胆热）温胆汤，见一卷温。

（滋阴）六味汤，见一卷中风。

（心火）补心丹，见一卷火。

（心虚）养心汤，见二卷劳瘵。

（心虚）定志丸，见本卷癫狂。

（脾虚）归芍六君子汤，六君子汤加当归、芍药。

（脾虚）益气安神汤，人参、茯苓、甘草、当归、生地黄、麦冬、黄连、酸枣仁、远志、胆星、竹叶。

（心胆）十味温胆汤，温胆汤加人参、熟地黄、酸枣仁、远志、五味子（各一钱）。

（虚烦）竹叶石膏汤，见一卷伤风。

（心烦）茯苓补心汤，茯苓、半夏、茵陈、甘草、当归、生地黄、麦冬、茯神、竹叶、灯心。

（补肝）金匮酸枣仁汤，见一卷中风。

（虚烦）枣半汤，酸枣仁、半夏、地黄。

（血衰）圣愈汤，见二卷劳瘵。

（卧喘）苏子竹茹汤，苏子、竹茹、橘皮、桔梗、甘草。

（惊醒）鳖甲羌活丸，羌活、独活、防风、川芎、人参、五味子、甘草、鳖甲、酸枣仁、牛膝、蔓荆。

（通宵）安卧如神汤，茯苓、茯神、白术、山药、寒水石、酸枣仁（各一钱），远志、炙草（各五分），人参（四分），辰砂（五分）。

（虚烦）栀豉汤，栀子、豆豉。

（心火）朱砂安神丸，见二卷汗。

（涤痰）导痰汤，见一卷中风。

【按语】

《类证治裁·卷之四·不寐论治·附方》概括性地描述了不寐的主治方药，不同证候类型所见不寐的病因病机不同，治法也随之而不同。

二、《医林改错》

《医林改错》，全书共2卷，清代王清任撰，刊行于1830年。上卷内容有二，其一是论述脏腑解剖，提出了王氏所绘的解剖图谱和一些生理学方面的新观点，意在改正古人在某些解剖和生理认识上的错误。其二是论述了王氏三首活血化瘀方剂在临床运用上的经验。下卷主要论述了半身不遂、瘫痿、瘟毒证、抽风、月经及胎产病、痹证、癫狂等病症的瘀血病机及辨证治疗，意在改正古人对这些病症认识和治疗上的错误。全书共收载王氏自制或改制古方而成的32首活血化瘀方剂及其在临床运用的经验。

《医林改错》指出不寐的发生是由于血瘀而气血不行，并记载服用血府逐瘀汤治疗不寐的医案五则。

《医林改错·上卷·血府逐瘀汤所治症目》中："血府逐瘀汤，当归三钱，生地黄三钱，桃仁四钱，红花三钱，枳壳二钱，赤芍二钱，柴胡一钱，甘草一钱，桔梗一钱半，川芎一钱半，牛膝三钱。水煎服。"

【原文一】《医林改错·上卷·血府逐瘀汤所治症目·不眠》

夜不能睡，用安神养血药治之不效者，此方若神。

【按语】

上文指出血府逐瘀汤治疗失眠的疗效比一般安神养血之药更佳。该病症属于夜不寐症，患者夜晚不能够入睡，但是服用安神养血的药物没有疗效，这种严重失眠的患者服用血府逐瘀汤可以治愈。

【原文二】《医林改错·上卷·血府逐瘀汤所治症目·胸不任物》

江西巡抚阿霖公，年七十四，夜卧露胸可睡，盖一层布压则不能睡，已经七年。召余诊之，此方五付痊愈。

【按语】

上文指出血府逐瘀汤适用于夜晚只能露胸而睡之证。该病症属于寐时胸不任物症，该患者胸上不能覆盖被子或布才能够入睡，否则不能够入睡。患者年高体弱，夜间睡觉胸部不盖被子，病程日久，推知：胸中窒闷，气滞血瘀，胸中必有血瘀，且属于"湿"类病证的一种，需祛湿、活血、化瘀。服五服药后，果真血通气畅，此病霍然而愈。

【原文三】《医林改错·上卷·血府逐瘀汤所治症目·胸任重物》

一女二十二岁，夜卧令仆妇坐于胸，方睡，已经二年，余亦用此方，三付而愈，设一齐问病源，何以答之？

【按语】

上文指出血府逐瘀汤适用于胸闷伴夜不能睡之证。该病症属于寐时胸必任物症，该患者必须让人坐在自己胸上，才能够入睡，否则不能够入睡，治疗这类病症服用血府逐瘀汤三服可以治愈。

【原文四】《医林改错·上卷·血府逐瘀汤所治症目·夜睡梦多》

夜睡梦多，是血瘀。此方一、两付痊愈，外无良方。

【按语】

上文指出血府逐瘀汤适用于治疗多梦症状。该病症属于夜寐梦多症，患者夜里虽能够睡眠，但是做梦影响睡眠质量，得不到很好的休息，为血瘀经络，元神不守，故夜梦纷纭，服用血府逐瘀汤一两服就可以痊愈。

【原文五】《医林改错·上卷·血府逐瘀汤所治症目·夜不安》

夜不安者，将卧则起，坐未稳又欲睡，一夜无宁刻，重者满床乱滚，此血府血瘀。此方服十余付，可除根。

【按语】

上文指出血府逐瘀汤治疗夜睡不安之证。该病症属于坐时困倦，卧反精神症，患者夜晚时感困倦，然而躺在床上反而有精神、困倦全无，起床后又发困倦，整夜反复辗转，终不得眠睡。王清任认为这类的失眠为气血瘀堵所致，服用血府逐瘀汤十几剂可以痊愈。

三、《吴鞠通医案》

《吴鞠通医案》，全书共4卷，由清代吴鞠通撰于嘉庆三年（公元1798年）。本书共收载病案457例，每案均首立病名，次述脉证，继之阐发病机或予鉴别诊断，后具方药。案例简明完整，部分病案有连续记录，可较好地了解吴氏的证治规律。吴氏为温病大家，《温病条辨》是其代表著作，本书可作为《温病条辨》的理论实践及补充，《温病条辨》尽述所论，是书之录，尽载其验，两书印证，实有利于理论联系实际。本书对研究吴氏学术思想及中医论治急重症颇有启发。

《吴鞠通医案》记载了与多种不寐证型相关的十四则医案，包括邪热扰心型、肝郁气滞型、胃气不和型、水饮停滞型及阴血亏虚型，为后世医家治疗不寐提供了成功经验。

1. 邪热扰心

【原文一】《吴鞠通医案·卷一·温疫》之赵氏案

赵，五十五岁，癸丑年六月二十六日，体瘦无子，过服桂、附，津液枯燥。于二十二日得温热，自服补中益气汤三帖，致邪无出路，服辛凉轻剂二帖，竹叶石膏汤三帖，至七月初二日，烦躁不寐，并不卧床，赤身满地混抓，谵语干热，无汗舌黄，与调胃承气汤，加元参一小剂，得大便少许，随出赤红疹数十枚，少安半日，其症如前，与沃阴之甘凉法。二三日大躁大狂，又与调胃承气汤一小帖。又出疹数十枚，又少安，热总不退，脉总不静。如是者前后共下十三次，出疹十三次。而后脉静身凉，服复脉汤七帖后作专翕大生膏半料，计十二斤，半年后始撤消。此证原案已失，举其大略，以备一格。

【按语】

上文阐述了热扰心神所致不寐的医案一则。不寐可由阳明腑热，浊热上扰心神而引起。患者因过服桂枝、附子而致体内阴虚，感温热后再误服益气扶阳之品使得体内热势更盛，渐成热结津亏之证，不下则邪无出路。热结于内，浊热上扰心神，则见“烦躁不寐、并不卧床、赤身满地混抓、谵语”等情志烦躁之症，热盛于内，则见身热、苔黄，热盛津伤则无汗。吴鞠通以调胃承气汤加玄参以通腑泄热、清热养阴，服后腑气稍通则见大便，津气渐复、正气鼓邪外出则见红疹；因久病体虚，故未用大、小承气而以调胃承气下之，徐徐见功，前后共用13次，而后脉静身凉，以复脉汤、专翕大生膏收功。

【原文二】《吴鞠通医案·卷五·中燥》之张氏案

治一人。太阳中风，先与解外，外解已，即与泻，误下之，胸痞，痞解，而现自利不渴之太阴证。今日口不渴而利止，是由阴出阳也，脉亦顿小其半。古云脉小则病退。但仍沉数，身犹热，而气粗不寐，陷下之余邪不净。仲景《伤寒论》谓真阴已虚，阳邪尚盛之不寐，用阿胶鸡子黄汤，使用甘草泻心法。

【按语】

上文阐述了非典型之甘草泻心汤证医案一则。吴氏用甘草泻心汤法，只陷下之余邪不尽，有类于痞，气粗不寐，又似心烦不安，与甘草泻心汤证实不相似。患者脉沉数，伴气粗、夜不能寐、身热，虽非典型甘草泻心汤证，然其未陷下之热未尽，其病机相同。《伤寒论》中所述："伤寒中风，医反下之，其人下利，日数十行，谷不化，腹中雷鸣，心下痞硬而满，干呕，心烦不得安。医见心下痞，谓病不尽，复下之，其痞益甚。此非结热，但以胃中虚，客气上逆，故使硬也。甘草泻心汤主之。"本条之心下痞，非可下之实热，但妄下胃虚，客热内陷，上逆心下为痞，是以胃气愈虚，痞结愈甚。虚则宜补，故用甘温以补虚，客者宜除，必借苦寒以泻热。吴氏师其义，故仿甘草泻心汤法，于原方去大枣、加茯苓，以生姜易干姜化裁施用。

2. 肝郁气滞

【原文】《吴鞠通医案·卷三·胁痛》之伊芳氏案

伊芳氏，二十岁，肝郁胁痛，病名肝着，亦妇科之常证，无足怪者。奈医者不识，见其有寒热也，误以为风寒而用风药。夫肝主风，同气相求，以风从风，致令肝风鸱张；肝主筋，致令一身筋胀；肝开窍于目，致令昼夜目不合、不得卧者七八日；肝主疏泄，肝病则有升无降，失其疏泄之职，故不大便，小溲仅通而短赤特甚。医者又不识，误以为肠胃之病，而以大黄通之，麻仁润之，致令不食不饥，不便不寐，六脉洪大无伦，身热，且坐不得卧，时时欲呕，烦躁欲怒，是两犯逆也。《金匮》论一逆尚引日，再逆促命期，不待智者而知其难愈也。议宣通络脉法，肝藏血，络主血故也，必加苦寒泄热，脉沉洪有力，且胆居肝内，肝病胆即相随故也。

【按语】

上文阐述了肝郁气滞型不寐的医案一则。此案病机为肝郁气滞，病机主为肝脏的疏泄失职导致冲脉气机逆乱，阴阳因气机逆乱而各自为道，无法交互，而致不寐，而后累及阳明，阳亢不入阴为主，阴虚不纳阳为次，上亢下虚。治法依照仲景所谓的冲脉累及阳明，当先治冲脉后治阳明法也，后治阳明之法同阳从上脱之代表方——半夏秫米汤，从足阳明胃辨治。

3. 胃气不和

【原文一】《吴鞠通医案·卷三·单腹胀》之毛氏案

毛，四十四岁，病起肝郁，木郁则克土，克阳土则不寐，克阴土则胀，自郁则胁痛。肝主疏泄，肝病则不能疏泄，故二便亦不宣通。肝主血，络亦主血，故治肝者必治络。初七日服肝络药，胀满、胁痛、不寐少减，惟觉胸痛。

【按语】

上文阐述了肝郁乘脾型不寐的医案一则。患者肝郁气滞，失于疏泄，病发胁痛；木横乘土，克阳土则胃失和降，胃不和则卧不安，症见不寐；克阴土则脾失升清，症见胸腹胀满；肝失疏泄，大肠传导不通，小肠泌别清浊失职，则见二便不通；肝脉络胸，肝郁气滞，经气不通，则见胸痛。吴鞠通提出“肝主血，络亦主血，故治肝者必治络”，治当疏肝解郁、理气通络。

【原文二】《吴鞠通医案·卷四·痰饮》之钱氏案

钱，十七岁，四月二十七日，春初前曾不寐，与胃不和之《灵枢》半夏汤，服至二十帖始得寐。

兹胃仍不甚和，犹有不寐之弊，纳食不旺，再与和胃。

二十八日，胃中向有饮聚，不寐，服半夏汤已愈。后因痰涎自出，与凉阳明亦减，余饮未除，与外台茯苓饮意。

【原文三】《吴鞠通医案·卷四·痰饮》之李氏案

李，四十八岁，五月初一日，其人向有痰饮，至冬季水旺之时必发，后因伏暑成痢，痢后便溏，竟夜不寐者多日，寒热饥饱，皆不自知，大便不通。按暑必夹湿，况素有痰饮。饮即湿水之所化。医者毫不识病，以致如此，久卧床褥而不得起。议不食，不饥，不便，不寐，九窍不和，皆属胃病例，与《灵枢》半夏汤令得寐再商。姜半夏（二两），秫米（二合），急流水八杯，煮三杯，三次服，得寐为度。

十一日，诸窍不和，六脉纯阴，皆痰阴为腻补药所闭，昨用半夏汤，已得寐而未熟，再服前方三帖，续用小青龙去表药，加陈皮、枳实，以和其饮。盖现下面色光亮，水主明也。六脉有阴无阳，饮为阴邪故也。左脉弦甚，经谓单弦，饮也。有一症必有一症之色脉，何医者盲无所知，不知伊芳一生所学何事，宁不愧死。

桂枝（五钱），姜半夏（六钱），白芍（三钱，炒），五味子（二钱），炙甘草（三钱），小枳实（五钱），干姜（二钱），陈皮（三钱）。

甘澜水八碗，煮成三杯，三次服。

十八日，胃之所以不和者，土恶湿而阳困也。昨日纯刚大燥，以复胃阳，今诊脉象较前生动，胃阳已有生动之机，但小便白浊，湿气尚未畅行，胃终不得和也。与开太阳阖阳明法。

半夏（二两），猪苓（六钱），滑石（三钱），秫米（一合），泽泻（六钱），白通草（一钱），陈皮（三钱），桂枝（四钱），云苓皮（六钱）。

急流水十一碗，分二次煮成四碗，分四次服。

【按语】

上文阐述了两则胃气不和所致不寐的医案。李氏案中特用《黄帝内经·灵枢》原法甘澜水，取其走而不守之性，治疗阳气稍复，痰饮上冲所致阳微饮聚，阳从上脱之不寐。

【原文四】《吴鞠通医案·卷五·中燥》之余氏案

余，五十二岁，五月初二日，胃痛胁痛，脉双弦，午后更甚者，阳邪自旺于阴分也。

川椒炭（三钱），陈皮（三钱），公丁香（一钱半），降香末（三钱），香附（三钱），楂炭（二钱），吴茱萸（二钱），青皮（二钱），青橘叶（三钱），半夏（五钱），苡仁（五钱）

接服霹雳散。

十七日，复诊病稍减，脉仍紧，去楂炭、橘叶及川椒炭（一钱），加枳实（三钱）。

二十四日，脉之紧者稍和，腹痛已止，惟头晕不寐，且与和胃令寐，再商后法。

半夏（一两），苡仁（一两），茯苓（五钱），枳实（三钱）。

煮三杯，分三次服，以得寐为度。如服二帖后仍不寐，可加半夏至二两，再服一帖。

【按语】

上文阐述了胃气不和所致腹痛、头晕、失眠、脉紧医案一则。此案中加小枳实，承袭叶天士之法，利用其气味俱降之性，加强下降之力，促进阳气的下交，得寐为度。

【原文五】《吴鞠通医案·卷五·脾胃》之许氏案

许，四十七岁，癸亥二月二十日，脉弦而紧，弦则木旺，紧则为寒，木旺则土衰，中寒则阳不运，土衰而阳不运。故吞酸嗳气，不寐不食，不饥不便，九窍不和，皆属胃病。浊阴蟠踞中焦，格拒心火，不得下达，则心热如火，议苦辛通法。

【原文六】《吴鞠通医案·卷五·脾胃》之李氏案

李，十三岁，五月十四日，六脉俱弦，不浮，不沉，不数，舌苔白滑，不食，不饥，不便，不寐，九窍不和，皆属胃病。卧时自觉气上阻咽，致令卧不着席，此肝气之逆也。额角上有虫斑，神气若昏，目闭不欲开，视不远，医云有虫，亦复有理。与两和肝胃，如再不应，再议治虫。

【按语】

上文阐述了肝郁乘脾所致不寐的医案两则。肝气郁滞，肝木乘脾土，致使脾气不升，胃气不降，脾胃不和所致不寐。气机升降失常，需用辛开苦降之法调和。两案中“九窍”指眼二、耳二、鼻二、口及前后二阴。脾胃脏腑气机失调可引起“九窍”的病变，而临床上如见到九窍失常引起相关症状，亦可从脾胃入手进行治疗。这为九窍病变的治疗提供了一个新的思路和方法。

4. 水饮停滞

【原文一】《吴鞠通医案·卷四·痰饮》之周氏案

周，四十岁，壬戌八月二十五日，内而暑湿，外而新凉，内外相搏，痰饮斯发。

二十八日，支饮射肺，眩冒，小青龙去麻辛。

初一日，渴为痰饮欲去，不寐为胃仍未和，故以枳实橘皮汤逐不尽之痰饮，以半夏汤和胃令得寐。

【原文二】《吴鞠通医案·卷四·痰饮》之颜氏案

颜，四十二岁，丙寅正月二十四日，嗽不欲饮，倚息不得卧，胁痛，自汗，不寐，脉弦缓，议小青龙去麻辛，加杏仁、苡仁，再重加半夏。

【按语】

上文阐述了水饮停聚胸胁所致不得卧的医案一则。本案患者水饮停聚胸胁，饮停于胸则见咳嗽，饮停于胁则见倚息不得卧、胁痛、脉缓；水湿内停，损伤阳气，阳虚无以化水则见不欲饮、脉缓，阳气亏虚无以固摄则见自汗；中焦寒饮，气机郁滞，阳气不能入阴，则见不寐，《温病条辨》云：“不寐，中焦湿聚，阻遏阳气不得下交于阴也。”因此，治当温阳化气行水。

【原文三】《吴鞠通医案·卷三·胁痛》之佟氏案

佟氏，七十五岁，脉沉细而不调，喘满短气，心悸气上阻胸，咳嗽倚息不得卧，乃中焦痰饮，下焦浊饮为患。年老全赖阳气生活，兹阴气阴邪上僭如此，何以克当。勉与通阳降浊法。

【按语】

上文阐述了痰饮停聚，心阳不振所致不得卧的医案一则。此案患者不寐的病机为年老体虚，素体阳虚阴盛，中焦虚寒痰饮兼下焦浊饮停聚，致使阳气下交不得，上下阴阳失约，阴无阳之制约则阴气太过为邪，阴气上僭，阳从上而脱，故生不寐。治以通阳降浊，降气化痰。取方蠲饮丸之意合半夏秫米汤，取半夏辛平之性，消痰祛湿，秫米气微寒味甘，补阳明燥气，茯苓秋降之金气，气平则降，用枳实、旋覆花增强降力，共消痰化饮，降气祛浊，以干姜通阳治疗阳虚本证，诸药合用以去痰饮而和胃，胃和则阳下交之路畅通，阳改上脱为下交入阴，阴阳气相顺接，卫气入阴则寐。

5. 阴血亏虚

【原文】《吴鞠通医案·卷三·虚劳》之宗氏案

宗，二十五岁，粉红色，虚数脉，头时晕，身微热，心悸气短不寐，食少，与补心肾之阴。

洋参，牡丹皮，莲子（连心），麦冬（连心朱拌），丹参，地黄，五味子，云苓块，炒酸枣仁，冰糖，服五帖渐安，后以专翕大生，朱砂为衣，一料收功。

【按语】

上文阐述了心肾不交，阴血亏虚所致不寐的医案一则。患者脉虚数，可见阴血亏虚，血虚无以养神，故见心悸；阴虚使得阳不入阴则见不寐，清空失养故见头晕。治当滋阴养血、宁心安神。

四、《张聿青医案》

《张聿青医案》，由清末医家张乃修撰写，经其门人吴玉纯（文涵）整理编次而成。全书共20卷，按外感、内伤、杂病编排，于每一病证后附以医案。选案严谨，记录翔实，辨识精细，论证精当，处方确切，记载了张乃修先生疗效显著的临床经验与用药特点，尤其是每案后的批注，切中肯綮，是一部具有很高学术价值的医案专著，在近代中医发展史上占有重要地位，对于提高临床疗效具有重要指导意义，为临床医生必读之书。

《张聿青医案》记载了二十多则张氏治疗不寐病的临证经验，虽无一成方，但理法方药合理，处方中加入成药，具有治疗特色。

【原文一】《张聿青医案·卷十四·不寐》

沈（右） 便泄稍减，土中之木稍泄，而肝木究未疏和，左脉沉弦，腹仍痛。木旺则胃土失降，胸脘窒闷。入夜不寐，所谓胃不和则寐不安也。

杭白芍（二钱防风一钱煎汁炒），制香附，炒透半夏曲，炒枳壳，木瓜皮，广木香，陈皮，白蒺藜，辰茯神。

【原文二】《张聿青医案·卷十四·不寐》

邵（右） 脘腹胀满，面浮肌肿，寤难成寐。木旺脾虚，湿随气溢。拟调气运湿，宁神息肝。

大腹皮，茯苓皮，砂仁，炒酸枣仁（二钱），生薏仁（三钱），上陈皮，金铃子，香附，冬瓜子（四钱炒），炙鸡内金（一钱五分）。

又，脘腹胀满稍舒，面浮较退，而气从上冲，则神烦不寐，口渴舌燥。冲气上逆。再育阴养肝。

阿胶珠（三钱），川雅连（三分），磁石（三钱），炙生地黄（四钱），朱茯神（三钱），干橘叶（一钱五分），白芍（二钱土炒），香附（二钱醋炒），鸡子黄（一枚调冲）。

又 气火稍平，逆气上冲大减，寐亦略安，脘腹略觉宽舒。再育阴以平气火，参泄木调气。

阿胶珠（三钱），川雅连（三分淡吴茱萸七粒同炒），炙生地黄（四钱），炒酸枣仁（二钱），金铃子（一钱五分），香附（二钱醋炒），白芍（一钱五分土炒），橘叶（一钱五分），朱茯神（三钱），鸡子黄（一枚调冲）。

【原文三】《张聿青医案·卷十四·不寐》

李（左）抱痛西河，木失条达，肝胃不协。由嗳噫泛酸而致咽中如阻，寤不成寐，心烦火升作厥。阳神扰攘。拟宁神息肝参以化痰。

半夏（二钱），橘红（一钱），龙齿（三钱），枳实（一钱），茯苓、茯神（各三钱），酸枣仁（二钱），川连（二分煎汁炒），竹茹（一钱），陈胆星（七分），黑栀子（三钱），夜交藤（四钱），竹沥（七钱），姜汁（少许）。

又　化痰宁神，仍难安寐，咽中如阻，气撑嗳噫，频转矢气。阳升不息，脾胃气弱。拟扶土抑木，育阴宁神。

奎党参（三钱），大熟地黄（砂仁炙四钱），朱茯神（三钱），龙齿（三钱），杭白芍（一钱五分），法半夏（一钱五分），炙黑草（五分），炒酸枣仁（二钱），远志肉（五分），夜交藤（三钱），橘红（一钱）。

【原文四】《张聿青医案·卷十四·不寐》

翁（左）　心肾两虚，神不守舍，多梦纷纭。每至暮夜，溲数且多。宜从心肾并调。

炙龟甲（五钱），茯苓、茯神（各二钱），石菖蒲（二分），党参（三钱），龙骨（三钱），炙螵蛸（三钱），白归身（酒炒二钱），远志肉（五分），炒酸枣仁（二钱），柏子霜（三钱），龙眼肉（四枚）。

【原文五】《张聿青医案·卷十四·不寐》

右 经云：阳入于阴则寐，阴出之阳则寤。胃有湿痰，甲木不降，肝阳暗动，将寐之际，体辄跳动，以阳入于阴，而胆阳不降，致阳欲入而不能遽入也。痰在肝胃。拟化痰通降，阳气自潜入阴中。

制半夏，炒枳实，茯苓、茯神，白蒺藜，泽泻，橘红，陈胆星，海蛤壳，白僵蚕，姜汁。

左 痰饮客于胆府。自汗不能眠。

制半夏，黄连，干姜，炒秫米，远志肉，炒酸枣仁。

右 痰火不寐。前意出入，以觇动静。

粉牡丹皮，炒枳实，天竺黄，上陈皮，陈胆星，羚羊片，云茯苓，黑栀子，制半夏，炒竹茹。

【原文六】《张聿青医案·卷十四·不寐》

经莲山太守体丰于外，气瘠于内，气弱则脾土少运，生湿生痰。痰生于脾，贮于胃，胃为中枢，升降阴阳，于此交通。心火俯宅坎中，肾水上注离内，此坎离之既济也。水火不济，不能成寐，人尽知之。不知水火之不济，非水火之不欲济也，有阻我水火相交之道者，中枢是也。肝木左升，胆木右降，两相配合。今中虚挟痰，则胃土少降，胆木不能飞渡中枢而从下行，于是肝木升多，胆木降少，肝升太过矣。太过而不生风、不鼓动阳气也得乎。胆木升浮，上为聋等症。病绪虽繁，不越气虚挟痰也。脉左弱缓大，右关带滑。问与切亦属相符。治法当务其要，不寐是也。经云：胃不和则卧不安。古圣于不寐之病，不曰心肾，独曰胃不和，岂无意哉。中枢之论，非臆说也。明者当能察之。

台参须，炒枳实，甜陈皮，牡蛎，晚蚕砂，茯苓、茯神，炒竹茹，炒酸枣仁龙齿，白蒺藜，上濂珠（三分），西血珀（二分），川贝母（一钱五分三味研末蜜水调服）。

【按语】

上文阐述了心肾不交，水火不济所致不寐的医案一则。胃与肝胆是阴阳水火升降交济的中枢，其中胃是阴阳水火交通的道路，肝木左升，胆木右降，佐助阴阳水火升降得宜，通过胃相互交济。张聿青认为其病不寐是胃中有痰，中枢被阻，阴阳升降失常，水火不济所致；张聿青对不寐病机的认识以阴阳水火升降失调为主，其中枢在胃，还需肝木左升，胆木右降，相互配合，才能使阴阳水火交济，从而保持正常的睡眠。

【原文七】《张聿青医案·卷十四·不寐》

左　心、火也，居于上肾水也，居于下。火炎上，水吸之而下行。水沦下，火挈之而上溉。心肾两亏，水不能吸火下行，而纷纭多梦。火不能挈水上溉，而精辄自出。再交心肾。

朱茯苓，炒酸枣仁，左牡蛎（盐水炒），柏子霜，块辰砂，龙骨，潼沙苑子，珍珠母，天王补心丹（晨服三钱）。

又　惊动胆木，致乙木上升，甲木不降。一身之气，升多降少，则离火不能下行，自致坎水不能上承，离不中虚，坎不中满，是为未济，未有水火不济而能安寐者。风阳既盛，所有湿痰，鼓击上行，袭入脾络，言语謇涩，以脾脉散舌下故也。前法兼化风痰。

台参须，炒酸枣仁，远志肉，白蒺藜，茯苓、茯神，龙齿，大麦冬，九节菖蒲，广橘红，白僵蚕，淮小麦，金器（悬煎）。

【原文八】《张聿青医案·卷十四·不寐》

龙宗师人有阳气，阴之使也。人有阴气，阳之守也。故阳气常升，水吸之而下行，阳气无炎上之忧。阴气常降，阳挈之而上升，阴气无下泄之患。心为离火，肾为坎水，离在上而坎在下，离抱坎而中虚，坎承离而中满，太过者病，不及者亦病，阴阳配合，本不得一毫偏胜于其间也。姜附过剂以耗阴气，则在下之水，不克吸阳以下行，病遂以不寐始。阳胜于阴，由此而基。夫阳乃火之属，容易化风，经谓风善行而数变，阳之性毋乃类是。阴伤不能制伏其阳，致阳气游行背部及腹，时有热气注射，而热却不甚，但觉温温液液。以阳邻于火，而究非火也，故曰背为阳，腹为阴，以阳从阳，背热宜也。而涉于腹也何居，则以阴弱而阳乘之也。惟逢得寐，其热暂平，以水火既济，阴阳相纽，足以收其散越也。若阳气久亢无制，从阳化风，恐贻痱中之忧。差喜右脉濡缓，左寸关虽弦大，左尺细微，沉候有神，乃阴气足以内守之征。历进育阴酸收之品，所见甚高。惟是花甲之年，肾经之水，能保不虚，已属不易，何易言盈。况阳之有余，即是阴之不足，以酸收之，阳虽暂敛，未必常能潜伏。兹拟前人取气不取味之法，专以水介至阴之属，吸引阳气下行，使升降各得其常，病当循愈。特春升雷且发声之际，势难遽奏全功，一阴来复，当占勿药也。

玳瑁，珍珠母，龟甲心，炙鳖甲，牡蛎，龙齿，海蛤粉，白芍，女贞子，朱茯神，泽泻。

复诊　昨引阳气下行，原欲其阳伏阴中，而成既济。乃地气升发，昨为惊蛰，阳气正在勃动，晚间依然未睡，胸中不舒，稍稍咳痰，顿觉爽适，阳气两昼一夜未潜，右寸关脉顿洪大，沉取甚滑。夫以阳升之故，脉象遽随之而大，此阳系是虚阳无疑。而关部独滑，滑则为痰，盖津液为阳气所炼，凝成胶浊，胃中有痰，一定之理。心在上，肾在下，上下相交，惟胃中为交通之路，然后可以接合。今潜之而未能潜，必以交通之路，有所窒碍。拟从前意兼泄痰热，通其道以成水火既济之功。

玳瑁，龙齿，珍珠母，瓜蒌皮，川贝母，胆星，羚羊片，海蛤粉，夜合花，制半夏，焦秫米，竹沥。

【按语】

上文阐述了水火失济，阳不入阴所致不寐的医案一则。在此案中，张聿青集中论述了其观点："人有阳气，阴之使也。人有阴气，阳之守也。故阳气常升，水吸之而下行，阳气无炎上之忧。阴气常降，阳挈之而上升，阴气无下泄之患。心为离火，肾为坎水，离在上而坎在下，离抱坎而中虚，坎承离而中满，太过者病，不及者亦病，阴阳配合，本不得一毫偏胜于其间也。"火为阳、水为阴，而火性上炎，水性下润，故阳气常升，阴气常降，两两不相交；但水可吸阳气下行，使其无炎上之忧，阳可挈阴气上升，使其无下泄之患，阴阳相合，两两相交，不可有丝毫偏胜，太过者或不及者均可致不寐。同时他也指出阴阳水火交济的关键在于胃与肝胆的中枢作用。此案时值春日，阳气勃动，张聿青先以育阴酸收之品治之，其证不减，复诊时认为“今潜之而未能潜，必以交通之路，有所窒碍。拟从前意兼泄痰热，通其道以成水火既济之功”。在一众育阴潜阳，清热化痰之品中配以制半夏、焦秫米以通其道使阴阳和而眠安。张聿青认为此是姜附过剂耗伤阴气，使在下之水，不能吸阳气以下行，阳不入阴，遂病不寐。

【原文九】《张聿青医案·卷十四·不寐》

某　卫气行于阳则寤，行于阴则寐。寐少寤多，卫之气偏于阳分，不入于阴，阴虚不能恋阳，阳不下潜。

舍补阴别无他法。

黑归脾汤加龟甲制半夏秫米，另服磁朱丸。

【原文十】《张聿青医案·卷十四·不寐》

郁（左）　夜不成寐，脉细左关微弦右关带滑。心、离火也，肾、坎水也，离在上，坎在下，上下交通，其枢在胃，胃中为湿痰所据，则坎离相交之道路阻梗，遂致水火不能相媾，所有湿痰，悉借肝火而鼓动。欲媾阴阳，当通胃腑，欲通胃腑，当化湿痰，特黏腻之物，断难立予荡除，探手成功耳。

制半夏，陈皮，枳实，龙齿，知母，茯苓，白蒺藜，竹茹，上徭桂（二分），川雅连（四分二味研细饭糊为丸开水先下）。

复诊　惊动胆木，甲木漂拔，乙木过升，致阳气有升无降。日久不寐，脉弦肤肿，经所谓热胜则肿也。升降乖违，而欲其水火相济也得乎。拟专降胆木，使升降各得其常。

制半夏，陈皮，茯苓，枳实，竹茹，辰砂，天竺黄，珍珠母，龙齿，磁石。

另濂珠二分，辰砂一分，川贝三分，三味研末调服。

【按语】

上文阐述了心肾不交且脾虚湿困之复杂不寐证型的医案一则。此案之不寐是胃为湿痰所据，水火相交之道被阻而致。

【原文十一】《张聿青医案·卷十四·不寐》

孙（左） 脾肾两虚，饮食生痰，痰阻为喘者久。兹值春升之际，痰凭木火之势而化为热，以致竟夜不能交睫。脉左尺不藏，苔黄舌红，龙相亦动。拟潜阳和阳，参以苦泄。

川雅连（酸枣仁同炒），制半夏，竹茹（盐水炒），知母，茯苓、茯神，炒枳实，上濂珠（三分），川贝母（五分二味研末调服）。

【原文十二】《张聿青医案·卷十四·不寐》

廉（右） 胆胃不降，水火不能交合。不寐眩晕，足膝软弱。下虚上实，图治不易。

人参须，陈皮，茯苓、茯神，炒牛膝，龙齿，炒竹茹，制半夏，枳实，煨天麻，金毛脊，夜交藤，杜仲。

又 阳气时升时降，不寐时重时轻。法不外乎交合水火，息肝化痰。

人参须，砂仁，炒酸枣仁，茯苓、茯神，钩藤，炒枳实，橘皮，龙齿，制半夏，天麻，上徭桂，黄连（二味研末饭丸）。

【原文十三】《张聿青医案·卷十四·不寐》

某 体丰多湿，湿土生痰，痰盛则水火之升降被阻而为不寐也。

制半夏（三钱），橘皮（一钱），炒竹茹（一钱），龙齿（三钱），焦秫米（二钱），枳实（一钱），茯苓、茯神（辰砂拌各二钱），夜合花（三钱），远志（甘草汤拌炒五分）。

【按语】

上文提出根据个人体质的差异论治失眠，此处为痰湿内盛，湿浊内盛，痰扰心神所致不寐。此案之寐少寤多，是卫之气偏于阳分，不入于阴而致。

此案是因湿土生痰，水火升降之路被阻而为不寐，故用制半夏、橘皮、炒竹茹化痰，辅以行气之枳实、夜合花，安神之煅龙齿、茯神、远志，再用制半夏配伍焦秫米以调和阴阳。

【原文十四】《张聿青医案·卷十四·不寐》

杨（左） 肾水不足，耳常虚鸣，寤难成寐，痰多欲咳，行动气辄上逆。肾虚水火不能相济，火越于上，炼液成痰，所以痰多而欲咳也。拟升降水火，兼化痰热。

朱茯神，夜交藤，川贝母，冬瓜子，炒酸枣仁，龙齿，海蛤粉，天花粉，天王补心丹（五钱绢包入煎三钱开水先服）。

又 寐得稍安，耳鸣腰背酸楚，稍涉劳，遗精复发，多思妄虑。皆由肾水不足，肝木上升太过，胆木决断无权。拟滋肾养肝，交合心肾。

生龟甲（六钱），茯神（三钱），龙齿（三钱），浓杜仲（三钱），沙苑子（盐水炒三钱），豆衣（三钱），大生地黄（四钱），炒酸枣仁（二钱），生牡蛎（六钱），川贝母（二钱）。

又 阴虚气弱，气不运旋。阴柔之药，尚觉呆滞，宜以退为进。

大生地黄（砂仁炙四钱），新会皮（一钱），炒酸枣仁（二钱），杭白芍（一钱五分），潼沙苑子（三钱），生山药（三钱），茯苓、茯神（各二钱），沉香曲（二钱炒），浓杜仲（三钱），生熟谷芽（檀香汤炒各一钱五分）。

又 滋水宁神，脉症相安。前法扩充之。

大生地黄（砂仁炙四钱），潼沙苑子（盐水炒三钱），制半夏（一钱五分），茯神（三钱），生牡蛎（四钱），柏子霜（二钱），炙龟甲（四钱），炒酸枣仁（二钱），甘杞子（三钱），浓杜仲（三钱），杭白芍（一钱五分酒炒），上陈皮（一钱），女贞子（三钱酒蒸）。

又 神能守舍，而肺感风邪，咳虽不甚，咽痒痰出不爽。药宜以退为进。

杏仁泥（三钱），川贝母（二钱），池菊花（一钱五分），橘红（一钱），冬瓜子（三钱），茯苓（三钱），桔梗（八分），桑叶（一钱），生梨肉（一两），枇杷叶（四片）。

【原文十五】《张聿青医案·卷十四·不寐》

某　大病之后，元气未复。兹以惊动肝胆，心悸少寐。脉细左弦。宜宁神以潜阳气。

人参须（另煎冲一钱），于术炭（一钱五分），炒酸枣仁（二钱），茯苓（重辰砂拌三钱），白归身（二钱），龙齿（三钱），川断肉（三钱），炒牛膝（三钱），浓杜仲（三钱），炒白芍（一钱五分），橘皮络（一钱）。

【原文十六】《张聿青医案·卷十四·不寐》

左　身发疹，竟夜不能交睫。此痰湿热蕴于胃中，胃不和则卧不安。

龙齿，栀子，竹茹，制半夏，僵蚕，赤白苓，地骨皮，牡丹皮，知母，炒酸枣仁，陈皮。

【原文十七】《张聿青医案·卷十四·不寐》

周（左）　肾本封藏不固，秋冬收藏之令，阴气不能收摄，辄痰多咳嗽。兹以外感湿热之后，痰多咳甚，寤难成寐。脉象弦滑。此由病后湿化为痰，痰在胃中，则胆寒肝热。拟化痰宁神。

制半夏（一钱五分），炒竹茹（一钱五分），白茯苓（三钱），广橘红（一钱），夜交藤（四钱），陈胆星（六分），炒枳实（一钱），炒酸枣仁（二钱），炒紫苏子（三钱），竹沥（七钱），姜汁（少许）。

又　化痰和中，以温胆气，寐得稍安，痰亦略少。再降胆胃而蠲痰饮。

陈胆星（四分），炒枳实（一钱），炒紫苏子（三钱），广橘红（一钱），云茯苓（三钱），旋覆花（二钱绢包），炒酸枣仁（二钱），炒于术（一钱五分），炒竹茹（一钱五分），制半夏（一钱五分），远志肉（五分）。

【原文十八】《张聿青医案·卷十四·不寐》

杨（左）　阳升不潜，介类所以潜阳，升水即以降火，投剂之后，竟能安睡。肾为封藏之本，腠理不密，动辄多汗。偶或遗泄，即发腰痛，以腰为肾府也。恶寒两足尤甚。阳甚于内，逼阴于外，自觉汗者，非真汗也。自幼头痛目疾，禀先不足。久坐尾闾作痛，尾闾为督脉起处，肾虚则空及奇脉，亦属定理。但痰湿素盛，宜从阴柔药中，参以和平蠲饮。

大熟地黄（八两），粉牡丹皮（一两），夜交藤（二两），炙绵芪（三两），白茯苓（三两），大生地黄（四两），潼沙苑子（盐水炒二两），浓杜仲（二两），金毛脊（去毛切二两），制半夏（一两五钱），白归身（一两酒炒），杭白芍（三两酒炒），海蛤粉（三两包），生山药（一两），甜陈皮（一两），川贝母（一两），生鳖甲（十两），酸枣仁（炒研一两），鸡头子（一两），龙齿（二两），生牡蛎（八两），奎党参（三两），炒于术（二两），女贞子（一两酒炒），甘杞子（二两）。

以清阿胶三两，龟版胶六两，酒化收膏。

【原文十九】《张聿青医案·卷十四·不寐》

黄（左）　头目昏蒙，恶心胃钝。连宵不寐阳升不平，胃土失和。治以和胃息肝。

制半夏（一钱五分），上陈皮（一钱），炒秫米（二钱包），茯苓、茯神（各二钱），炒竹茹（一钱），龙齿（三钱），白蒺藜（三钱），炒酸枣仁（二钱），夜交藤（四钱）。

又　寤不成寐，头目昏蒙。皆由真水不足，水不济火。前法再扩充之。

炒酸枣仁，辰茯神，枸杞子，柏子霜，辰麦冬，珍珠母，辰灯心。

又　寐得稍安，而水火不易交接。再参升降水火法。

朱茯神（三钱），夜交藤（四钱），川雅连（三分），焦秫米（二钱），辰灯心（三分），炒酸枣仁（二钱），龙齿（三钱），上徭桂（去粗皮研后入一分五厘），制半夏（一钱五分）。

【按语】

上文阐述了胃气不和所致不寐的医案一则。此案中不寐因痰而肝胃不和，阴阳升降失和，治宜和胃息肝，以制半夏、上陈皮、炒竹茹化痰，煅龙齿、白蒺藜、炒酸枣仁、夜交藤、茯苓、茯神息肝安神，再配制半夏、炒秫米以调和阴阳。

【原文二十】《张聿青医案·卷十四·不寐》

李（左） 向有肝阳，兹以情志拂逆，更兼一阳来复，肝阳上升，连宵不寐。症属内因，急宜开展襟怀，以遂其肝木条达之性。

酸枣仁（炒研二钱），龙齿（一钱），白芍（一钱五分），石决明（四钱），夜交藤（四钱），朱茯神（三钱），甘草（三分），柏子仁（三钱去油），朱砂安神丸（三钱开水先下）。

二诊 上升之阳渐平，寤得成寐。然肝体已虚，再从下柔养。

龟甲，白芍，生熟草，黑豆衣，夜交藤，生地黄，茯神，女贞子，粉牡丹皮，谷芽。

【原文二十一】《张聿青医案·卷十四·不寐》

朱（左） 咸寒育阴，苦泄降火，连宵得寐，遗泄未来。药既应手，宜再扩充。

酸枣仁（胆汁炒二钱），龙齿（四钱），龟甲心（炙先煎六钱），珍珠母（醋），半夏（胆汁炒二钱），生牡蛎（四钱），牡丹皮（二钱），桑叶（七分），百合心（辰砂拌四钱），朱砂安神丸（二钱开水先下）。

【原文二十二】《张聿青医案·卷十四·不寐》

王（右） 隔宿之事，尚能记忆，神不昏也。神既不昏，而终日酣眠，呼之不应，断无如此睡状也。面青，脉左大，舌无华。此中气无权，阳气尽从上冒，则肾阴不能上交，阳气浮而少阴病矣。金匮惟少阴有但欲寐之条，兹用桂枝汤以和阳，参介类潜伏，但阴不与阳交，阳不与阴接，再进一层，即是阴阳脱离之局，可忧者在此。

桂枝（七分），杭白芍（三钱炙甘草三分煎汁拌炒），龙齿（三钱），左牡蛎（七钱），制半夏（二钱），老生姜（二片），大枣（二枚）。

二诊 蒙昧稍清，面青较退，左脉稍敛，而仍神迷如睡，时带错语。阳气上冒未平，炼液成痰，神机愈蔽。拟潜阳之中，参开郁化痰，必得绩效，方能许治。

桂枝（三分白芍一钱五分同炒），左牡蛎（一两），郁金（五分磨冲），香附（研一钱五分），炒范志曲（一钱五分），茯苓（五钱），龙骨（三钱），炒枳实（一钱），橘红（一钱），淮小麦（七钱）。

三诊 阳气稍潜，上则耳鸣大减，下则大便通行，坎离稍济，蒙昧略清，面色青晦稍退，舌稍华泽。惟中脘尚觉作痛，右关脉稍觉沉实。中虚宿垢未清，阴阳稍通，坎离仍未互抱。拟从阳引阴，从阴引阳，仍参磨滞之品，合于胃府以通为降之旨。

人参须（另煎冲四分），橘红（一钱），郁金（五分磨冲），炒范志曲（一钱五分），枳实（五分磨冲），生香附（一钱五分研），牡蛎（一两），茯苓（三钱），制半夏（二钱），龙骨（三钱），孔圣枕中丹（三钱先服）。

四诊 蒙混迷睡大退，目光渐觉灵动，面色青晦亦渐转华。其为阳气上冒，不能下交于阴，致少阴之气不能上承，确然可见。中脘拒按已化，虽属积滞下行，未始非土中之木得泄而然也。惟遍身作痛，良由营血失于涵养，肝风入于筋络。再用参归桂枝汤出入，仍参介类潜阳。

人参须（另煎冲八分），川桂枝（三分），橘络（红花汤拌炒一钱），龙齿（三钱），左秦艽（一钱五分），白芍（一钱五分），牡蛎（八钱），桑寄生（三钱炒），当归（二钱炒），孔圣枕中丹（三钱开水送下先服）。

五诊 蒙昧已退，胃亦略起。然言语间有错杂，心中懊烦。当属阳气撼扰，再参宁神。

云茯神（三钱），辰砂（三钱包），白蒺藜（去刺炒三钱），酸枣仁（炒打二钱），制香附（二钱），缩砂仁（研后入七分），石决明（四钱），龙骨（炒打三钱），白芍（一钱五分与桂枝三分同炒），人参须（五分），龙眼肉（四个），左牡蛎（五钱）。

六诊 神气渐得如常，胃亦渐醒，浮冒之阳既得下潜，所以大便不攻自下者屡矣。但遍体作痛，是血虚风行入络。宜养血和络，所谓治风先治血也。

川桂枝（四分），白芍（一钱五分），炙甘草（三分煎汁拌炒），白蒺藜（去刺炒三钱），人参须（另煎冲七分），桑寄生（三钱酒炒），川断肉（三钱），炒秦艽（一钱五分），橘红（一钱红花汤炒），全当归（三钱酒炒），桑枝（七钱酒炒），丝瓜络（二钱酒炒）。

七诊 大便甚艰，究之不攻而能畅解，肝火得以下行，面色已转神渐灵慧。惟腹中作痛，遍体酸疼。络中为风所阻，肝气亦未疏和。再养其体，勿疏其用。

白归身（三钱），炒杞子（三钱），香附（二钱醋炒），潼沙苑子（三钱），火麻仁（二钱），金铃子（一钱五分），整砂仁（七分后入），杭白芍（二钱酒炒），青皮（一钱醋炒），桑寄生（三钱）。

服二帖后去青皮归身，加酸枣仁二钱，辰茯神三钱，龙齿四钱，夜交藤四钱。

五、《临证指南医案》

《临证指南医案》是记录我国清代著名医家叶天士临床经验的一本名医医案专著，充分反映了叶天士辨证精细、立法妥帖、处方中肯、用药灵活的学术特点，书中治案大多切于临床实用，其中有关温热病医案的载述甚至成为后世医家编写温病专著的蓝本。其搜罗宏富，征引广博，按语精当，实用性强，不仅比较全面地展现了叶天士在温热时证、各科杂病方面的诊疗经验，而且充分反映了叶天士融汇古今、独创新说的学术特点，对中医温热病学、内科病学、妇产科学等临床医学的发展均产生了较大的影响，对于进一步学习、掌握古代医家的临床经验，继承、发扬历代先贤的学术思想，开发新一代中医治疗技术和药品，不断提高临床诊疗水平，都具有相当重要的现实意义。

《临证指南医案》记载了不寐的病因病机、治法方药，部分附上叶天士的临证医案以供后世学者参考学习。

1. 治法治则

【原文】《临证指南医案·不寐》

不寐之故，虽非一种，总是阳不交阴所致。若因外邪而不寐者，如伤寒疟疾等暴发，营卫必然窒塞，升降必然失常，愁楚呻吟，日夜难安，当速去其邪，攘外即所以安内也。若因里病而不寐者，或焦烦过度，而离宫内燃，从补心丹及酸枣仁汤法。或忧劳愤郁，而耗损心脾，宗养心汤及归脾汤法。或精不凝神，而龙雷震荡，当壮水之主，合静以制动法。或肝血无藏，而魂摇神漾，有咸补甘缓法。胃病则阳跷穴满，有灵枢半夏秫米汤法。胆热则口苦心烦，前有温胆汤，先生又用桑叶牡丹皮栀子等，轻清少阳法。营气伤极，人参人乳并行。阳浮不摄，七味八味可选。余如因惊宜镇，因怒宜疏，饮食痰火为实，新产病后为虚也。（邵新甫）

【按语】

上文阐述了胃病导致营卫失调、阳不入阴而不同程度影响睡眠的机制，以及提出不同病因病机所致不寐的治法。总的治则为调和阴阳，攘外安内，并提出了相关的方药、针刺的治法。其中“胃病则阳跷穴满”通过着重调节跷脉达到阴阳平衡治疗失眠的效果，据“胃宜降宜和”的原则，采用脾胃经和跷脉穴为主，施以补写手法调节脾胃功能。

2. 治疗方药

【原文一】《临证指南医案·不寐》

倪　多痛阳升，阴液无以上注，舌涸赤绛，烦不成寐，当益肾水以制心火。（心火）

鲜生地黄，元参，麦冬，绿豆皮，金银花，竹叶心。

【按语】

上文阐述了心肾不交所致不寐的临床表现及证治。心藏神，心火内炽，扰动神明，则不寐，法当清心火。心肾相交，肾水上济，心火下达，交泰之势成，心火失制，“壮水之主，以制阳光”，滋肾水以制心火之动，心火宁则阳入于阴，可得安寐。此方以鲜生地黄、玄参、麦冬、绿豆皮、金银花、竹叶心组方补肾清心，滋阴制火治之。竹叶味甘、淡，性寒，清心除烦泻火；生地黄味甘，性凉，滋阴补肾清热，二药相合，心肾同治，补肾阴以制心火，泻心火以宁神志，心火得清。竹叶心，较竹叶，清心之力更胜，叶氏临证多用。

【原文二】《临证指南医案・不寐》

吴 少阳郁火，不寐。（胆火）

牡丹皮，半夏，钩藤，桑叶，茯苓，橘红。

【按语】

上文阐述了少阳胆火所致不寐的方药。胆为中正之官，附于肝，胆郁则化火，传病及肝、肝魂，肝胆之火肆虐，魂不能藏，则不寐病作，郁宜解，火宜泻，热宜清，清泻胆经火热，疏解少阳郁结，则肝宁魂归。桑叶、牡丹皮系叶天士清解少阳的常用对药，桑叶、牡丹皮二药皆入肝经，味甘、苦，而性寒，桑叶轻清，清泄少阳之气热，牡丹皮苦辛，清泄肝胆之血热。桑叶、牡丹皮对药不仅有清解少阳之能，亦有清血热之功。叶天士明言：“桑丹泄少阳之郁。”

【原文三】《临证指南医案・不寐》

程（氏） 上昼气逆填脘，子夜寤不肯寐，乃阳气不降，议用温胆汤。

温胆去枳实加金斛、滚痰丸二钱五分。

【按语】

上文阐述了上气不得卧所致不寐证治。此案为阳气不降，叶天士用温胆汤以调理气机，和阴阳，推动气机之升降出入，分消三焦之痰郁，从而达到阴阳之平衡。全方调和脾胃气机，清胆之痰热，使气机之升降运转正常，使全身气机畅达，达到“阴平阳秘、阳生阴长”的治疗目的。

【原文四】《临证指南医案·不寐》

某　阳不交阴，夜卧寐躁，小半夏汤。

【按语】

上文阐述了阳不入阴所致不寐、烦躁不宁的方药。半夏味辛，直驱少阴厥逆之气，使其上通于阳明；秫米味甘，性寒，能泄阳补阴，助阴阳调和；流水千里，扬之万遍，取其流畅而无阻滞，以加强药效，全方共奏调和阴阳之功效。

【原文五】《临证指南医案·不寐》

赵（氏）　呕吐眩晕，肝胃两经受病，阳气不交于阴，阳跷穴空，寤不肯寐。

灵枢方半夏秫米汤主之。

又　接用人参温胆汤。

【按语】

上文阐述了阳不入阴、胃腑不和所致不寐的证治。厥气客于胃，胃气虚上逆，土虚木乘，可致不寐。肝胃两经受病，肝风上扰故见眩晕，胃气上逆故见呕吐，脏腑厥气上逆，卫气留于阳不能入阴，阳跷穴空，阴跷虚，故不寐。“阳跷穴”即为“申脉穴”，申脉穴是卫气在夜晚由阳入阴的通道，当卫阳之气不能通过申脉穴入于阴跷时，则申脉穴空。若阳气在夜晚通过“申脉穴”入于阴跷，则阴跷满而能寐。因此，卫阳之气能否通过申脉穴由阳入阴是睡眠机制正常与否的关键。叶天士认为半夏秫米汤“通阳交阴，痰饮不聚也”，故先用半夏秫米汤治疗痰饮阻气，阳不入阴之不寐，后续服人参温胆汤化痰益气以固本。阳明以通降为用，胃气虚则浮而上逆，故方中以人参补益胃气。

【原文六】《临证指南医案·不寐》

某（四二）　脉涩，不能充长肌肉，夜寐不适，脾营消索，无以灌溉故耳。

当用归脾汤意温之。（脾营虚） 嫩黄，于术，茯神，远志，酸枣仁，当归，炙草，桂圆，新会皮。

【按语】

上文阐述了脾虚所致不寐的证治及其方药组成。脾胃同居中焦，为人体气机升降的枢纽，脾主升清，胃主降浊，胃气通降与脾气升举相互为用，使心肾得以相交，肝肺得以升降，阴阳得以交会。若脾胃亏虚，中焦气机失畅，血不养脉，心神失养则夜不能寐。本案脉涩、消瘦、夜寐不安，乃营血不足所致，方用归脾汤，以酸枣仁、当归、龙眼肉养阴生血，黄芪、白术、炙甘草益气生血，茯神、远志宁心安神，全方共奏健脾养血，安神定志的功效。

【原文七】《临证指南医案·不寐》

某 肝阳不降，夜无寐。

进酸枣仁法。（胆液亏阳升虚烦） 酸枣仁，知母，炙草，茯神，小麦，川芎。

【按语】

上文阐述了肝阳上亢所致不寐的证治及其方药。本案肝气犯胃，故见食入欲呕；阴液不足，阳气上扰，故见心神不宁、无寐。叶天士方用酸枣仁汤以养肝血，去辛燥动血、伤津液之川芎，加小麦甘缓宁心、养心安神，内寓甘麦大枣汤之意。本方所治虚劳虚烦不得眠，因肝血不足，阴虚内热而致。肝藏血，血舍魂，若肝血不足，魂不守舍，心神失养则虚烦不眠。此方酸枣仁为君药，具有补肝宁心、敛汗生津的功效。《神农本草经》谓酸枣仁：“味酸，平。主心腹寒热，邪结气聚，四肢酸疼，湿痹。久服，安五脏，轻身、延年。”肝性升发，主藏血而舍魂，肝血足则魂安。

【原文八】《临证指南医案·不寐》

某 不寐六十日，温胆诸药不效，呕痰不适，明系阳升不降。

用金匮酸枣仁汤。酸枣仁，知母，茯苓，川芎，炙草。

【按语】

上文阐述了痰浊内生且病情较严重的不寐证治。酸枣仁汤出自张仲景的《金匮要略》，由酸枣仁、甘草、知母、茯苓、川芎组成，主适于劳累过度、进食差所致气血虚弱或阴血不足之失眠。此处虽痰浊内生，但久病体虚，阴阳失调已久，需滋养安神。痰热扰心，温胆汤不效时，宜以酸枣仁汤清热除烦、养心安神。

【原文九】《临证指南医案·不寐》

陈　阴精走泄，复因洞泻，重亡津液，致阳暴升，胃逆，食入欲呕，神识不静无寐。

议酸枣仁汤。酸枣仁（五钱），炙草（五分），知母（二钱），茯苓（二钱）。

【按语】

上文阐述了阴精亏损，伴随腹泻、恶心欲呕的不寐证治。肝阴亏虚，阴虚而又因溏泄，津液耗损更甚，使得阳气暴升，阳盛格阴，故神识不静，夜不能寐。因从病因病机入手，以酸枣仁汤滋养阴血，补肝阴，神得以复。

【原文十】《临证指南医案·不寐》

某（三三）　寤不成寐，食不甘味，羸，脉细数涩，阴液内耗，厥阳外越，化火化风，燔燥煽动，此属阴损，最不易治，

姑与仲景酸枣仁汤。酸枣仁（炒黑勿研三钱），知母（一钱半），云茯神（三钱），生甘草（五分），川芎（五分）。

【按语】

上文阐述了肝火上扰、阴液内耗、虚阳外越所致不寐证治。肝火内扰，魂不得守，故夜不能寐；木克脾土，故食不知味，不思饮食。五谷精微无以化生故体弱，脉细。久之阴液内耗，阳盛阴衰，阳无以内守故虚阳浮越，身感微热，阴亏甚。病情发展到该阶段已不易治疗，但可予张仲景名方，也是安眠经典方，酸枣仁汤以清热除烦、养血安神。

【原文十一】《临证指南医案·不寐》

田　脏液内耗，心腹热灼，阳气不交于阴，阳跷穴空，令人寤不成寐。《灵枢》有半夏秫米法，但此病乃损及肝肾，欲求阳和，须介属之咸，佐以酸收甘缓，庶几近理。（肝肾阴亏阳浮）　龟胶，淡菜，熟地黄，黄柏，茯苓，山茱萸，五味子，远志。

又　咸苦酸收已效，下焦液枯，须填实肝肾。

龟鹿胶，熟地黄，肉苁蓉，天冬，山茱萸，五味子，茯苓，羊内肾。

【按语】

上文阐述了肝肾亏虚，脏腑内耗所致不寐的证治。此案为热病之后，脏液内耗，阴虚阳热，使阴液不能承载其阳，阴阳不相交合而不寐，病损及肝肾，真阴耗损，虚阳上浮。叶天士以填补真阴潜镇为治法，方用咸寒介属之品龟甲胶、鹿角胶直补肾中真阴，熟地黄滋阴补肾以助胶类之功，黄柏直降肾中虚火，山茱萸大补肝肾之阴。然而纯补则无功，加酸收之五味子以助山茱萸，甘缓之淡菜以助熟地黄，茯苓与远志合用则安神定志。服药后，失眠症状改善，原方去淡菜、黄柏、远志，加血肉有情之品羊内肾以温通督脉，填补肝肾而善后。叶天士认为草木无情，远不及血肉有情之品，对于精血亏虚之人，其可充养形质，以培生生之气。故他重视运用血肉有情之品，此案中龟甲胶滋阴，鹿角胶、肉苁蓉温阳，淡菜、羊内肾补肝肾、益精血，全方用药周全，配伍精当，堪为典范。

【原文十二】《临证指南医案·不寐》

顾（四四）　须鬓已苍，面色光亮，操心烦劳，阳上升动，痰饮亦得上溢，《灵枢》云：阳气下交入阴，阳跷脉满，令人得寐，今气越外泄，阳不入阴，勉饮酒醴，欲其神昏假寐，非调病之法程，凡中年已后，男子下元先损，早上宜用八味丸，晚时用半夏秫米汤。（阳跷脉虚）

【按语】

上文阐述了年迈体虚者，过度操劳，易致不寐的病机，以及卫气夜入于阴依赖跷脉的气机升降而实现。叶天士认为患者操劳烦心，阴虚而不能制阳，阳气上浮，不交于阴，致使阳跷脉空，“气越外泄，阳不入阴”故而不寐，方用半夏秫米汤以调虚实、和阴阳。李鼎指出：“卫气白昼循行于阳，循三阳经从头至足，其中循入足太阳膀胱经时，有别入阳跷脉者。当昼入夜之时，卫气阳入于阴，循阴跷于足少阴肾经从足心至肾脏，潜藏于五脏。”由此可知，阳跷是卫气白昼“从头至足”的通道之一，阴跷是卫气夜晚“阳入于阴”的主要通道。这句话指明卫阳之气由阳入阴跷，阴跷脉满是入睡的生理基础。

第九章 近现代研究进展

随着时代的发展和科技的进步，人们的生活节奏日益加快，人们的生活、学习、工作压力也与日俱增，失眠的发病率也呈明显上升的趋势。失眠症是一种常见病，在程度上从一过性、偶然失眠发展到慢性、严重的失眠。失眠症的发生率各家报道不一，其发生率取决于对失眠的定义、评估的时间以及资料的收集方法等。失眠常见病症是入睡困难、睡眠质量下降和睡眠时间减少，记忆力、注意力下降等。

现在临床医学科学对失眠的认识存在局限性，但是，临床医学家们已经开始根据临床研究，给失眠进行定义，2012年中华医学会神经病学分会睡眠障碍学组根据现有的循证医学证据，制定了《中国成人失眠诊断与治疗指南》，其中失眠是指患者对睡眠时间和（或）质量不满足并影响日间社会功能的一种主观体验。

传统中医学对失眠症有“不寐”“不得眠”“不得卧”“目不瞑”等多种称谓。早在《黄帝内经》中就有对于不寐的记载，不寐在《黄帝内经》中称为“不得卧”或“目不瞑”，在《素问·逆调论篇第三十四》便记载有“胃不和则卧不安”，而不寐的病名首见于《难经·四十六难》。中医认为不寐多为情志所伤、饮食不节、劳逸失调、体虚久病等因素引起的脏腑机能紊乱，气血失和、阴阳失调、阳不入阴而发病，表现为以经常不能获得正常睡眠为特征的一类疾病。中医治疗经过长期的实践探索后形成了属于自己的一套理论体系，治疗方法多样，疗效可靠；近年来中医论治不寐的方法也更加广泛，主要涉及经络论治、阴阳论治、脏腑论治、气血论治、营卫论治、从痰论治、择时论治、脑神论治等论治方法，治疗手段包括针刺、推拿、中药汤剂等。

失眠不仅是神经系统的疾病，实际也是一种心身疾病，大多数慢性失眠的患者常伴有抑郁、焦虑的状态，因此在采取中医辨证论治的过程中，医师可建议患者同时接受心理咨询，通过心理和治疗的双重调节来提高综合治疗的效果。中医药对失眠的治疗有着明显的优势，通过中医的内治、外治法改善失眠是今后我国研究的一个主要方向，中医药可为患者提供简便价廉的中医药特色诊疗和更人文周到的医疗服务，逐步建立起中医特色的失眠诊疗体系。

一、不寐的西医学研究进展

（一）流行病学

睡眠的状况随年龄的变化而变化，一般来说，随着年龄的增长处于深睡眠状态的时间会逐渐减少，而在晚上和全天处于觉醒状态的时间会逐渐增加。研究报告显示失眠症多发生于老年人，睡眠呼吸暂停综合征在中老年人中比较多见。然而，现在还缺少关于睡眠的标准定义和关于睡眠模式的流行病学研究，这些睡眠模式只有相似的失眠特征，并且受控于躯体健康、精神健康、衰老和社会经济学变量。因此，关于失眠的文献也就很难对病情进行准确的概括。

失眠是一种主观的感受，但是关于睡眠的实验研究证实：多数失眠患者比睡眠正常的人有更多的睡眠困难。对成人失眠症流行情况的调查结果有相当大的差异，位于10.2%～37.8%之间。一项对非专业机构成人的调查显示，17%的被调查者认为自己的失眠症状非常严重（例如，在过去的一年中经常受到失眠的困扰）。在这项调查中，根据睡眠困难的性质平均分成3组：入睡困难但能维持睡眠、维持睡眠困难但能入睡、入睡和维持睡眠均困难。失眠的流行病学调查显示以下人群发病率高：女性（尤其是少数民族女性），处于失业或孤独状态、社会经济地位较低、正在进行药物治疗（尤其是药物滥用）或精神紊乱的人。

（二）病因

失眠按原因可分为两大类：继发性失眠和原发性失眠。

1. 继发性失眠

继发性失眠是一种与睡眠运动障碍、精神障碍、躯体疾病（如疼痛、心力衰竭、慢性阻塞性肺疾病、骨关节炎、慢性肾功能衰竭、帕金森病、脑血管疾病、中枢神经系统感染等）、睡眠呼吸紊乱以及滥用药物等相关的失眠症，常伴随其他疾病，如高血压、恶性肿瘤、脑血管疾病、冠状动脉粥样硬化性心脏病、消化系统疾病，这些疾病在某个阶段都会出现失眠的情况，影响睡眠的质量或因为疾病加重导致失眠。在疾病治疗好转后，失眠的症状可能有所减轻或直接痊愈。

这些疾病与失眠之间的因果关系很难确定，所以近几年提出了一个新概念——共病性失眠，用来解释那些同时伴有其他疾病的失眠。不良的生活习惯也会引起失眠，如睡前喝咖啡或浓茶，看刺激性较强的影视节目，阅读书籍，听摇滚音乐，下棋、打牌而不控制时间，嗜好烟、酒等。

2. 原发性失眠

原发性失眠主要包括3种类型，即特发性失眠、主观性失眠和心理生理性失眠，此类失眠症常常不清楚病因，有时将可能引起失眠的病因排除后仍存在失眠症状。其中最为常见的是心理生理性失眠，患者过于关注自身睡眠问题是其主要特点，极其容易觉醒，导致日间功能障碍及失眠。儿童常发生特发性失眠，失眠症状持续存在且呈隐匿性发病，无其他诱因，同时伴有日间功能损害。患者主观上存在严重的失眠体验为主观性失眠的特点，在排除睡眠呼吸紊乱疾病的情况下，日间功能却没有损害。

（三）发病机制

机体的睡眠状态并不是觉醒状态的简单终结，而是由中枢神经系统对睡眠—觉醒的调控，并在相关的神经递质、细胞因子等物质的参与下主动产生的过程。

1. γ-氨基丁酸能神经元系统异常

γ-氨基丁酸（gamma-aminobutyric acid，GABA）：GABA是中枢神经系统中介导突触传递的一种重要的氨基酸类抑制性神经递质。其中30%～40%中枢神经系统神经元的传导功能由GABA介导。GABA主要分布在大脑皮质、下丘脑、脑干、海马、基底神经节等部位，大脑中不同部位的GABA神经元有不同的表达作用，且GABA在大脑组织中的含量与睡眠—觉醒的深度变化呈正相关。机体中调节正常睡眠—觉醒过程的网状上行激活系统主要也是由GABA神经元组成，在神经冲动通过其纤维组织的表达控制下，下丘脑和脑干的促觉醒基团得到抑制，从而起到助眠的作用。由此可见，GABA能使神经元系统紊乱、功能低下、表达迟钝，使机体长期处于兴奋警觉的状态，是造成生理性失眠的重要原因之一。其作用过程是GABA通过与其特异性受体相结合来发挥作用，且与不同的受体结合表现出不同的药理学活性。其受体分为3个亚型GABAA、GABAB、GABAC，其中GABAA与生理性失眠的发生密切相关。

（1）GABAA受体：GABAA是哺乳动物大脑中含量最多的受体，也是最为普遍的抑制性神经递质受体，同时还是配体门控氯离子通道超家族的成员。在中枢系统中，大约50%的突触部位为GABA通过其受体GABAA介导控制。GABAA是由多种识别位点组成的大分子蛋白质复合物，分别为GABA识别位点、苯二氮䓬类识别位点和氯离子通道。其结构为8个亚基族组成的五边形多肽类寡聚体，中心位置为GABA门控的氯离子通道。当GABAA激活后，开启氯离子通道，造成氯离子细胞内流，使得神经元去极化或超极化，从而形成抑制性突触后电位（IPSP），发挥中枢抑制性作用。由于GABAA对GABA的敏感度降低，识别弱化，直接导致对氯离子通道开启障碍，无法形成有效的抑制性突触电位而致使机体呈兴奋状态。同时，大脑区域中GABAA主导了非快速眼动睡眠（NREM sleep）期的慢波睡眠，其表达量增加，则该时段延长或加深。可见GABAA含量对维持正常的睡眠起着重要的作用，其识别结合相应递质功能的弱化和降低，使其介导的控制神经元兴奋性减弱，是发生失眠的主要原因之一。

（2）GABAB与GABAC受体：GABAB受体广泛存在于中枢神经系统和外周组织，是由多个亚基结合而成的异源寡聚体，具有多种生理活性。其主要通过两种作用方式：神经末梢的GABAB受体通过抑制钙通道，减少神经递质的释放；胞体或树突的GABAB受体通过开放钾通道，产生IPSP，抑制动作电位的发放。因此，当受体被激活后就产生了抑制神经传导和神经元超级化的作用。GABAC受体主要分布在视网膜区域，也与氯离子通道相偶联，受体与GABAA相似的化合物激动，从而抑制神经元的兴奋，同时也参与了相关激素的调控，包括褪黑素、促甲状腺激素等。但目前对于GABAC受体是否与GABAA受体一致仍有争论。总之GABAB与GABAC受体对神经元均有抑制性作用，对维持正常的睡眠起重要的作用。

2. 下丘脑—垂体—肾上腺轴功能紊乱

下丘脑—垂体—肾上腺轴（HPA轴）是机体应对外界各种复杂应激反应的中枢系统，也是内分泌系统的中枢结构。HPA轴中下丘脑室旁核可合成并分泌促肾上腺皮质激素释放激素（CRH），这种激素通过血液，经由垂体束中的门脉系统输送到垂体前叶，在垂体前叶诱导作用下，促皮质激素细胞释放并储存促肾上腺皮质激素（ACTH）。ACTH随血液到达肾上腺皮质部位，作用于该部位促使肾上腺合成皮质激素，从而作用于机体全身。同时对下丘脑和垂体起反馈作用，调控CRH、ACTH的分泌量，使机体处于动态适量的平衡之中，维持机体的正常功能。目前已有研究表明，HPA轴系统与睡眠—觉醒规律之间存在着密切的联系。当CRH和糖皮质激素（GC）的分泌水平显著增加时，则HPA轴功能亢进，会激活脑部的杏仁核组织的GC受体，对下丘脑室旁核起促进作用，增加CRH的分泌与释放量，起到增加觉醒和减少慢波睡眠的作用。同时机体会长期处于慢性应激状态，进一步诱发HPA轴活跃，刺激CRH和GC持续分泌释放，使机体持续兴奋而导致失眠。可见失眠并不是简单的睡眠状态的缺失，而是由于HPA轴功能的表达紊乱，睡眠—觉醒规律失常，导致失眠的发生。

3. 褪黑素及其受体作用紊乱

（1）褪黑素及其受体的直接作用：褪黑素（MT）亦称松果体素，是人体视交叉上核（SCN）部位的松果体合成并分泌释放的一种胺类激素，具有多种生物活性。MT通过两种受体MT_1、MT_2来发挥其生理作用，MT_1为抑制神经元的活动，MT_2为引起神经元相位的变化，它们共同调节睡眠—觉醒周期变化的生物节律，被称为生理性催眠剂。MT的分泌与光神经有密切的关系，在其参与调控下，激活位于视交叉上核的受体MT_1和MT_2，出现昼夜周期变化，进而诱导睡眠规律的产生。在夜间其分泌水平可达到一天中的最高，对睡眠的维持起着重要的作用。可见，MT在维持和促进睡眠的作用中起着重要的作用。对于分泌紊乱的MT，则可能会影响其与SCN上MT受体的结合，影响其生理作用，出现睡眠—觉醒规律的失调，严重的可导致失眠的发生。

（2）在MT诱导下神经递质的间接作用：当机体内MT含量增高时，5-羟色胺（5-HT）受体介导的磷酸肌醇水解，磷酸肌醇作为细胞内的第二信使，参与信号的传导，间接地促使细胞内5-HT含量的增加，因此认为MT的这种拮抗作用诱导5-HT对维持正常的睡眠起重要的作用。MT还可以使机体脑部组织系统中GABA受体的识别活化，同时抑制GABA受体氯离子通道的阻滞剂的产生，使门控氯离子通道的氯离子内流，从而增加了GABA的表达活性，促使其抑制作用的发生。由此可见，MT对神经递质的这种诱导作用，共同维持了机体的正常睡眠。MT分泌功能紊乱，诱导作用必然弱化，增加了失眠发生的风险，故认为MT分泌下降、功能紊乱，是引起生理性失眠的重要机制之一。

4. 中枢神经递质分泌失调

（1）5-羟色胺及其受体的介导：5-HT是一种在机体中分布广泛、具有生物活性的吲哚类衍生物，为重要的神经递质。脑部5-HT神经元主要集中于中缝核上部和松果体中，对于维持和改善睡眠具有不可替代的作用，是第一个被认为真正调节睡眠的因子，且5-HT是在其受体的介导下发挥不同的药理作用。其中，$5\text{-}HT_1$受体的活动能够诱导产生NREM期睡眠，而$5\text{-}HT_2$受体的活动会增加慢波睡眠，并改善睡眠状态。在机体觉醒的阶段5-HT的兴奋性最高，当进入睡眠的状态时其兴奋性逐渐减低，到NREM期时，兴奋性达到最低。目前常通过PCPA制造大鼠失眠模型就是通过运用对氯苯丙氨酸来抑制5-HT的合成，来使大鼠产生失眠的症状。因此5-HT分泌紊乱，使其受体介导的生理作用发生变化，从而导致失眠的发生被认为是造成失眠的重要原因。

（2）其他神经递质与失眠的相关性：去甲肾上腺素（NE）、多巴胺（DA）、乙酰胆碱（ACh）等神经递质的表达被证明与失眠的产生有密切的关系。NE神经元在人体中分布广泛，主要集中在延髓和脑桥，而在睡眠—觉醒机制中起重要作用的位于脑桥背外侧的蓝斑核（LC）是NE神经元最为集中的地方。LC系统能够促进慢波睡眠，并且对维持觉醒也有一定的作用。其中有研究显示对大鼠双侧海马CA1区的电波与药物注射研究发现，NE通过受体作用可以调节海马CA1区，进而促进慢波睡眠。DA神经元主要集中于中脑，一般认为DA是通过在脑干和前脑基底部发挥作用来促使觉醒的延长，DA神经元兴奋，觉醒增加，睡眠减少，反之睡眠增加。因此可以认为这些神经递质的紊乱，使其促进睡眠的功能表达失调，最终可能导致失眠的发生。

5. 细胞因子的调控作用

（1）白介素-1对生理失眠的影响：白介素-1（IL-1）为神经—内分泌—免疫三大系统的共同因子信号，是最早发现的促进睡眠的细胞因子。IL-1在体内的表达存在与睡眠节律相同的昼夜规律，表达的高峰位与睡眠高峰相吻合。当大脑中IL-1含量升高时，可明显增加机体睡眠的NREM期的时间，抑制IL-1的分泌后，发现其睡眠时间减少，可知IL-1的量与睡眠有密切的关系。可能是IL-1可增加下丘脑中5-HT和DA的分泌释放，影响脑内其他神经递质的释放从而达到调节促进睡眠的作用。因此认为，人体血浆中紊乱分泌的IL-1是构成失眠症的主要原因之一。

（2）肿瘤坏死因子对生理失眠的影响：肿瘤坏死因子（TNF）主要为淋巴细胞和巨噬细胞分泌，具有多种生物活性，分为TNF-α和TNF-β。研究证明其有调节神经内分泌的功能，并且参与睡眠觉醒规律的调节，且分泌量呈昼夜变化的规律。当实验动物在睡眠剥夺后，血液系统中的单核细胞分泌TNF的能力得到加强，同时外源性地增加TNF-α的量有显著增加睡眠的作用，可能是通过促进脑内5-HT的生成，提高5-HT及其代谢物的含量，增加慢波睡眠的机制来实现的。因此，TNF被认为是参与调控正常睡眠节律的重要细胞因子。由于TNF的分泌功能紊乱，导致其调控睡眠的功能下降，是造成失眠的重要机制之一。同时，失眠与细胞因子的水平变化有密切的关系，细胞因子水平的变化涉及包括中枢神经系统在内的其他复杂的变化，与失眠的具体机制关系目前尚不能完全解释清楚，需要进一步研究探讨。

（四）病理生理改变

1. HPA轴功能亢进

失眠患者最明确的病理生理改变是HPA轴的功能亢进，主要表现在下丘脑室旁核分泌的CRH和肾上腺分泌的皮质醇明显增加。长期以来，人们对HPA轴影响睡眠的关注集中在皮质醇上，但目前已证明皮质醇对睡眠的影响是通过调节CRH分泌而实现的。在深睡眠多的上半夜，体内CRH浓度最低，而在浅睡眠占优势的下半夜，CRH浓度逐渐升高，直至觉醒时达到顶点。现已证明高浓度的CRH扰乱睡眠，外源性CRH会减少慢波睡眠并促使觉醒。CRH作用于垂体部位的受体促进ACTH分泌，后者再促进肾上腺分泌皮质醇。正常状态下，ACTH和皮质醇均对CRH的分泌具有负反馈作用，皮质醇还可通过激活海马部位的盐皮质激素受体负反馈抑制CRH分泌。但在慢性应激或长期失眠时，由于精氨酸加压素系统的过度活化加强了ACTH和皮质醇的分泌。结果皮质醇大量分泌，激活了杏仁核等下丘脑外的糖皮质激素受体（GR）而对CRH的分泌起正反馈兴奋作用，CRH恶性循环式持久大量分泌，失眠得以慢性化。

2. MT系统功能下降

MT产生于松果体，受外界光线调控，激活两种克蛋白偶联膜受体——MT_1和MT_2，分别抑制视交叉上核神经元的代谢率及诱导昼夜节律时相互转换，维持人体正常的昼夜节律和睡眠周期。在正常人体内MT的水平在夜幕降临后开始升高，促进睡眠发生，至睡眠中期（凌晨2～4点）达到顶点，后半夜逐渐下降，直至自然觉醒。白昼维持于低水平。对睡眠剥夺者、长期夜间暴露强光者及因衰老或某些疾病（如帕金森病、糖尿病神经病变、阿尔茨海默病等）所致MT水平低下患者的研究表明，睡眠缺乏与体内MT水平下降平行。MT分泌节律紊乱也与失眠相关。目前临床尝试使用MT替代疗法，效果显著。随机对照试验表明，使用MT可改善儿童特发性失眠。MT对老年失眠者可能有效。对17项研究（284例，老年人为主）的Meta分析显示MT可缩短睡眠潜伏期，增加主观睡眠。欧洲医药审评署证实缓释MT可提高中年失眠患者的睡眠质量和起床后的觉醒度。美国食品药物监督管理局已批准MT受体激动剂拉迈酮（雷美替胺）为使用不受限制的催眠药，用于治疗入睡困难。所以，MT水平或功能低下不仅是失眠的标志，更是失眠的重要诱因。

3. 炎症标志物水平增加

炎症过程往往同时伴发睡眠改变，因此推测细胞因子有睡眠调节作用。研究发现炎性因子如TNF-α、IL-1、IL-8、IL-12、IL-18等可以促进睡眠发生，炎性抑制因子如IL-4、IL-10、IL-13则减少慢波睡眠并抑制睡眠过程。其中TNF-α和IL-1的作用最为明确，两者水平在睡眠启动阶段最高，随睡眠周期发生节律性变化。脑中对TNF-α和IL-1起反应的区域同时可调节睡眠节律。TNF-α和IL-1均起到延长慢波睡眠作用，对快波睡眠几乎无影响。失眠过程则与炎症标志物水平增加关系密切。睡眠剥夺实验显示实验性减少睡眠（伴或不伴失眠症状）可导致体内炎症标志物水平急性上升。对原发性失眠患者的研究也证实存在炎症标志物水平上升。两项小样本研究都表明在下午至睡前或凌晨，原发性失眠患者血中IL-6水平显著增加，且与患者睡眠质量及慢波睡眠呈负相关，与觉醒时间呈正相关。

（五）诊断

失眠症常表现为入睡困难、易醒、早醒等。通常根据失眠时间的长短将失眠症分为短期性失眠（失眠持续时间＜3周）和长期性失眠（失眠持续时间＞3周）。

美国睡眠障碍协会制定的国际睡眠障碍分类将睡眠障碍分为深睡眠状态、睡眠障碍和神经、精神疾病所致睡眠障碍3个基本类型，失眠症是后两类中最常见的症状。这一分类系统充分体现出失眠症的病因学特点，为临床诊断和治疗失眠症提供了依据。

1. 内源性睡眠障碍

内源性睡眠障碍是睡眠障碍类中的一个重要亚型，其有关失眠症的条目有以下7条。

（1）心理生理性失眠：通常由睡眠卫生不良、心情紧张、沮丧等原因引起，多表现为入睡困难和易醒。

（2）睡眠呼吸暂停：此类睡眠障碍在健康老年人中约占24%，其特征是患者在睡眠过程中出现间歇性呼吸暂停而致失眠或觉醒，白天嗜睡或打盹。引起睡眠呼吸暂停的常见机制有两种，一种是OSA，是由于上呼吸道被舌头或咽峡间断地阻塞所致；另一种是中枢性睡眠呼吸暂停（CSA），是因膈肌或其他呼吸肌间歇性停止收缩所致。OSA患者常伴有响亮的鼾声、血氧饱和度下降，失眠主诉较少，有时只诉疲劳、注意和记忆困难。CSA患者不一定有鼾声。多导睡眠图有助于鉴别诊断。

（3）睡眠中周期性肢体运动：其特点是在睡眠期出现腿部不自主运动，伸趾、踝、膝、髋关节弯曲等，呈间歇性发作，每次持续20～40秒，重者每晚发作数百次。患者睡眠被打断，白天嗜睡。睡眠实验研究发现，此类患者睡眠潜伏期缩短（＜5分钟），并呈现典型的周期性腿运动。Jacobs等认为这类失眠症主要依靠多导睡眠图确诊。

（4）与年龄相关的睡眠结构改变：老年期睡眠的数量和质量在主、客观上都发生了变化。老年人中入睡困难、易醒和白天嗜睡的主诉较其他年龄组更常见。尽管老年人躺在床上的时间多，但睡眠潜伏期延长、易醒及觉醒后难以再入睡，使老年人的有效睡眠时间减少。此外，老年人深睡眠时间减少，甚至有些70岁以上者几乎无深睡眠期，睡眠质量下降。

（5）睡眠时相前移综合征：患者夜间入睡和晨间觉醒时间均过分提前，常见于老年人。

（6）睡眠时相延迟综合征：夜间入睡和晨间觉醒时间均较正常睡眠者后移，多见于青年人。

（7）内科疾病所致失眠：广义来讲，任何引起身体不适、疼痛和机体代谢障碍的疾病均可导致失眠。冠心病、充血性心衰、慢性肾衰以及内分泌疾病、感染等均可引起失眠。

2. 外源性睡眠障碍

外源性睡眠障碍也是睡眠障碍中的一个亚型。强光、噪声、高温及严重的生活事件均可引起失眠。某些物质和药物亦可导致失眠。咖啡因、酒精、尼古丁均可扰乱正常睡眠，对吸烟、嗜酒和常饮咖啡、茶者的失眠主诉，不能忽视上述物质的作用。易致失眠的药物有：α-甲基多巴、β-肾上腺素激动剂、儿茶酚胺阻断剂、抗心律失常药、甲状腺素、口服避孕药等。

3. 生理节律紊乱性失眠

生理节律紊乱性失眠是睡眠障碍中的另一个亚型。跨时区的飞行旅行、轮班工作等引起的失眠均属此类。

4. 神经精神疾病所致的失眠

神经精神疾病所致的失眠可见于痴呆、帕金森病、致死性家族性失眠、睡眠性癫痫等神经系统疾病，也可见于神经症、情感障碍、精神分裂症等精神障碍。尤其是有些神经症患者仅以失眠为其主诉，应予重视。Rickels等报道失眠症患者存在中度至重度焦虑和抑郁者分别为54%和31%，而慢性焦虑患者主诉轻度失眠者为18%，中度至重度失眠者为69%。

（六）鉴别诊断

1. 伴发失眠的神经衰弱

伴发失眠的神经衰弱临床表现复杂，睡眠障碍仅是其中一类症状。其临床表现有兴奋症状：回忆和联想增多且难以控制。有衰弱症状：脑力和体力不足而易疲劳，自觉大脑迟钝，注意力易分散、健忘，工作效率下降。有睡眠障碍：入眠难，多梦，易醒，醒后难再眠，睡眠感丧失，睡眠—觉醒节律紊乱，醒后不解乏。有情绪症状：烦恼，心情紧张，易激惹，或伴轻微而短暂的焦虑和抑郁。有紧张性疼痛：头痛，肢体肌肉酸痛。

2. 阻塞型睡眠呼吸暂停低通气综合征（OSAS）

OSAS是临床上一种较为常见的综合征，目前机制不明，是睡眠呼吸调节机制发生障碍的结果。OSAS的危害有很多，由OSAS导致的夜间慢性间歇低氧及睡眠结构紊乱可以引起患者夜间憋醒及睡眠质量严重下降，进而导致白日嗜睡、次日乏力、精神状态差及认知功能障碍等。由于呼吸暂停引起反复发作的夜间低氧和高碳酸血症，可导致高血压、冠心病、糖尿病和脑血管疾病等并发症及交通事故，甚至出现夜间猝死。

（七）治疗

1. 认知疗法

该方法主要是提高患者对睡眠的正确认识及减少睡眠前焦虑状态而达到治疗目的。行为和情感的中介是认知过程，适应不良性认知的发生、适应不良行为和适应不良情感密切相关。医生与患者一起找出适应不良性认知，使用训练方法或"学习"来矫正这些适应不良性认知，使患者的认知更接近现实和实际。随着矫正适应不良性认知，使患者的心理障碍渐渐消除，从而改善睡眠质量。

2. 行为疗法

通过后天学习、训练培养而获得的正常行为和异常行为，同样可以通过后天学习、训练来消除或改变。这能帮助患者建立有规律的睡眠节律、克服睡前焦虑的行为，调整方法包括放松训练、刺激控制训练、自由想象训练等。

3. 药物疗法

现代生物医药技术发展突飞猛进，苯二氮䓬受体激动剂（BZRAs）、褪黑素受体激动剂、食欲素受体拮抗剂、抗抑郁药物等多种药物在失眠症治疗上发挥重要作用。在临床研究使用中不同类别药物的治疗作用、使用方法、剂量以及作用时间各不相同，总体上都能够达到缩短入睡时间、延长有效睡眠时间、减少觉醒次数、提高睡眠质量、缓解失眠症状等。

《中国成人失眠诊断与治疗指南（2017版）》中对失眠药物治疗的建议：首选非苯二氮䓬类药物迅速起效治疗入睡困难等症状，这类药物有酒石酸唑吡坦、右佐匹克隆、佐匹克隆、扎来普隆等；如果首选药物无效，可用短、中效苯二氮䓬受体激动剂改善入睡困难和维持睡眠状态，这类药物有三唑仑、替马西泮、劳拉西泮、艾司唑仑等，或选用MT受体激动剂（雷美替胺）或食欲素受体拮抗剂治疗；对伴有焦虑、抑郁的失眠患者使用抗抑郁药治疗，如多塞平、阿米替林、曲唑酮、米氮平、氟伏沙明等。药物治疗失眠症的短期疗效肯定，由于不同药物存在不同不良反应、成瘾性、戒断症状等潜在风险，在使用中要严格按照推荐剂量、使用方法、时限调整使用，发挥药物治疗快速起效、短期消除症状、避免病程迁延的作用。

二、不寐的中医学研究进展

（一）病因

人之寤寐，依赖于人体的阴平阳秘，脏腑调和，气血充足，心神安定，心血得静，阳能入于阴。如《素问·阴阳应象大论篇第五》曰："阴在内，阳之守也；阳在外，阴之使也。"卫气通过阳跷脉、阴跷脉而昼行于阳，夜行于阴。由于饮食不节、情志失常、劳倦、思虑过度、病后、年迈体虚等使心神不安，心血不静，阴阳失调，营卫失和，阳不入阴而发为本病。

1. 饮食不节

宿食停滞，脾胃受损，饮食壅遏于中，胃气失和，阳气浮越于外而不寐。或由过食肥甘厚味，酿生痰热，炎热上扰，扰动心神而不得安寐。《张氏医通·不得卧》中阐述其原因："脉滑数有力不得卧者，中有宿滞痰火，此为胃不和则卧不安也。"此外，浓茶、咖啡、酒之类饮料也是造成不寐的因素。

2. 情志失常

喜怒哀乐等情志过极均可导致脏腑功能的失调，从而发生不寐病证。或因情志不遂，肝气郁结，肝郁化火，邪火扰动心神，神不安而不寐；或因五志过极，心火内炽，心神扰动而不寐；或因思虑太过，损伤心脾，心血暗耗，神不守舍，脾虚生化乏源，营血亏虚，不能奉养心神而不寐。如《沈氏尊生书·不寐》云："心胆俱怯，触事易惊，梦多不祥，虚烦不眠。"

3. 劳逸失调

劳倦太过则伤脾，过逸少动易致脾虚气弱，运化不健，气血生化乏源，不能上奉于心，以致心神失养而失眠。或因思虑过度，伤及心脾，心伤则阴血暗耗，神不守舍；脾伤则食少，纳呆，生化之源不足，营血亏虚，不能上奉于心，而致心神不安。如《类证治裁·不寐》说："思虑伤脾，脾血亏损，经年不寐。"《景岳全书·不寐》云："劳倦、思虑太过者，必致血液耗亡，神魂无主，所以不眠。"

4. 病后体虚

久病血虚，年迈血少，引起心血不足，心失所养，心神不安而不寐，正如《景岳全书·不寐》中说："无邪而不寐者，必营气之不足也，营主血，血虚则无以养心，心虚则神不守舍。"亦可因年迈体虚，阴阳亏虚而致不寐。

5. 禀赋不足，心虚胆怯

素体阴虚，兼因房劳过度，肾阴耗伤，不能上奉于心，水火不济，心火独亢；或肝肾阴虚，肝阳偏亢，火盛而神动，心神失交而神志不宁。如《景岳全书·不寐》所说："真阴精血不足，阴阳不交，而神有不安其室耳。"

（二）病机

1. 阴阳失交

在中医理论中，人体的睡眠和觉醒符合阴阳规律，"阳入于阴则寐，阳出于阴则寤，阳气自动而之静，则寐；阴气自静而之动，则寤；不寐者，病在阳不交阴也。"

在《灵枢·大惑论》中记载了"卫气不得入于阴，常留于阳，留于阳则阳气满，阳气满则阳跷盛，不得入于阴则阴气虚，故目不瞑矣"等。因此可知阳盛阴衰等阴阳失调所引发的不寐一般可分为阳盛、阴虚和阳盛阴衰3种不同类型，病理因素与火有极大关系：情志、饮食等会引发心火、肝火、痰火等实火；由于劳累、久病、天赋不足引发的阴虚火旺为虚火，干扰患者心神则引发不寐。

在中医中，不寐大多为阳盛阴衰、阴阳失交证，但同时也包括阳虚型，比如《证治要诀》中提到的"年高人阳衰不寐"病机也佐证了这一理论。根据曾升平的研究，阳虚不寐患者不仅多发于老年患者，而且临床中极易忽视这一证型，阳虚不寐是由于阳气虚浮不入阴引发的虚性亢奋症状。由于现代人贪凉严重，长期在空调控温的环境下，因此极易出现阳虚，同时由于现代工作压力较大，需要长期熬夜，导致阳气不能潜入阴分以休养，与脾肾阳虚有密切关系。

人机体的气血津液分布及代谢异常引发的痰饮、水湿、瘀血等病理产物，阻碍了阴阳营卫的运行通路，夜间阳气无法入阴则引发不寐。同时不寐症与气血瘀滞也有密切关系，瘀血内生、新血不生，导致血不养神，需要采用血府逐瘀汤进行治疗。而且，血运行不利则会引发痰湿内生，痰浊会阻碍气机，从而影响血液运行，引发瘀血，日久则化热扰神，从而引发不寐。两者相互交织影响，日久不化则会产生顽固性不寐。

2. 脏腑不合

心为君主之官、五脏六腑之主，主血脉、藏神。劳累、思虑太过则会损伤心血，导致心神失养无所依、五志过极而扰神则引发不寐。不寐病的发生主责在于心，因此在辨证论治时不仅要论心还要兼顾其他脏器，根据患者机体情况给予安神药物。

肝主藏血、疏泄、调节情志，为将军之官。由于现代人的生活节奏非常快，生活压力较大，人际关系也非常复杂，因此大多数人受到生活压力、心理因素、精神因素的影响而引发不寐。根据于志强的研究，肝脏引发的不寐病机包括肝郁化火、肝郁气滞血瘀、肝郁气滞生痰、肝血不足等。胆腑与肝脏之间互为表里，主决断，胆郁则容易生痰，胆气虚则情怯。不寐患者的情绪受到极大的影响，而精神因素是引发患者不寐的主要因素。脾胃为中焦脏腑，主运化和四肢肌肉，为后天之本、气血生化之源，同时也是人体气机升降的枢纽，思虑过度、饮食不节会造成脾胃损伤，从而生痰、积食阻碍阴阳交通道路，影响气血的化生导致心神失养，从而引发不寐。肺主气、藏百脉、主治节，主宣发卫气，卫气与不寐疾病有密切关系，在《灵枢》中就记载了卫气无法入阴导致营气衰少而卫气内伐，引发了不寐的发生。肾主志、生髓而通脑，脑为元神之府，由于老年患者阴气虚衰，年老体弱、劳逸失调会引发肾气虚，从而导致不寐。

总之，一般来说，不寐病机的特点为阳盛阴衰，阴阳失交，病理性质虽有虚实之分，但以虚证为主。

（三）诊断

1. 疾病诊断

中医诊断：①经常性不能获得正常的睡眠，可表现为不易入睡，或睡而易醒，或时醒时寐，甚至彻夜不寐；②常伴有头昏头痛、神疲乏力、健忘或反应迟钝、多梦等症状；③发病前有情绪不宁或劳倦内伤等病史。

2. 证候诊断

（1）肝郁化火证：急躁易怒，入睡困难，甚或整夜不寐，伴头晕头胀，目赤耳鸣，口干口苦，不欲饮食，便秘溲赤，舌红苔黄，脉弦数。

（2）痰热扰心证：不寐，心烦不安，胸闷，口苦目眩，恶心，嗳气，或痰多，舌质偏红，舌苔黄腻，脉象滑数。

（3）胃气不和证：不寐，脘腹胀满或胀痛，或时有恶心或呕吐，嗳腐吞酸，大便异臭，或便秘，腹痛，舌苔黄腻或黄糙，脉弦滑或滑数。

（4）心脾两虚证：不寐，多梦易醒，心悸健忘，面色萎黄，神疲食少，头晕目眩，四肢无力，舌质淡，舌苔薄白，脉象缓弱。患者有崩漏、月经过多、手术等病史。

（5）阴虚火旺证：心烦不寐，或入睡困难，健忘，腰酸足软，手足心发热，盗汗，口渴咽干，或口舌糜烂，舌红少苔，脉象细数。

（6）心胆气虚证：虚烦不眠，入睡后又易惊醒，多梦，终日惕惕，胆怯恐惧，遇事易惊，心悸不宁，气短自汗，舌淡，脉弦细。

（7）心肾不交证：心烦不寐，头晕耳鸣，烦热不安，咽干，精神萎靡，健忘，腰膝酸软，男子滑精阳痿，女子月经不调，舌尖红，舌苔少，脉细数。

（四）鉴别诊断

1. 一过性失眠

一过性失眠在日常生活中较为常见，可因一时的情志不舒、生活环境改变，或因饮用浓茶、咖啡和服用药物等引起。一般有明显诱因，且病程不长。一过性失眠不属病态，也不须任何治疗，可通过身体自然调节而复常。

2. 生理性少寐

生理性少寐多见于老年人，虽少寐早醒，但无明显痛苦，属生理现象。

（五）辨证要点

1. 辨脏腑归属

不寐的脏腑归属涉及心、肝、胆、脾、胃、肾，但最终均以心为辨证核心。如不寐而兼不思饮食，或食欲减退，口淡无味，饭后觉胃脘胀闷，腹胀，便溏，面色萎黄，四肢困乏，或嗳腐吞酸等症状者，多属脾胃病变；兼急躁易怒，口干口苦，面赤苔黄者，则与肝郁化火有关；兼多梦易惊，终日惕惕，心悸胆怯者，则为心胆气虚；等等。

2. 辨正邪虚实

不寐有正邪虚实之不同，与其病情轻重、久暂及禀赋等有关。如虚证多为心脾两虚、心胆气虚、心肾不交、阴虚火旺，以致阴精、气血不能荣养心神；实证则有肝郁化火、痰热内扰、胃气不和，与邪扰心神，神明不安有关。

（六）治疗

1. 治疗要点

（1）首重精神调养。

消除顾虑及紧张情绪，保持心情舒畅，在治疗中有重要作用，特别是因情志不舒或紧张而造成的不寐，精神治疗更有其特殊的作用，应引起重视。

（2）治心兼顾他脏。

不寐之本在心，但邪正虚实变化多端，故为达到治心、宁心的目的，辨证求因、审因论治是用药的前提与原则。应着重调治所病脏腑及其气血阴阳，“补其不足，泻其有余，调其虚实”，施以补益心脾、滋阴降火、交通心肾、清肝泻热、益气镇惊、化痰清热、和胃化滞诸法，使气血调和，阴阳平衡，脏腑的功能得以恢复正常。

（3）注意安神镇静。

不寐的关键在于心神不安，故安神镇静在治疗中是不可缺少的。但必须在平衡脏腑阴阳气血，也就是辨证论治的基础上进行，离此原则，即影响疗效。安神的方法，有养血安神、清心安神、育阴安神、益气安神、镇肝安神以及安神定志等，可以随证选用。

2. 分证论治

（1）肝郁化火证。

治法：清肝泻火，宁心安神。

处方：龙胆泻肝汤、丹栀逍遥散加减。两方均能清肝泻火，但前方力峻且能化湿，后方性缓而能健脾。郁火重证，宜用前方；郁火轻证，宜用后方。

药用龙胆草、黄芩、牡丹皮、栀子清肝泻火；木通、车前子利小便而清热；柴胡疏肝解郁；当归、生地黄、白芍养血滋阴柔肝；白术、茯苓、甘草健脾和中；朱茯苓、生龙骨、生牡蛎镇心安神。

若胸闷胁胀，善太息者，加香附、郁金、合欢皮以疏肝解郁；若口干口渴，大便干结不下者，可加麦冬、柏子仁、火麻仁以养阴生津，通便泻下。

（2）痰热扰心证。

治法：化痰清热，除烦安神。

处方：黄连温胆汤加减。本方清热化痰，安神除烦，可用于痰火扰心之心悸、不寐。

药用竹茹化痰泄浊；柏子仁、茯神、麦冬、丹参养心安神；菊花、僵蚕清热定惊；半夏、陈皮、黄连、栀子清解痰热。得效后，可做丸剂服，以巩固疗效。

若属不寐经久不愈，或彻夜难眠者，或眠而恶梦纷扰、大便秘结者，加黄芩、大黄以降火泻热，逐痰镇心宁神。

（3）胃气不和证。

治法：和胃宁神，消导积滞。

处方：保和丸加减。本方消食导滞，和胃安神，可用于食积停滞，胸脘痞满等症。

药用山楂、神曲、莱菔子以消食导滞；陈皮、半夏、茯苓以和胃调中理气；连翘清热除烦。

若积滞化热，舌苔黄燥者，加黄连以清心火；大便不通或臭秽异常者加大黄、火麻仁以泻肠胃积热。得效后可复以半夏秫米汤调养胃气。

（4）心脾两虚证。

治法：补益心脾，养血安神。

处方：归脾汤加减。本方健脾养心，补气养血，可用于心脾两虚之心悸、不寐。

药用人参、黄芪补心脾之气；当归、龙眼肉养心脾之血；白术、木香、陈皮健脾调中；茯神、酸枣仁、远志养心安神。

偏于血虚者，宜加熟地黄、白芍、阿胶以养血安神；若肝血不足，虚劳、虚烦不得眠者，加川芎、知母、白芍、阿胶养心除烦；若脾虚便溏而见虚寒之象者，加干姜、山药；若脾虚气弱而又见痰阻者，加石菖蒲、远志。

（5）阴虚火旺证。

治法：滋阴降火，清心安神。

处方：黄连阿胶汤加减。本方养阴清热，用于阴虚火旺之不寐。

药用黄连、黄芩清热降火；生地黄、白芍、阿胶、鸡子黄养血敛阴；朱砂、琥珀清热镇心安神。

若属心经有热，心火偏亢，阴血暗耗所致者，则加当归、莲子心；若属阴血不足，肝阳偏亢者，加珍珠母、生龙齿。

（6）心胆气虚证。

治法：益气镇惊，安神定志。

处方：安神定志丸加减。本方补心气安心神，可用于心胆气虚之惊悸、不寐。

药用人参益心气；龙齿镇惊；茯苓、茯神、石菖蒲补气益胆安神；五味子、炒酸枣仁、夜交藤、珍珠母补心血，敛心气，定心神。亦可配合磁朱丸应用。

（7）心肾不交证。

治法：交通心肾。

处方：交泰丸加减。本方交通心肾，用于心肾不交之怔忡失眠。

药用黄连清心降火；肉桂少用以引火归原；柏子仁、茯神、龙齿宁心安神。

如以肾阴虚不能上济心火为主者，加熟地黄、山茱萸、夜交藤、酸枣仁之类；心阴不足，加玄参、大麦、麦冬、五味子。

3. 单方验方

（1）炒酸枣仁10～15克，捣碎，水煎后，晚上临睡前顿服。养心安神，用于怔忡失眠。

（2）炒酸枣仁10克，麦冬6克，远志3克，水煎后，晚上临睡前顿服。养心安神定志，用于惊悸、失眠。

（3）酸枣树根（连皮）30克，丹参12克，水煎1～2小时，分2次，在午休及晚上临睡前各服1次。每日1剂。养心活血，用于失眠。

（4）鲜百合30～50克，粳米50克，冰糖适量，加水煮粥食之。养心安神，用于阴虚失眠。

（5）猪心1个，朱砂0.3克，将猪心煮熟后拌入朱砂，食下。每日1次，连用7次为1个疗程。可治疗各种失眠。

（6）夜交藤30～60克，水煎服，每日1次。可治疗各种失眠。

（7）吴茱萸9克，捣烂，以米醋适量调为糊状，睡前外敷涌泉穴（敷前先用温开水洗脚），并以胶布固定。可治疗各种失眠。

4. 中成药

（1）柏子养心丸。

功能与主治：养心安神，补肾滋阴。用于营血不足，心肾失调所致的不寐、多梦易惊、精神恍惚、健忘盗汗等。

用法与用量：温开水送服，1次9克，1日3次。

（2）天王补心丹。

功能与主治：滋阴养血，补心安神。用于阴亏血少所致之虚烦少寐、心悸神疲、梦遗健忘、大便干结、舌红少苔、脉细数。

用法与用量：温开水送服，1次9克，1日3次。

（3）安神丸。

功能与主治：养心安神。用于血虚所致的失眠、心悸、时易惊恐。

用法与用量：温开水送服，1次1丸，1日2～3次。

（4）镇静安眠片。

功能与主治：养心安神，清热除烦。用于心阴不足，虚热上扰之心烦失眠、头昏眼花、多梦易惊、咽干口燥、疲倦乏力。

用法与用量：温开水送服，1次4～6片，1日3次。

5. 其他疗法

（1）敷脐疗法。以黄连、肉桂各适量，共研细末，填脐内，纱布盖之，用于心肾不交之失眠。

（2）针刺疗法。取劳宫、心俞、肾俞、太溪，前二穴施以泻法，后二穴施以补法。1日2穴，交替针刺，7～10日为1个疗程。用于心肾不交之失眠。

（3）耳穴压豆疗法。耳穴压豆有治疗不寐的作用，可选神门、交感、心等，两侧耳穴交替用之。

（4）按摩疗法。睡前按摩小天心（大小鱼际之间）、内关各100～200次，或取坐位，轻轻揉搓涌泉穴，每侧各100次。

（七）预防与调护

本病属于心神失于调摄的病变，故应注意精神方面的养护，做到喜怒有节，心情舒畅；应向患者做思想工作，消除紧张与疑虑；睡前不宜饮浓茶、咖啡等刺激之品，亦不宜做剧烈活动；居处环境应安静，设法避免或消除噪声。

患者应有适当的体力活动，加强体育锻炼，转移注意力。平日生活要有规律，按时作息；养成良好的睡眠习惯，早睡早起。

（八）预后与转归

本病的预后，当视具体病情而定。病程不长，病因比较单纯，在治疗上又能突出辨证求本、迅速消除病因者，则疗效较好；病程长，证见虚实夹杂，特别是正虚难以骤复而邪实又难以速去者，则病情往往易于反复，治疗效果欠理想。

第十章 近现代名医经验

一、王仲奇：治疗不寐经验

王仲奇（1881—1945年），名金杰，号懒翁，歙县富堨人。王氏数代业医，王仲奇15岁随父学医，22岁挂牌应诊，以治温热病著称，不出数年名扬江、浙。一生行医40余年，对中医内、外科别具心得，有丰富的临床经验。他认为治病之道在于明阴洞阳，而用药以酌其盈、济其虚，补其偏，救其弊；又采徐泗溪"药性专长"之说，辨证立方，既用经方，亦用时方，或经方、时方并用，或单方参入复方，多收良效。以下是王仲奇的不寐临床经验总结。

心肾失交之病，镇摄理血宁心。

先生治疗不寐，于脏腑来讲，尤其重视心、肝、肾三脏。临证时明辨标本缓急，或急者治其标，或缓者治其本，或标本同治。在面对女性不寐患者时，又常联系妇人特殊的生理病理特点，尤重气血的变化，辨证施治。用药方面，善用介、石类药物，重镇安神之药如青龙齿、飞辰砂等以镇摄心阳，平抑肝阳之类如牡蛎、石决明等以潜息肝阳，滋阴潜阳之品如龟甲、鳖甲以壮水制火。常用酸甘之药如用白芍、沙苑子、石斛、玄参、酸枣仁、柏子仁等以养阴清热生津。重视道地药材的使用以及药物的炮制方法。

【验案一】

魏，靶子路，初诊（佚）。

二诊：三月二十五日，肾虚髓弱，阳浮神驰，宗脉弗静，眩晕，腰俞作酸，小溲夜数，心中难过，夜寐多梦失安，脉濡弦。仍以镇摄可也。

处方：左牡蛎（煅，先煎）三钱，青龙齿（煅，先煎）三钱，龟甲（炙，先煎）八钱，石决明（煅，先煎）五钱，生地黄六钱，潼沙苑子三钱，金钗斛三钱，柏子仁（杵）三钱，枸杞子（炒）二钱，甘菊花钱半，野料豆三钱，冬青子三钱，茯神三钱。

三诊：三月三十日，夜寐较安，溲数较减，腰俞作酸，头脑昏蒙不清，脉濡滑而弦。肾主精生脑，其脉循脊，开窍于二阴。仍以镇摄可也。

处方：左牡蛎（煅，先煎）三钱，青龙齿（煅，先煎）三钱，龟甲

（炙，先煎）八钱，石决明（煅，先煎）五钱，锁阳二钱，菟丝饼三钱，潼沙苑三钱，金钗斛三钱，覆盆子三钱，冬青子三钱，川杜仲（炒）三钱，枸杞子（炒）二钱。

四诊：四月四日，肾亏髓复，作强略强，不寐较安，溲数已减，腰酸已愈，头目较清，唯四肢乏力，饱食则腹胁胀痛，脉弦。仍守用意，兼调肠胃。

处方：左牡蛎（煅，先煎）三钱，川杜仲（炒）三钱，锁阳三钱，覆盆子三钱，续断（炒）二钱，菟丝饼三钱，潼沙苑子三钱，金钗斛二钱，益智仁一钱，陈皮一钱半，佩兰三钱，陈六神曲（炒）三钱。

药用左牡蛎、青龙齿、龟甲、石决明以潜之、镇之、平之，牡蛎、龟甲尚有滋养肾阴之用；生地黄、潼沙苑子、金钗斛、枸杞子、甘菊花、野料豆、冬青子滋补肝肾、益阴生津，潼沙苑子还可固精缩尿以针对其夜尿频多之症；柏子仁、茯神安神定志。三诊诸症减轻，唯头脑昏蒙不清，脉象由濡弦转为“濡滑而弦”，王氏认为“肾主精生脑，其脉循脊，开窍于二阴。仍以镇摄可也”，在二诊方中去生地黄、柏子仁、甘菊花、茯神、野料豆、五味子，加锁阳二钱、菟丝饼三钱、川杜仲（炒）三钱、覆盆子三钱。四诊，“肾亏髓复”，不寐已愈，余症已痊，故去潜镇之青龙齿、龟甲、石决明，“唯四肢乏力，饱食则腹胁痛”，此乃脾虚气滞，故“仍守用意，兼调肠胃”，陈皮、佩兰、陈六神曲化湿和中、健脾行气。

在治疗心肾不交、心阳上浮之不寐时，先生常施以镇静安神，药用青龙齿、磁石之类；滋阴潜阳，如龟甲、鳖甲等；平肝潜阳，牡蛎、石决明之属；养肝柔肝，甘菊花、金钗斛等味。

【验案二】

主诉：右，冲脉为经脉之海，女子以系胞。息胞虽下，冲海内伤，恶露经血缠绵不净，竟夕不寐，心中烦躁，肩髃背部麻木，或有汗泄。胞脉属心，心藏神，女子以血为本，是为心肾失交之病。治以镇摄，理血宁心。

处方：生牡蛎（先煎），青龙齿（煅，先煎），龟甲（炙黄，先煎），磁石（制，先煎），柏子仁霜，野茯神，远志肉（去心，炙），当归（蒸），粉牡丹皮（炒），香白薇（炒），丹参，淮小麦，陈阿胶（另炖）。

二诊：冲脉为血海，胞脉属心。息胞既下，恶露经血淋漓，血晦暗伤，精神失倚，遂患不寐，两月来癸水或行或住，总难交睫，烦躁多汗，肩髃背部麻木，小便频数，是为心肾失交之病。究宜镇摄冲海，养心安神。

处方：生牡蛎（先煎），青龙齿（煅，先煎），龟甲（炙黄，先煎），磁石（制，先煎），紫石英（煅，先煎），野茯神，柏子仁霜，酸枣仁（炒），远志肉（去心，炙），淮小麦，当归（蒸），粉牡丹皮（炒），香白薇（炒），飞辰砂（冲）。

王氏在治疗女性不寐患者时，尤其重视陈自明提出的“女子以血为根本”，根据辨证或加补血活血，或清热凉血，如《王仲奇医案·不寐》中陈右马立师案针对不寐的伴随证月经先期用地榆、茜草凉血止血。王仲奇在治疗妇人不寐证时常将其与妇人经、带、胎、产病理联系起来，根据其因果关系而采用相应的治法。

【验案三】

主诉：朱右，老县前，肝气不达，心神不宁，阳亢不入于阴，心烦难过，少腹胀痛，头眩，夜不得寐，欲寐卧下即寤，纳少寡味，脉弦。以清肝养心，引阳入阴。

处方：青龙齿（煅，先煎）三钱，远志肉（炙）一钱，茯神三钱，香白薇（炒）二钱，绿萼梅花八分，粉牡丹皮（炒）钱半，茺蔚子（炒）二钱，法半夏钱半，北秫米（包）三钱，丹参三钱，金钗斛二钱，夜交藤三钱。

二、冯明清：治疗不寐经验

冯明清（1942年—），河南中医学院冯明清教授从事中医教学、临床、科研工作50余年，医理造诣精深，辨证思路独特，治疗经验丰富，尤其擅长对中医内科脾胃病的辨证论治。在临床实践中对不寐证的诊治亦颇有心得。以下是冯明清的不寐临床经验总结。

顾护脾胃，调理营卫。

冯明清教授在临床诊疗中提出，脾胃失司是不寐证的主要病因病机。认为不寐证是临床中常见的内科疾病，早在《内经》中就有记载和论述，被称为“不得卧”“目不瞑”“不得眠”等。《内经》论述该病产生的原因不外乎两个方面：一是营卫运行失常。如《灵枢·邪客》云：“今厥气客于五脏六腑，则卫气独行于外，行于阳，不得入于阴。行于阳则阳气盛，阳气盛则阳跷陷，不得入于阴，阴虚，故不瞑。”二是营卫虚衰。如《灵枢·营卫生会》中记载：“老者之气血衰，其肌肉枯，气道涩，五脏之气相搏，其营气衰少而卫气内伐，故昼不精，夜不瞑。”因此，“营卫失常”是导致不寐证的根本所在。冯明清教授认为不寐证的病位在脾胃，但病性多见虚实夹杂证候。情志刺激、年老体弱、饮食失宜等终将引起脾胃脏腑机能的紊乱、气血失和、阴阳偏胜偏衰，从而导致“营卫失常”的病理状态。因此病位主要在脾胃，涉及心、肝、肾等。但其在病理变化及病机转归中，因个体差异、环境改变、情志调理等，病性表现上常常有虚有实，且虚多实少，多见虚实夹杂的证候。

冯明清教授认为在不寐一证的治疗上应根据《内经》中提出的“补其不足，泄其有余，调其虚实，以通气道，而去其邪”的治疗原则。病位在脾胃，病机为在营卫失常认识指导下，确定治疗不寐证的治则治法应以顾护脾胃，调理营卫，使其平和为总纲。因此，在方药使用中总以参苓白术散、桂枝汤为底方，以行使健脾行气、营卫调理之功效，并根据其他兼见证候如肝郁、痰火，或血虚、肾亏等进行辨证治疗。

【验案一】

患者，女，28岁。2014年4月20日初诊。

主诉：失眠3个月余。

现病史：症见心烦易怒，入睡困难，多梦，睡后易醒，有焦虑不安情绪。伴见面微浮，口苦，时有头重昏蒙。乏力神疲明显，食欲差，胃脘胀，痞塞感强。活动后出现胸骨后不适、心慌、憋气等症状。大便欠畅，每日2～3次；小便调；下肢有肿胀感；舌质暗红、苔薄黄、根厚腻，左脉弦细，右脉有滑象。

既往史：无。

过敏史：无。

查体：一般可，面色潮红，心肺（－），腹软，肝脾（－），全腹无压痛。

中医诊断：脾胃气虚，肝郁化火。

治则治法：健脾和胃，疏肝泻火。

处方：人参15克，陈皮12克，茯苓12克，白术15克，柴胡15克，枳实10克，竹茹15克，桂枝12克，白芍20克，黄连9克，甘草9克。

3剂，水煎服，每剂2次煎汁服用。

二诊（4月24日）：患者经上次治疗后，失眠改善，精神状态转好，乏力神疲改善，食欲可，胃脘胀及痞塞感减弱，大便正常，胸闷等未有发作。舌质转为淡红、苔薄、根部稍腻，脉细。上方去黄连、桂枝、人参，其他不变，续服7剂。

三诊（5月2日）：患者症见面色红润，精神佳。自述睡眠好，胃脘胀及痞塞感消失，大便正常，胸闷等均未有发作。舌质淡红，苔薄白，脉滑。嘱二诊方剂续服7剂。随后未见复诊，追踪问询称药后即愈。

【验案二】

患者，女，38岁。2014年5月26日初诊。

主诉：失眠半年余。

现病史：多梦，入睡困难，睡后易醒。平素生活不得志，心烦易怒，常常焦虑不安。乏力神疲明显，食欲差，胃脘胀，痞塞感强。伴见口苦，头重昏蒙。活动后出现心脘部不适，有时伴心慌，有时伴憋气。大便小便正常；舌质淡、苔白，脉弦细无力。

既往史：无。

过敏史：无。

查体：一般可，心肺（－），腹软，肝脾（－），全腹无压痛。

中医诊断：脾胃气虚，营卫失和。

治则治法：健脾和胃，调理营卫。

处方：人参15克，陈皮12克，茯苓12克，白术15克，桂枝15克，枳实10克，竹茹15克，白芍20克，合欢皮10克，甘草9克。

5剂，水煎服，每剂2次煎汁服用。

二诊（5月30日）：患者经上次治疗，失眠改善，精神状态转好，乏力神疲改善，食欲可，胃脘胀及痞塞感减弱，大小便正常，胸闷等未有发作。舌质、苔正常，脉滑。上方不变续服5剂。随后未见复诊，追踪问询称药后即愈。

三、傅萍：治疗围绝经期女性不寐经验

傅萍教授，系第五批全国老中医药专家学术经验继承工作指导老师、何氏妇科外姓传人，潜心杏林40余载，诊治女科诸疾经验颇丰。以下是傅萍治疗围绝经期女性不寐临床经验总结。

滋肾养肝，宁心安神。

傅萍教授认为围绝经期女性不寐以肝肾精血亏虚为本，心神失养为标，辨治该病紧扣肾、肝、心，处以自拟滋肾养肝宁神方。

处方：旱莲草，女贞子，生地黄，熟地黄，生白芍，牡丹皮，枸杞子，山茱萸，淮小麦，大枣，甘草，夜交藤，合欢皮。

方中以旱莲草、女贞子、山茱萸滋补肝肾精血；生地黄生津止渴、滋阴补肾；熟地黄味甘性微温，补血养阴精，为补肾填精第一要药；生白芍补血养阴、平抑肝阳、除烦清心；牡丹皮清透阴分伏热；枸杞子味甘性平，味重而纯，归肝肾经，功擅滋肾填精，阴阳双补；淮小麦养心安神，《金匮要略论注》有云："小麦能和肝阴之客热，而养心液。"甘草泻心火而和胃，大枣调胃而利上壅之躁，两药配伍甘缓养心而安神；夜交藤养心安神；合欢皮安心神、解郁结，《神农本草经》有记载"合欢，味甘平。主安五脏，利心志，令人欢乐无忧"。全方合用使肝肾精血得滋，心阳虚火得降，心神宁静，入寐自安。傅萍教授临证时常观其脉证，知犯何逆，随证治之。伴有骨蒸潮热则加地骨皮、知母、黄柏清退虚热，多汗者加糯稻根、碧桃干固表敛汗，大便干结加柏子仁、瓜蒌仁润肠通便，心烦口苦则加黄连、莲子心清心除烦，头晕目眩加明天麻、制半夏祛痰止眩，下体瘙痒加地肤子、白鲜皮祛湿止痒，子宫肌瘤加猫爪草、猫人参活血消症，月经不调者结合周期调

治法等。

傅萍教授在临证中创制“滋肾养血膏”，以二至丸加甘麦、大枣合百合、地黄诸药滋肾养肝、宁心安神，更以驴皮、龟甲为胶配合桃仁、芝麻精制，能明显改善围绝经期妇女潮热心烦、盗汗不寐诸症。此外，傅萍教授自拟“养血毓麟膏”，用益肾养血、温阳填精之紫石英、菟丝子、覆盆子、巴戟天等合阿胶、鹿角胶调治脾肾不足之月经失调、崩漏不孕诸症，收效显著。

【验案】

王某，女，52岁。2015年3月6日初诊。

主诉：绝经7年，寐欠安伴潮热盗汗、便干3月余。月经史：初潮15岁，周期28天，时间5～6天，量适中，末次月经时间为2008年6月。婚育史：已婚，1-0-1-1，顺产一子，健存。患者近3个月来寐欠安，时有潮热盗汗，便干，纳可，舌质红，苔薄，脉弦细。

中医诊断：围绝经期不寐，证属肝肾阴虚，心神失养。

治则治法：滋养肝肾，宁心安神。方拟滋肾养肝宁神方加减。

处方：生、熟地黄各12克，牡丹皮10克，枸杞子12克，山茱萸10克，太子参、旱莲草、女贞子各12克，生甘草5克，淮小麦30克，知母、黄柏各10克，柏子仁15克，碧桃干9克，龟甲10克，生白芍、夏枯草各12克，天冬、麦冬各10克，石斛9克。

共7剂，日二服。

二诊（2015年3月13日）：夜寐改善，纳便可，舌红，少苔，脉弦细，药证合拍，效不更方，纳便已调，潮热盗汗仍明显，去柏子仁、龟甲、夏枯草，换滋阴生津之葛根24克，玉竹15克，加用酸枣仁20克养心安神以巩固夜寐，共7剂，日二服。

三诊（2015年3月20日）：寐已安，偶发潮热盗汗，舌红，苔薄，脉细，前方不更，加八月札、娑罗子各10克，合欢皮12克，共7剂，日二服，后诸症改善。

四、傅应昌：健脾安眠汤治疗不寐经验

傅应昌，广东省第二批名老中医师承项目指导老师，广东省名中医，阳江市人民医院中医部学科带头人，副主任医师，从事中医临床工作30余年，具有丰富的临床经验及扎实的中医基础理论，对中医四部经典著作均有深入的研究，其治疗中医内科常见病和疑难病取得良好的临床疗效，对诊疗不寐等内科疾病有独特的见解。以下是傅应昌的不寐临床经验总结。

傅老认为现代人随着饮食结构的改变及生活节奏的加快，易使脾胃受损，尤其是岭南的气候湿热，加之人们嗜食鱼虾海鲜等肥甘厚味，脾胃湿热易生痰浊，上扰心神，夜不能寐，故从脾胃论治失眠是现代治疗失眠的一个重要治法。只有脾胃中和，气机调畅，五脏得以濡养，才可扶正祛邪，调节机体的亚健康状态和减少疾病的发生。

健脾安眠汤是傅老根据岭南地区的气候环境特点、生活饮食习惯以及多年治疗不寐的临床经验所得，处方为：

黄芪30克，生党参15克，枸杞子10克，茯苓10克，酸枣仁15克，柏子仁10克，大枣10克，炙甘草5克，合欢皮20克，生龙骨（先煎）30克，生牡蛎（先煎）30克。

方中黄芪、生党参、茯苓、炙甘草、大枣合用可调理中焦气机，健脾益气，安神养血。脾胃气机调畅，则阴阳交互调和，升降有序。酸枣仁、柏子仁味甘性平，入心经，均具有养心安神之功效，二者常相须为用，治疗心神失养的不寐。生龙骨、生牡蛎是平肝潜阳的要药，在健脾安眠汤中有调和阴阳、重镇安神的作用。且不寐患者病情日久，易出现肾水不足，阴不涵阳，虚阳上浮，水火既济失调，故自拟健脾安眠汤含枸杞子，可滋肾水养肝阴；合欢皮可疏肝解郁，活血宁心。

【验案一】

李某，男，55岁。2019年8月8日初诊。

主诉：患者诉难以入睡10年余，每日睡眠时间3～4小时，初期口服安眠药（艾司唑仑片，每日1片）方能入睡，近3个月失眠加重，入睡困难，加大

艾司唑仑片用量，每日2片，亦无法入睡，彻夜难眠。患者体形肥胖，平素多进食肥甘厚味，容易乏力，头晕，无汗多，无畏寒，胃纳可，大便易稀，小便正常。舌淡胖有齿印，苔薄白，根厚，脉滑无力。

中医诊断：此属脾胃气虚，心神失养证。

治则治法：傅老使用自拟健脾安眠方去大枣加制白术、炒白扁豆治疗。

处方：黄芪30克，生党参15克，枸杞子10克，茯苓10克，酸枣仁15克，柏子仁10克，炙甘草5克，合欢皮20克，生龙骨（先煎）30克，生牡蛎（先煎）30克，制白术10克，炒白扁豆30克。

共7剂，每日1剂，水煎内服。

二诊：服药1周后，患者诉失眠较前好转，每日睡眠时间约5小时，大便成形，稍有口干，舌淡胖有齿印，苔薄白，脉滑较前好转，去炒白扁豆，加百合10克。

三诊：服药2周后，患者诉口干已缓解，守方继续服用2周。

1个月后随访，患者夜间睡眠可达6～7小时，无乏力，头晕。

【验案二】

朱某，男，35岁。2019年9月12日初诊。

主诉：患者诉难以入睡1年余，每日睡眠约4小时，自觉浅睡为主，容易醒，未服用安眠药，患者平素易腹胀，心烦急躁，口苦，无乏力，无头晕，无畏寒，胃纳一般，二便调，舌尖红，苔薄白，脉弦数。

中医诊断：傅老考虑患者肝郁脾虚，心火上炎证。

治则治法：使用自拟健脾安眠汤加浮小麦、黄连、柴胡、白芍治疗。

黄芪30克，生党参15克，枸杞子10克，茯苓10克，酸枣仁15克，柏子仁10克，大枣10克，炙甘草5克，合欢皮20克，生龙骨（先煎）30克，生牡蛎（先煎）30克，浮小麦30克，黄连10克，麦冬10克，柴胡10克，白芍10克。

共7剂，每日1剂，水煎内服。

二诊：1周后患者诉睡眠质量较前好转，每日睡眠时间不变，无口苦，伴口干，去黄连，加麦冬10克，继续服用1周。

三诊：患者仍诉口干，但较前缓解，心烦气躁较前改善，偶有腰背酸痛，去浮小麦，加杜仲10克，共14剂。

1个月后随访，患者诉睡眠时间延长至6～7小时，已无腹胀、心烦气躁、口苦等不适。

五、洪治平：治疗不寐经验

洪治平，主任中医师，博士生导师。先后担任辽宁省中医药研究院心脑血管病研究室主任、基础理论研究部副主任、中医基础理论研究所所长、辽宁省中医研究院副院长等职务；被评为第三、第四、第五批全国老中医药专家学术经验继承工作指导老师，辽宁省名老中医。从事中医临床和科研工作已40余年，学识渊博、临床阅历丰富，在运用中医药治疗心脑疾病方面有着极其丰富的经验，尤其在不寐的辨证治疗上，洪老勤求古训，博采众长，师古而不泥，在辨证用药治疗上，其思想理论和临床经验独到、疗效显著。以下是洪治平的不寐临床经验总结。

洪老创立促眠饮，治疗不寐心肾不交之证，临床应用，每获佳效。

其方药组成为：熟地黄20克，枸杞子20克，桑椹25克，莲子心10克，百合20克，茯神15克，夜交藤15克，炒酸枣仁20克，柏子仁15克，合欢皮15克，石菖蒲15克，龙眼肉15克。

方中熟地黄、枸杞子、桑椹三药合为君药，补肾精，滋肾水，共同助肾水以上济并制虚火之上炎。莲子心、百合、茯神、夜交藤共为臣药，助君药以滋心阴，平抑心经之虚火，更有交通心肾之功。酸枣仁、柏子仁、合欢皮、石菖蒲、龙眼肉为佐使药，通过养心安神之功效以佐助君臣药更好地发挥滋肾水、抑心火，交通心肾，促眠安睡之功效。

临床上，洪老将此类顽固性不寐大致分为因痰致病和因病致痰两类。①因痰致病：痰湿内生，郁而化热，痰热内扰，心神不宁，而致难以入眠，究其根源在于痰湿。痰湿的生成，或由于感受寒邪，中阳被遏，寒湿内生，聚而成痰；或由于内伤于热，灼液成痰；或由于饮食内伤，宿食停滞，酿为痰热；或由于平素脾虚湿甚，湿郁生热，聚而成痰。治疗当以化痰清热，药用黄芩、苦参、栀子、石菖蒲、远志等以奏清热化痰、除烦安神之功。②因病致痰：顽固性不寐，迁延日久，或心烦急躁，恼怒伤肝，肝失条达，克伐脾土，土木违和，生湿聚痰；或劳心伤脾，脾失健运，宿食停滞，酿为痰热。治疗当以化痰兼及疏肝解郁，药用半夏、远志、枳实、石菖蒲、茯苓、合欢花、郁金等共奏安神解郁、化痰除烦之功。

六、胡世平：治疗不寐经验

胡世平（1965年—），教授，主任中医师，市名中医，广东省首批名老中医师承项目指导老师，临床思想崇尚脾胃学说，辨证重视湿邪为患，并提出湿邪伤人甚广，湿邪伤人缓而治之宜缓，岭南热地多湿，疑难重症多兼湿等观点。胡世平老师勤恳于临床30年，对各种疑难杂症的治疗有一定的见解，临床对眩晕、脾胃病、肝癖、不寐（顽固性睡眠障碍）等疑难病症，均有自己的独到见解，临床疗效显著，尤其是对不寐的诊治颇有心得，擅长于燥湿健脾和胃治疗顽固性睡眠障碍，屡屡有效。以下是胡世平的不寐临床经验总结。

胡世平把中医治疗不寐分为以下5种情况。

（1）入睡困难。这类人属于肝郁气滞型，偶有胸胁胀痛感，舌质暗、苔白，脉弦。

（2）醒得早，但醒了又睡，迷迷糊糊到天亮。这类人属于营血蕴热型，还经常伴有咽干、口干、长痤疮、盗汗的症状，舌质红、苔薄黄，脉数。

（3）时睡时醒。这类人属于脾胃失和型，夜间睡不安稳，同时感到口腻、口淡，有厌食、大便不成形等症状，舌质淡、苔白，脉濡。

（4）经常做噩梦，睡不踏实。从中医理论上讲，这类人属于气血亏虚型。睡觉时整晚都似睡非睡，白天精神不振、健忘、注意力不集中，有时还会出现心慌、舌质淡、苔少、脉弱等症。

（5）整晚睡不着。这类人属于心肝火旺型，多由恼怒烦闷而生，以更年期女性多见。表现为急躁易怒、目赤口苦、大便干结，舌红苔黄，脉弦数。

临床对于不寐的治疗，根据不同的分型采取不同的治疗。肝郁气滞型以疏肝解郁为主，方药为柴胡疏肝散加减。营血蕴热型以清热凉血为治则，方药为清营汤化裁。脾胃失和型以和胃健脾安神为主，方药为四君子汤加减。气血亏虚型以养血安神为治则，用安神定志丸加减。心肝火旺型以清热泻火为治则，用珍珠母散化裁。胡老师认为所有不寐患者均有一定程度的痰湿，在辨证用药的同时，胡老师尤其善用燥湿宁神之法。燥湿者，首推二陈汤。二陈汤具有燥湿化痰、理气和中之功效，主治湿痰证。

部分顽固性患者，常规辨证治疗无效，若舌苔白，纳差，重用半夏，佐以小米，补泻兼施，交通阴阳，和调营卫，燥湿和胃也能取得较好的治疗效果。半夏有小毒，重用量大，需要先煎30分钟解毒，疗效更佳。

【验案】

陈某，女，46岁，肥胖。2015年6月15日就诊。

主诉：入睡困难2年，加重2个月。患者3年前确诊慢性肝炎，目前肝功能正常。入睡困难，夜晚能睡3小时，无畏寒，无发热，无腹泻，无恶心呕吐，纳差，心烦，大小便正常。舌淡，苔白腻，脉沉细。末次月经2015年6月5日，量、色、质正常。

中医诊断：不寐（痰湿中阻证）。

西医诊断：睡眠障碍；乙型肝炎病毒携带者。

治则治法：燥湿化痰，宁心安神。

处方：法半夏（先煎）30克，陈皮15克，茯苓20克，煅磁石30克，白术15克，苍术15克，泽泻15克，桔梗15克，枳壳15克，首乌藤20克，合欢皮20克，丹参20克，酸枣仁15克，炙甘草5克，珍珠母30克，川芎15克。

中药7剂，每日1剂，水煎取汁300毫升，分2次服，晚上1次药物睡前30分钟服。

二诊：心烦已除，纳差好转，夜晚能睡5小时，大小便正常。舌淡，苔白，脉沉。上方去煅磁石，续方7剂。

三诊：纳可，夜晚能睡7小时，大小便正常。舌淡，苔薄白，脉缓。患者纳可，湿邪已去大半，上方去白术、苍术，续方7剂，随访半年未复发。

七、胡晓灵：治疗不寐经验

胡晓灵，新疆维吾尔自治区中医医院老年病科主任，老年病研究室主任，主任医师，研究员，担任新疆医科大学硕士研究生导师。重点从事老年心脑血管、代谢性疾病，如糖尿病、高脂血症、骨关节病变的临床诊疗。以下是胡晓灵的不寐临床经验总结。

胡晓灵主任医师治疗该病证多以镇静定志、养心安神为主，故自拟镇静养心汤。镇静养心汤处方如下：

珍珠母，生龙骨，生牡蛎，酸枣仁，合欢花，柏子仁，生地黄，丹参，浮小麦，大枣，砂仁，陈皮，枳壳。

珍珠母性寒味咸，归心、肝经；生龙骨性平味甘涩，归心、肝、肾、大肠经；生牡蛎性微寒味咸，归肝、胆、肾经；酸枣仁性平味酸甘，归心、肝、胆经。珍珠母、生龙骨、生牡蛎、酸枣仁同为君药，四药合用，共奏重镇安神、潜阳入阴之功。如便干、纳可，用石决明代替珍珠母增加滋阴重镇安神之力。合欢花性平味甘，归心、肝经；柏子仁性平味甘，归心、肾、大肠经；生地黄性寒味甘苦，归心、肝、肾经；丹参性寒味苦，归心、肝经。此四味药共为臣药以滋阴清热、除烦安神。该方配伍中另有浮小麦、大枣，取甘麦大枣汤之意，养心调肝补脾，增加滋补心阴安神之力。佐以砂仁、陈皮、枳壳调畅脾胃气机，气机升降正常，脾胃健运，方能运化药物，达到更好疗效。

若胸胁胀满、急躁或喜太息，考虑肝气不舒，加郁金、佛手以疏肝解郁；若心悸健忘，考虑心血不足较甚，可加用当归、白芍以滋补心阴；若气短、盗汗，考虑气阴两虚，可加用生脉散（太子参、麦冬、五味子）以益气养阴；若伴头晕耳鸣、腰膝酸软，考虑肾阴不足，可加用熟地黄、山茱萸、山药以滋补肾阴；若胸闷脘痞、口苦、头沉重、舌苔黄腻，考虑痰热内蕴，加黄连、竹茹以清心降火化痰；若脘腹胀满、反酸，考虑胃气不和，加厚朴下气除满，旋覆花、代赭石调和胃气；若脘腹胀痛、嗳腐吞酸、舌苔厚腻，考虑饮食积滞，常加用焦三仙（焦山楂、焦神曲、焦麦芽）、炒鸡内金以消食导滞；若反应迟钝，有时出现记忆错乱、哭笑不休、昏昏欲睡，考虑痰蒙心神，加用石菖蒲、郁金、远志化痰开窍；若痰浊、气滞、湿困较甚，皆先去生地黄、柏子仁等滋腻之品。若大便干结则将方中枳壳易为枳实，甚者加大黄。

【验案】

张某，女，50岁。2019年6月25日就诊。

主诉：平素睡眠欠佳，多梦，眠浅易醒，性急烦躁，手足心热，胃胀、反酸，纳呆，二便调。舌暗红、苔黄微腻，脉弦。

中医诊断：不寐。

处方：珍珠母20克，生龙骨40克，生牡蛎40克，酸枣仁30克，合欢花20克，柏子仁10克，丹参20克，生地黄20克，浮小麦30克，大枣20克，郁金10克，牡丹皮10克，女贞子20克，旱莲草30克，砂仁6克，枳壳6克，麦芽15克，黄柏6克，旋覆花10克，代赭石15克。

7剂，每日1剂，水煎服，早饭后30分钟及睡前30分钟温服。

二诊（2019年7月2日）：患者诉睡眠改善，胃胀稍好转，仍有反酸，汗出，纳可，二便调。舌质暗红、苔薄，脉小弦。在原方基础上去黄柏、女贞子，改旱莲草15克，加厚朴6克，麻黄根15克。10剂，煎服法同初诊。

三诊（2019年7月12日）：患者诉睡眠可，无胃部不适，仍有汗出，纳可，二便调。舌质淡红、苔薄，脉小弦。前方去旋覆花、代赭石，加芡实20克。14剂，煎服法同初诊。随访一年睡眠一直尚可。

八、吉中强：治疗不寐经验

吉中强（1954年—），青岛市中医医院主任医师，山东中医药大学教授，全国名中医，从事心血管疾病、老年病的临床、科研及教学工作30余年。擅长各种心血管疾病、血栓性疾病、老年病、胃肠病和肿瘤等中医、中西医结合诊治。以下是吉中强的不寐临床经验总结。

吉教授认为不寐一病常常虚实夹杂，但心肝两脏的阴血不足是不寐的主要病机，在此基础上可兼见阴虚火旺、肝火扰心（上炎、炽盛）、肝肾亏虚、心脾两虚等证，在治疗上特别注重心、肝两脏之阴血，以补血养心、养血柔肝为主法，对证兼予清热除烦、疏肝解郁、滋补肝肾、健脾益气等，清热方面不用苦寒直折的药物，而多用百合、知母、生地黄等清润之品，寓清于补、清心除烦而不伤正。吉教授治疗不寐的常用方剂有酸枣仁汤、逍遥散、甘麦大枣汤、百合知母（地黄）汤等，临证灵活运用、加减化裁，每每取得满意的疗效。

【验案一】

患者，女性，42岁。2014年2月12日初诊。

主诉：患者长期工作劳累，休息不足，久之烦躁易怒，焦虑，耳鸣，入睡困难，寐而易醒，口干，纳少，二便调，舌质红，苔薄黄，脉弦细。

中医诊断：证属心血不足，肝郁火旺，兼有肾虚。

治则治法：治宜养血安神，疏肝清热，滋补肝肾，以酸枣仁汤合丹栀逍遥散加减。

处方：酸枣仁15克，茯苓15克，知母12克，川芎15克，炒栀子6克，柴胡6克，白芍12克，当归10克，生地黄15克，山茱萸12克，煅磁石30克，百合15克，合欢皮15克，夜交藤30克，远志6克，甘草6克。

每日1剂，早晚分服，并嘱患者注意作息时间要规律，保持心理平衡。

二诊：7剂后夜寐转安，余症均有减轻。

处方：继以前法调治，又服21剂后夜寐基本正常，诸症和解。方中酸枣仁汤养血安神，逍遥散疏肝解郁、养血健脾，知母、百合、生地黄、栀子清热除烦，山茱萸滋补肝肾，磁石安神潜阳、聪耳明目，夜交藤、远志、合欢皮养心安神，甘草调和诸药。遣方用药从心、肝两脏入手，养血、养阴为重，佐以疏肝、清热、补肾。

【验案二】

患者，女性，34岁。2013年3月27日初诊。

主诉：患者入睡困难，少寐，稍活动或不活动即可感到胸闷气短，乏力，无胸痛，纳少，二便调，舌质淡红，舌苔白厚，脉细。曾于外院查心电图等无明显异常，服用治疗冠心病的药物无明显疗效。仔细询问既往史、经带胎产史等，发现患者1年前流产后曾恼怒生气，此后出现胸闷气短，月经量少。

中医诊断：证属肝郁气滞，肝血亏虚。

治则治法：治宜疏肝解郁，补血和血，酌加安神药物，以逍遥散合四物汤加减。

处方：柴胡10克，白芍12克，茯苓15克，当归10克，生地黄12克，川芎15克，郁金12克，香附10克，百合15克，知母12克，酸枣仁15克，合欢皮15克，夜交藤30克，生姜3片。

每日1剂，早晚分服，并嘱患者注意饮食调养，虽需避免劳累，但可适当进行散步、慢跑等体育活动，天气暖和时可去室外郊游、踏青散心。

二诊（2013年4月6日）：夜寐转安，胸闷、气短有所减轻，吉教授考虑患者目前以胸闷气短为主，舌淡、苔白厚，目前以痰气中阻为主要病机，易方瓜蒌薤白半夏汤合茯苓杏仁甘草汤，化痰宽胸、行气解郁，酌加疏肝理气、养血安神之品。

处方：瓜蒌15克，薤白12克，半夏9克，茯苓15克，杏仁10克，甘草6克，郁金12克，柴胡10克，当归10克，白芍12克，枳壳10克，远志6克，酸枣仁15克，川芎12克。

三诊（2013年4月13日）：患者胸闷、气短症状明显减轻，夜寐安，自感咽部不适，如有物吐之不出、咽之不下，喜长舒气，舌红，苔薄白，脉细，唯大便稀，每日2～3次。痰湿已去大半，此次以逍遥散合半夏厚朴汤加减，疏肝解郁，健脾化痰，理气散结。

处方：柴胡10克，当归10克，白芍10克，茯苓15克，炒白术12克，党参15克，陈皮10克，香附10克，郁金12克，紫苏梗10克，厚朴10克，法半夏9克，生甘草6克，生姜3片。

服用10剂后诸症和解，体力如常人。

【验案三】

患者，男性，83岁。2013年9月11日初诊。

主诉：因其配偶于2个月前突然辞世，患者心理上难以接受，常常悲伤、自责、思虑，出现夜不能寐，心烦，时而烦躁易怒，时而悲伤欲哭，自汗、盗汗，口干，纳差，大便干结，小便短赤，舌质紫红，苔黄，脉弦滑。

中医诊断：吉教授考虑患者以阴虚火旺为主，兼有痰热。

治则治法：投之以当归六黄汤加减，滋阴泻火、清热安神，佐以化痰宽胸。

处方：生黄芪30克，生地黄12克，熟地黄12克，当归10克，黄芩10克，黄连6克，黄柏10克，酸枣仁15克，浮小麦30克，瓜蒌15克，薤白10克，焦三仙（焦山楂、焦麦芽、焦神曲各10克），茯苓15克，川芎15克，知母12克。

除中药口服外，吉教授还给予患者心理疏导，鼓励患者多与外界交流，培养兴趣爱好，适当进行户外活动，并嘱患者家属多与之交谈、给予安慰，不可令患者长期独居独处。服用10剂后心烦不寐、自汗、胸闷症状均明显减轻，大便通畅，渐思饮食，后上方稍作加减又服10剂，诸症基本缓解。

九、李文杰：治疗阴虚火旺型不寐经验

李文杰（1964年—），辽宁中医药大学硕士研究生导师，辽宁省名中医，从事临床、科研及教学工作30余年，学验俱丰，擅长各类心血管疾病及内科杂病的中医药诊治。以下是李文杰的不寐临床经验总结。

正常的睡眠机制是人体阴阳之气自然而有规律的转化。若人体的阴阳气血调和，则心神得安，卫阳得以入阴；若素来体虚阴伤，体阴不制亢阳，则虚热内生，上扰心神，则心神不宁，卫阳不能入于阴，发为本病。《景岳全书·杂证谟》曰："真阴精血之不足，阴阳不交，而神有不安其室耳。"因阴虚不能纳阳、阳盛不得入于阴而致不寐的阴虚火旺证候，在临床上最为常见。主要表现为心烦不寐、不易入睡，或兼见五心烦热、口干、盗汗、头晕耳鸣、健忘、心悸不宁、腰膝酸软等症。李文杰提出对于治疗阴虚火旺证型的不寐应当补虚泻实，以调整阴阳为基本原则，治法以滋阴清热、养心安神为主，应用自拟滋水降火方加减，处方为：

知母20克，牡丹皮15克，黄柏15克，山茱萸15克，酸枣仁20克，山药15克，茯苓15克，生地黄20克，泽泻15克，首乌藤20克，甘草10克，随症加减。

方中知母、黄柏降相火，泻肾火；山药、山茱萸及生地黄滋肾、脾、肝之阴，以滋肾阴为主，生地黄兼清热之功；茯苓渗泻脾湿、泽泻泻利湿浊、牡丹皮泻相火，首乌藤归心、肝经，与酸枣仁相辅相成，具有养心安神之功；甘草用以调和药性。诸药共成滋阴清热、养心安神之效。同时根据患者的伴随症状进行临证加减，若有心烦心悸，难以入睡，甚则彻夜难眠者，再加龙骨、牡蛎、磁石以重镇安神；有盗汗以及虚汗不止者，加浮小麦以除虚热、养阴止汗，同时酸枣仁亦有敛汗之效。若木不疏土，有善太息兼腹胀喜按者，加白术、柴胡、香附以疏肝理气、健脾燥湿。

【验案】

患者，女，69岁。2020年9月17日初诊。

主诉：失眠伴心悸反复发作半年，加重2周。患者于半年前无明显诱因开始反复出现夜寐差，入睡困难，睡时易醒，偶有心悸，未经系统诊治。近2周上述症状加重，伴乏力，手足心热，潮热盗汗，口干口渴，胃纳可，二便调。舌红、苔薄黄，脉弦细而数。

既往史：患糖尿病7年。四诊合参该患者证属阴虚内热。

中医诊断：不寐（阴虚火旺证）。

西医诊断：失眠。

治则治法：以滋阴清热，养心安神为主。

处方：生地黄20克，山药15克，茯苓15克，牡丹皮15克，泽泻15克，知母20克，黄柏15克，山茱萸15克，龙骨30克，牡蛎30克，浮小麦15克，香附15克，酸枣仁20克，夜交藤20克，磁石30克，当归15克，甘草10克。

7剂，水煎服，每日1剂，于早饭前、晚饭后开水温服，嘱咐患者清淡饮食，忌食辛辣油腻及寒凉生冷之品，规律作息，调畅情志，保持心情舒畅。

二诊（2020年9月28日）：服上药后，患者自述上述症状较前有所缓解，汗出、乏力症状明显减轻，胃纳可，二便调，舌质红，苔薄白，脉弦细。予上述方药口服7剂加以巩固，仍于早饭前、晚饭后开水温服。半个月后电话回访，患者自述失眠心悸有所改善，夜寐尚可，汗出减少，病情好转。

十、李永成：从脾胃论治不寐经验

李永成，教授，博士研究生导师，天津中医药大学第二附属医院主任医师，第三、第五、第六批全国老中医药专家学术经验继承工作指导老师。其临证50余载，医德高尚、治学严谨，积累了丰富的临床经验。李教授擅长从脾胃论治不寐，疗效显著。以下是李永成的不寐临床经验总结。

李老认为脾胃亏虚为百病之因，由脾胃因素引起的不寐有虚实之分，实者常以饮食不节，食积成痰，痰热上扰所致；虚者常以脾运不健，气血亏虚，不能濡养心神所致。故临床多以调理脾胃为法，气血和调，阴阳平衡，脏腑功能恢复正常，心神守舍，则不寐可愈。

1. 导食积，畅肝郁

李东垣曰："肠胃为市，无物不受，无物不包。""夫饮食不节则胃病，胃病则气短精神少……胃既病，则脾无所禀受，脾为死阴，不主时也，故亦从而病焉。"李教授认为平素饮食不节，嗜食肥甘而致食积内停，气机阻滞，脾胃升降失司则导致气血不能上承濡养心神而不寐。临床常伴有嗳腐吞酸，厌食呕恶，腹胀满，大便溏或秘结，舌苔厚腻，脉滑实有力。故李教授在临床中以消食和胃、健脾理气为法，多选用保和丸加减治疗。

处方：焦山楂15克，六神曲15克，半夏10克，茯苓15克，陈皮10克，连翘6克，莱菔子15克，炒麦芽10克。

2. 清痰热，安心神

李教授认为痰热扰心所导致的失眠有两个原因：一是患者平素饮食无常，宿食停滞于中焦，湿聚成痰热；二是平素思虑过度，肝郁气结，气机条畅失常，致使脾不健运，水湿不得运化，湿聚成痰，久则化热。盖脾主升，升则健，胃主降，降则和，若升降失常，清阳不升，津液不化，浊气随经脉上逆冲心，聚而生痰，湿痰阻络，痰湿内蕴扰乱神明则失眠。痰多则胸闷，恶食嗳气，吞酸恶心，心烦口苦，目眩，苔腻而黄，脉滑数。李教授在临床中以清热化痰、和中安神为法，选用半夏枳术丸加减治疗。

处方：半夏15克，竹茹10克，枳实15克，陈皮10克，茯苓15克，黄连6克，石菖蒲10克，郁金10克，浙贝母15克，瓜蒌10克。

3. 健脾气，濡心血

李教授认为心脾两虚型患者多从事脑力工作，因平素思虑过度，损伤脾胃，脾胃虚弱，则气血生化不足，水谷精微运化失常，心失所养则心神不安。清代马培之曰："脾处中州，为化生气血之脏，脾虚不能布津于胃，子令母虚，神不归舍，彻夜不寐。"临床出现多梦易醒，心悸健忘，神疲食少，伴头晕目眩，四肢倦怠，腹胀便溏，面色少华，舌淡、苔薄，脉细无力。李教授在临床中以健脾益气、养血安神为法，选用归脾汤加减治疗。

处方：人参20克，白术15克，黄芪20克，酸枣仁25克，龙眼肉10克，茯苓15克，木香10克，甘草6克。

【验案】

王某，女，56岁。2019年4月22日初诊。

主诉：不寐1个月余，加重5日。患者自诉近1个月来无明显诱因出现入睡困难，睡而易醒，醒后辗转反侧难再入睡。5日前饮食肥甘厚腻后出现入睡困难加重，曾自行服用艾司唑仑后症状不缓解，现求进一步诊治，就诊于李教授门诊。刻下症见：入睡困难，多梦易醒，夜间睡眠时长2～3小时，偶伴头晕，脘腹胀满，胸闷嗳气，嗳腐吞酸，恶心欲呕，纳差，小便可，大便黏滞不爽。舌红、苔黄腻，脉滑。

中医诊断：不寐，证属胃气不和。

西医诊断：失眠。

治则治法：以和胃化滞、宁心安神为主；方用保和丸加减。

处方：六神曲15克，清半夏6克，陈皮10克，青皮10克，茯苓15克，焦麦芽15克，鸡内金10克，焦槟榔15克，炒枳壳15克，厚朴10克，木香6克，延胡索15克，黄连3克，炒白术6克，酸枣仁10克。

7剂，水煎，每日1剂，分2次服。

二诊（2019年4月29日）：患者诉入睡困难缓解，每日可睡5小时左右，睡后仍易醒，但多能再次入睡，烦躁易怒，偶伴腹痛。守上方去炒白术，减厚朴至8克、延胡索至10克，加蒲公英15克、菊花10克、炒蒲黄10克。7剂，煎服法同初诊。

三诊（2019年5月6日）：患者诉入睡困难缓解，每晚能入睡7小时左右，睡后不再易醒，余症均有好转，但腹痛。守上方去黄连、焦槟榔，减焦麦芽至10克，加川芎10克。7剂。1个月后电话随访，告之上述症状未再复发。

十一、刘献琳：治疗不寐经验

刘献琳（1928—2000年），山东中医药大学教授、建校"九老"之一，曾主持编著多部中医教材。1993年获国务院政府特殊津贴，1999年入选"山东省有重要贡献专家名录"。刘教授既是有名的中医内科学专家，也是温病学专家、仲景学说研究专家，强调中医不离临床，毕生坚持临床实践，力斥门户之见，崇尚经方，不薄时方，提倡中西结合，衷中参西。以下是刘献琳的不寐临床经验总结。

自拟乌菟汤，用于治疗不寐等病属上实下虚证者。此方遵叶天士上实下虚之治，以"清上实下"立法，"清上实下"治法是清上与实下2种治法的结合，主要针对"上实下虚"病机特点的疾病。上者，上焦之谓，指头面、胸膈等处；下者，下焦之称，多指肝、肾二脏。上实下虚主要包括阴虚火动（风动）、气虚不纳和阳虚水泛3类。明晰病机才能确立合理治法，刘教授强调辨证识机立法组方。刘教授喜读叶案，善于从案中领会医道法门，提出"上实下虚"的病机特点，确立了滋下清上的治法应用，即"清上实下"治法。

处方：制何首乌15克，菟丝子15克，桑椹15克，桑叶10克，菊花10克，炒酸枣仁15克，远志6克，生龙骨30克，生牡蛎30克，五味子10克。

方中制何首乌性微温，味甘、苦、涩，入心、肝、肾经，补益精血，填补肝肾，祛风乌发。菟丝子性温，味甘，入肝、肾、脾经，滋补肝肾，安胎，固精，缩尿，明目，止泻。桑椹性寒，味甘、酸，入肝、肾经，滋阴养血，生津润燥。五味子性温，味酸、甘，入肺、心、肾经，益气生津，补肾宁心，收敛固涩。以上四药合用，寒温兼顾，平补肝肾之气，味甘、苦、酸，有坚阴柔补之力，气血阴阳得二脏之全意，可谓补益之全面，兼顾之周备，四药为君实下。桑叶性寒，味甘、苦，入肺、肝经，能疏散肺、肝二经的邪气，又属风药，可清利头目，平抑肝阳之亢动；菊花味甘、苦，性微寒，入肺、肝经，散风清热，平肝明目，二药为臣，合用清肝平木，泻火清上，皆入肺经，而有益金生水、清金制木之功。生龙骨、生牡蛎二药合用，镇潜摄纳，引火归位，制动平亢，亦有臣药之能，可达清上之功，并有实下之力。生龙骨偏入手少阴心经，生牡蛎偏入足少阴肾经，二者合用，调节心肾，镇潜并用，颇具特色。酸枣仁、远志二药为刘教授常用安神药对，酸枣仁滋养心肝阴血，远志交通心、肾，并有引药入心之能，可谓佐使、佐助之品。

若肾阴虚甚者，加熟地黄，或与二至丸（女贞子、墨旱莲）合方，重视精血互源；头痛甚者，加川芎，以专症而用专药；眩晕甚者，加天麻、钩藤，仍着眼于“诸风掉眩，皆属于肝”； 失眠甚者，加首乌藤，“同株对药”是刘教授的临床特色，何首乌、首乌藤同出一物可得气全； 食欲不振者，加陈皮、焦三仙（焦山楂、焦麦芽、焦神曲）、鸡内金，因滋补每多呆滞，以此养护胃气，亦有叶氏“培土制木”之意。

【验案】

李某，男，40岁。1993年2月15日初诊。

主诉：失眠3年。每夜仅能睡1~2小时，头晕、头沉，腰膝酸软，耳鸣如蝉，心烦，纳食可，二便调，舌质略红，少苔，脉弦细。

中医诊断：不寐。辨证为肝肾阴虚，虚火上扰。

西医诊断：睡眠障碍。

治则治法：清上实下，安神定志。予乌菟汤加减。

处方：女贞子15克，菟丝子15克，枸杞子15克，制何首乌15克，桑椹15克，桑叶10克，菊花10克，炒酸枣仁30克，远志6克，五味子10克，首乌藤30克，磁石30克，生龙骨30克，生牡蛎30克，甘草6克。

水煎取汁400毫升，分早、晚2次口服。共服6剂。

二诊（1993年2月22日）：服药后，每夜能睡3～4小时，头晕、头沉减轻，仍腰酸、耳鸣，舌质略红，少苔，脉弦细。

处方：初诊方磁石加至40克，加朱砂（冲服）1克、神曲12克。共服6剂。

三诊（1993年2月28日）：自诉每晚能睡5～6小时，头晕、头沉消失，耳鸣、腰酸明显减轻，舌质略红，苔薄白，脉弦细。

处方：继服二诊方，共服15剂。

四诊（1993年11月29日）：服药后，睡眠正常，头晕、耳鸣、腰酸消失，自行停药。近日因工作劳累，失眠复发。

处方：以二诊方继服14剂后而痊愈。

十二、王道成：治疗不寐经验

王道成（1964年—），医学博士，扬州市名中医，主任中医师，全国名中医“王少华先生学术经验传人”，现为南京中医药大学、扬州大学教授、硕士研究生导师，江苏省名老中医“戴金梁先生”学术经验传承研究室主任，扬州市中医院大内科主任，心血管内科学科带头人。擅长运用中、西医理论，发挥中医药优势，病证结合治疗内科常见病、多发病，尤其擅长心血管常见病如冠心病、心绞痛、高血压、心律失常、心力衰竭、心肌炎、心肌病、痛风、高脂血症等的诊治，运用中医体质辨识进行亚健康的体质调理、治未病，在自汗、盗汗、失眠及膏方的临床使用等方面有极其丰富的临床经验。以下是王道成的不寐临床经验总结。

王道成教授认为年老营血亏虚及禀赋体质是发病的基础，脏腑、阴阳偏盛偏衰，若再加上外邪侵扰，则更易加快病程，使脏腑失和、阴阳失交而发不寐。在治疗上结合年龄及禀赋体质，除药物治疗取效迅速外，还应注意以生活方式干预调整体质。脏腑失和有虚实两端，“补虚泻实”以调理脏腑，尤重心、肾，并注意调整阴阳，善用药对，临床多有良效。

精研药理，善用药对。

1. 黄连和肉桂

黄连与肉桂药对，取“交泰丸”之意。黄连苦寒，主入心经、脾经，《洁古老人珍珠囊》云其：“泻心火……去中焦湿热。”肉桂大热，入肾、心、脾、肝经，可补火助阳、引火归元。王教授治疗不寐尤重心、肾，若心火亢于上、肾阳衰于下，常用黄连与肉桂相伍，寒热并用，黄连泻心火驱心火下润于肾，肉桂温肾使肾水得以气化而上济于心，从而达到水火交融的状态；若心火亢上、肾阴虚之不寐，则用黄连泻心火，肉桂引火归元，此时肉桂用量宜轻，也有“阳中求阴”之意。

2. 柴胡和白芍

柴胡辛苦，入肝、胆、肺经，辛能散，有疏肝解郁、泄热、调畅气机之功。白芍味苦酸，性收敛，入肝经、脾经，有敛阴、养血柔肝、平抑肝阳之功。两者一收一散，一疏肝解郁顺肝之性，一养血柔肝之体，以顾护其“体阴用阳”之脏腑特性。王教授认为柴胡可疏肝解郁，但若不以平肝之药，则使肝气大开，肝火更盛，故重用白芍以平肝，陈士铎《辨证奇闻·卷十一》曰：“白芍平肝，得柴胡而郁气尽解。”故王教授临证治疗不寐，大凡病机涉及肝脏，则多用柴胡6克配白芍15～30克相辅。

3. 生龙骨和生牡蛎

张锡纯谓：“龙骨入肝以安魂，牡蛎入肺以定魄，魂魄者心神之左辅右弼也。”王教授取该药对即取自张锡纯经验。龙骨味淡、微辛，性平，有重镇安神、收敛元气之功，辛能散，故收敛之中兼开通之力；牡蛎味咸涩，性微凉，咸寒属水，以水滋木，性善收敛，且有镇静安神之力。王教授认为，两药收敛及开通之性，具有协同作用，可收敛上越之浮阳入于阴分，且不寒不热，无论虚证实证皆可用之。但临证需注意若专取其收敛之性则可煅用，若兼取其开通、滋阴等功效，则宜生用。

4. 酸枣仁和五味子

酸枣仁、五味子味均酸甘，“酸甘化阴”，前者入心、肝经，可补养心肝之阴血，血脉充足，神有所藏，则能安神；后者入心、肾经，可补肾宁心，也体现了王教授尤重心、肾之观点。两者相配，心、肝、肾同补，无论何种不寐，均可用之。

【验案】

王某，女，52岁。

主诉：夜寐差半年。近半年来反复出现不寐，严重时彻夜不眠，少寐易醒，入寐则多梦纷纭，伴有心烦易怒，口咽干燥，腰膝酸软，纳差，便秘，小便黄。平素情绪欠佳，已绝经1年，否认其他病史。刻诊：神清，精神一般，神情焦虑，形体偏瘦，面色偏红，舌红、苔薄黄，脉沉弦。

中医诊断：不寐——肝郁化火，肾阴亏虚。

治则治法：治以疏肝泻火，滋阴安神，拟丹栀逍遥散加减。

处方：牡丹皮、栀子、半夏、当归、五味子、合欢皮各10克，茯苓、生地黄、山茱萸各12克，白芍15克，醋柴胡6克，黄连9克，珍珠母（先煎）、酸枣仁各30克，肉桂3克。

4剂，每日1剂，水煎分2次服（午后、睡前各1次）。

二诊：服4剂后睡眠较前改善，梦多，大便通畅，胃纳欠佳，舌红、苔微黄，脉沉弦。

处方：守方去珍珠母、合欢皮，黄连减量至6克，加龙骨（先煎）、牡蛎（先煎）、夏枯草各15克，炮姜10克。继服7剂。

三诊：睡眠明显改善，梦少，情绪舒畅，纳可，二便正常，舌红、苔薄白，脉沉弦。

处方：效不更方，原方再进服14剂以巩固疗效，药尽后嘱间断服用逍遥散、六味地黄丸调整体质，随访半年，睡眠基本正常。

十三、王法德：治疗不寐经验

王法德，山东省名老中医，中风科主任，主任医师，学科带头人，兼任山东中医药大学教授，硕士研究生导师，山东中医药学会脑病专业委员会主任委员。王法德主任从事神经内科临床与科研工作40余年，学验俱丰，擅长中西医结合治疗神经内科各类疾病。以下是王法德的不寐临床经验总结。

根据不寐因于正虚、邪扰两种最基本的病因病机，自组补心安神汤、清心安神汤，并根据不同的临床症状灵活加减运用，治疗不寐取得了满意的效果。

1. 补心安神汤

王老师认为虚证多因阴血不足，心失所养，临床特点为体质瘦弱，面色无华，神疲懒言，心悸健忘等，多因脾失化源，肝失藏血，肾失藏精，脑海空虚所致。临床用补心安神汤加减。

处方：生地黄，玄参，天冬，麦冬，丹参，当归，党参，茯神，酸枣仁，远志，柏子仁，五味子，龙齿。

如兼见头晕目眩，肢倦神疲，饮食无味，舌淡苔白，脉细弱者加黄芪、龙眼肉以益气养血；兼见心烦盗汗，头晕耳鸣，腰酸，手足心发热，口渴咽干，舌红少苔，脉细数者，减党参、远志，加黄连、阿胶、白芍、鸡子黄以滋阴降火；兼见多梦易醒，遇事善惊，气短倦怠，小便清长，舌淡，脉弦细者加朱砂镇静安神，石菖蒲化痰宁心；兼见头晕耳鸣，烦热盗汗，健忘，腰膝酸软，男子滑精阳痿，女子月经不调，舌红少苔，脉细数者加黄连、肉桂以清心降火，交通心、肾；伴胸胁胀满，善叹息，急躁易怒，舌红苔黄，脉弦数者，加知母清热除烦，柴胡、川芎调和气血疏肝。

2. 清心安神汤

实证为火盛扰心，或瘀血阻滞，表现为心烦易怒，口苦咽干，便秘溲赤，胸闷且痛等，多因心火亢盛，肝郁化火，痰火郁滞，气血不畅所致。临床用清心安神汤加减。

处方：黄连，竹茹，枳实，半夏，陈皮，茯神，远志，胆星，栀子，合欢皮，生龙骨，郁金，甘草。

如兼见面红目赤，身热口渴，头昏头痛，口燥唇焦，大便秘结，小便短赤，舌红苔黄燥，脉沉数者，加连翘、黄芩、大黄、竹叶以清热通腑；兼见性情急躁易怒，口渴喜饮，目赤口苦，小便黄赤，大便干结，舌红苔黄，脉弦数者，加龙胆草、黄芩、木通、车前子以疏肝泻火，清脑安神；兼见胸闷嗳气，胸腹不适，恶心呕吐，大便不爽，腹痛，舌苔黄腻或黄燥，脉弦滑数者，加半夏、秫米以和胃健脾，化滞安神。

十四、王文健：诊治脾虚不化证候人群不寐经验

王文健（1947年—），教授，主任医师，研究员，博士研究生导师，上海市名中医，复旦大学附属华山医院主任医师，现任复旦大学中西医结合研究所所长，复旦大学上海医学院中西医结合系主任。长期从事中西医结合临床工作，在中医理论肾本质及其临床应用的研究中，在阐明肾与神经内分泌免疫网络功能之间的联系中作出了重要贡献；对代谢综合征的中西结合治疗提出了自己的学术见解，认为代谢综合征的中医病机是脾虚为本，热郁、湿浊、血瘀为标，按照这一理论进行治疗，对早期患者的糖、脂代谢紊乱有较好的改善作用。以下是王文健诊治脾虚不化证候人群不寐的临床经验总结。

王教授认为睡眠是生活质量最重要的评价指标，虽然代谢性疾病患者通常不以不寐作为主症来看诊，但临证发现他们常伴有不寐，尤其是老年患者。治疗对策以《灵枢·邪客第七十一》中的“补其不足，泻其有余，调其虚实，以通其道，而去其邪”为治则，在益气散聚方的基础上，配合使用相关中药改善患者睡眠质量，最终提升其生活质量。王教授认为半夏秫米汤是好方，但考虑秫米尤其是煎煮以后升糖指数较高，因此在给代谢综合征患者的使用中用半夏而去秫米。王教授常用的药对有酸枣仁、生龙骨和石菖蒲、远志等。

1. 酸枣仁和生龙骨

王教授应用这组药对的立意不只在于通常理解的养心安神和镇惊安神，而是具有两方面的独特用意。一是从五行生克关系出发，脾虚不化证患者脾土不足，火生土而木克土。选用酸枣仁入心，养心以令火生土；选用生龙骨入肝，平肝以抑木扶土，二者合用非常契合脾虚不化证。二是从《神农本草经》记载功效出发，酸枣仁“主邪结气聚”，生龙骨“主癥瘕坚结”，二者正可消散脾虚不化引起的病理产物，畅通卫气运行之道。

2. 石菖蒲和远志

王教授选用这组药对除化痰去浊安神之功外，还看重其化积聚的特点。王好古认为石菖蒲“治心积伏梁”，远志“治肾积奔豚”。此二者均与膏粱

厚味影响脾气生化功能有关。《灵枢·邪气藏腑病形第四》有“心脉……微缓为伏梁，在心下”，《难经·五十六难》有“心之积名曰伏梁，起脐上，大如臂，上至心下”之论，可知伏梁为上至心下，下至少腹之肿物，以腹部为主，与饮食肥甘厚味亦有一定关联。《难经·五十六难》称“肾之积，名曰贲豚，发于少腹，上至心下”，因脾病传肾留积影响肠胃运行而成。《难经》所论积聚多由气滞血瘀、邪气内伏、脉气被阻失于宣通所致，姜春华先生谓之曰“肝、脾、胃、肠、胰、肾诸腹腔脏器之肿胀赘瘤脓疡”。二药合用可散胃肠积滞，助脾气散精。

【验案】

席某，78岁，退休教师。2018年6月28日初诊。

主诉：睡眠困难1个月。患者近1个月来自觉入睡困难，常需2小时以上方可入睡，夜寐梦多，寐中多醒，总睡眠时间3小时左右，因其恐惧形成安眠药依赖，故暂未服用。现场测改良spiegel评分：26分。患者确诊糖尿病2年，前天测空腹血糖7.8毫摩尔每升，餐后2小时血糖11.2毫摩尔每升，2017年11月测糖化血红蛋白7%。未服用降糖药物，以控制饮食和增加步行控制血糖。胆固醇6.8毫摩尔每升，甘油三酯4.08毫摩尔每升，低密度脂蛋白3.44毫摩尔每升。有脂肪肝病史。BMI为27.34。口略渴，大便尚调，夜尿一二行。舌质偏红，边有小齿痕，舌下络脉淡紫，苔中根黄腻。脉沉滑。

中医诊断：不寐（脾虚不化，湿热内蕴，痰瘀阻络）。

西医诊断：睡眠障碍，代谢综合征。

治则治疗：治宜益气散聚，清热利湿，化痰祛瘀。予益气化聚方合半夏汤加减。

处方：生黄芪30克，黄连9克，茵陈15克，生蒲黄15克，泽泻9克，制半夏12克，石菖蒲15克，远志9克，生龙骨30克。

7剂，水煎，每日3次，前2次饭后半小时服，最后1次睡前2小时服。嘱患者合理饮食。

二诊（2018年7月17日）：服上药3日后知，入睡时间缩短到1小时，睡眠时间亦有延长。其后外出短途旅行中断用药1周，近4天恢复用药，现场测改良spiegel评分：17分。舌质偏红，边有小齿痕，络脉淡紫，苔薄黄。脉沉滑。

处方：效不更方，原方续进服14剂，煎服法如前。

三诊（2018年8月7日）：服上药后，睡眠进一步改善，总睡眠时间6小时左右，梦少，入睡时间1小时以内。现场测改良spiegel评分：10分，空腹血糖6.5毫摩尔每升，二便调。舌淡红，络脉淡紫，苔薄白。脉沉。热象已减，证属脾虚不化，瘀滞阻络。

处方：生黄芪30克，黄连6克，茵陈15克，生蒲黄15克，泽泻9克，制半夏12克，石菖蒲15克，远志9克，生龙骨15克。

14剂，3煎，白天饭后半小时服1次，晚上睡前2小时服1次。嘱3周后复诊。

四诊（2018年11月3日）：患者诉服上药后，睡眠质量满意，后续每晚服1次，停药后，睡眠质量可，现场测改良spiegel评分：11分。本次因空腹血糖又升至6.9毫摩尔每升，前来调节血糖。方脉略。

十五、肖相如：治疗不寐经验

肖相如，北京中医药大学教授、主任医师、博士研究生导师、优秀主讲教师；中国中医研究院第一位肾病学博士，中华中医药学会肾病分会常委，全国重点肾病专科学术带头人。以下是肖相如的不寐临床经验总结。

肖教授认为，产生失眠的根本原因是“日出不作，日入不息”“心不静而体不动”，顽固性失眠病机的根本在于阳不入阴、肾虚不藏。治疗失眠首先要恢复正常的生活规律，即做到“日出而作，日入而息”“体动心静”。即在白天要有足够的体力活动，保持内心的宁静；其次，要通过药物治疗，以补肾和引阳入阴为基础，使人体的阴阳运行规律与自然界同步，方药可选用参芪地黄汤合青蒿鳖甲汤加减。参芪地黄汤源于清代沈金鳌的《沈氏尊生书》，方由六味地黄汤加党参、炙黄芪而成。以六味地黄汤滋肾养阴，黄芪助脾运以升清，助肾之气化与封藏以固摄精微，合党参以增强补气之功。

肖教授习用西洋参增强益气养阴之效。青蒿鳖甲汤出自吴鞠通的《温病条辨》，用于温病后期邪伏阴分证，症见夜热早凉、热退无汗、舌红苔少、脉细数。方中鳖甲引阳入阴，青蒿透阴分伏热，为君药，生地黄、知母同助鳖甲养阴退热，为臣药，牡丹皮佐青蒿泻阴中伏火，五药共奏养阴透热之功。

【验案】

白某，男，46岁。2010年1月23日因“失眠10余年”前来就诊。

主诉：自诉近10年来，因工作繁忙、生活不规律、精神压力过大诱发失眠，开始服用某种安眠药（具体不详）尚能入睡6小时左右，以后睡眠时间逐渐减少，并且需合用多种安眠药方有睡意。曾于多处就医，疗效欠佳，遂求助于肖教授。现症见：夜晚无睡意，服3～4种安眠药后方可睡3～4小时，极度疲劳，腰痛，性欲淡漠，记忆力减退，注意力难以集中，大便干燥不爽，舌质暗红，苔薄黄，脉沉弦。

中医诊断：不寐。辨证属肾虚不藏，阳不入阴，治疗以补肾为主，引阳入阴。

西医诊断：顽固性失眠。

治则治法：方用参芪地黄汤合青蒿鳖甲汤、四逆散加减。

处方：西洋参6克，炙黄芪15克，生地黄15克，牡丹皮10克，山药10克，山茱萸10克，茯苓15克，泽泻15克，丹参30克，桑寄生15克，青蒿15克，鳖甲（先煎）15克，柴胡15克，枳实10克，白芍15克，炙甘草6克，茵陈15克，神曲10克。

7剂，每日1剂，水煎取600毫升，分3次饭前半小时温服。并嘱其减少工作量，恢复正常生活规律，适当运动。服药7剂后，疲劳减轻，睡眠改善，晚上开始有睡意，服1种安眠药即可睡5小时左右，性功能亦见改善。患者信心大增，要求继续治疗。肖教授仍用上方为主加减治疗近3个月，患者情况基本好转。

十六、许心如：治疗不寐经验

许心如（1924年—），出身中医世家，北京中医医院主任医师，国家级名老中医，曾获“全国三八红旗手”称号。1952年毕业于上海同济大学医学院，长期从事中医、中西医结合临床医疗、教学、科研工作。现为北京同仁堂中医医院特聘专家。以下是许心如的不寐临床经验总结。

1. 疏肝理气

许教授认为，对于七情内伤、肝失条达的患者，中医可以通过以疏肝理气为主的方药调整患者的精神状态，同时也可解除因忧郁情绪而产生的诸多症状。常用药有柴胡、川楝子、郁金、佛手、珍珠母等。

2. 清热利湿

使用该治疗方法的患者多为年轻人，病程相对短，饮食不周，缺乏运动。在治疗上，一方面要调整饮食起居，做到饮食清淡，运动适度。如果不能达到预期效果，可同时通过清热利湿，通腑导滞等中医药治疗，使体内脏腑阴阳平衡协调，从而治疗“不寐”，常用药如黄连、黄芩、黄柏、大黄、厚朴、山楂、鸡内金、枳壳。泻心火常用治疗方案以清心除烦安神为主，可用莲子心、竹叶、灯心草等。

3. 养血安神，补益肝肾

许教授认为养血安神，补益肝肾为主的治疗，临床中方剂可以四物汤为主，加以下药物，如首乌藤、菟丝子、百合、酸枣仁、柏子仁、夜交藤等。老年患者多有肝肾不足，加用地黄、山茱萸、牛膝等随症治疗。此外，许教授还认为，如果患者出现以烦躁不安为主的症状，多为阳不入阴所致，方药以桂枝甘草龙骨牡蛎汤为主加减。梦多者多用首乌藤，思虑甚者加用合欢皮，伴有心悸者加柏子仁。

【验案一】

患者，女，54岁。

主诉：因“不寐两周”就诊。患者日常工作压力大，近2周夜不能寐，烦躁不安，常自觉发热，善太息，伴心悸口渴。舌淡红、苔白，脉弦滑。

中医诊断：证属阳不入阴，肝气不舒。

治法治则：治以潜阳安神，疏肝理气为主。

处方：生龙骨、生牡蛎（先煎）各30克，桂枝10克，柴胡10克，黄芩20克，香附10克，炒酸枣仁30克，柏子仁20克，合欢皮30克，天花粉20克，生甘草10克。

二诊：上方服7剂，患者能入眠，但仍感心悸，再查心电图可见室性早搏较多。

处方：龙骨（先煎）30克，牡蛎（先煎）30克，桂枝10克，柴胡10克，黄芩20克，香附10克，炒酸枣仁30克，柏子仁20克，合欢皮30克，天花粉20克，甘松30克，当归10克，生甘草10克。

再服14剂，诸症明显减轻。

【验案二】

患者，男，75岁。

主诉：因“不寐八年”就诊。患者入睡困难，易醒梦多，平素少气懒言，乏力心悸，面色白。舌淡、苔白，脉沉细滑。既往患高血压病近9年，口服多种西药治疗，也曾多次于外院行中药治疗，但效果不佳，血压波动较大。

中医诊断：证属气血不足，心神失养。

治则治法：治疗以养血安神为主。

处方：当归20克，川芎20克，白芍20克，生地黄15克，生芪30克，炒酸枣仁30克，柏子仁20克，首乌藤30克，川牛膝20克，豨莶草15克，生甘草10克。

二诊：此方先服7剂，患者能入眠，乏力稍减，但仍时有焦虑，故再次遣方。

处方：当归10克，川芎20克，白芍20克，生地黄15克，生芪30克，黄精20克，炒酸枣仁30克，柏子仁20克，首乌藤30克，合欢皮30克，川牛膝20克，豨莶草15克，生甘草10克。

上方又服7剂，患者诸症均减，大喜。

十七、杨廉方：治疗不寐经验

杨廉方（1944年—），主任医师，教授。出身于中医世家，现就职于重庆市垫江县中医院中医内科。是第五批全国老中医药专家学术经验继承工作指导老师，享受国务院政府特殊津贴。从事中医药临床、教学及科研50余年，精通经典，善用经方，临床疗效显著。以下是杨廉方的不寐临床经验总结。

杨教授认为，不寐的主要病机为脏腑功能失调，气血阴阳失和，致心神不安或心神失养，其主要与心、肝、胆、脾、胃、肾关系密切。杨教授指出，在生理上，“少壮者，血气盛，肌肉滑，气道通，荣卫之行，不失其常”，强调肝血充足与气机条畅的重要性；当今社会，生活压力增大，节奏加快，情绪易失常，或因慢病久病，或因思虑过度，暗耗心肝阴血，心肝失于阴液的濡养而发生不寐；老年人“气血衰，肌肉不滑，荣卫之道涩”，而致不寐；不寐日久，气机不畅，化生瘀血，扰乱神明则更加重不寐。

杨教授针对不寐患者，主张肝血充足与气机条畅是安寐的前提，并运用经验方四逆酸枣汤加减进行治疗。该方由《伤寒论》中的四逆散、酸枣仁汤组成，处方：柴胡18克，白芍18克，枳壳12克，酸枣仁15克，知母12克，茯苓18克（或茯神30克），川芎10克，夏枯草30克，丹参18克，甘草6克。

方中柴胡味苦辛、性微寒，能调达肝气、疏肝解郁；白芍味苦酸、性微寒，能养肝敛阴、柔肝止痛；枳壳味苦辛酸、性温，行气散结、泄热除痞，与白芍相配，一升一降，肝脾共调，加强疏肝之力；与白芍相伍，又能理气和血，使气血调和；酸枣仁味甘酸、性平，能养心益肝、宁心安神；茯苓味甘淡、性平，能健脾宁心；知母味苦甘、性寒，能清热泻火、滋阴润燥，与酸枣仁相伍，安神除烦之力增强；川芎味辛、性温，能调养肝血、舒达肝气；夏枯草味辛苦、性寒，能清热泻火、疏解肝热；丹参味苦、性微寒，能活血凉血、除烦安神；甘草和中而调诸药。诸药合用，共奏理气养血安神之功。

如患者合并心烦、小便黄，合导赤散（淡竹叶10克、木通10克、生地黄18克）；如有心慌心悸，合生脉散（太子参30克、五味子8克、麦冬18克）；

如因高血压病而表现为面红目赤、头痛头昏、性情急躁，合天麻18克、钩藤30克、夏枯草30克；如有大便干，加火麻仁30克、柏子仁18克；如有头闷，合菊花15克、蔓荆子15克；如夜间潮热明显，合青蒿鳖甲汤（青蒿10克、鳖甲18克、生地黄18克、牡丹皮10克）；如有口苦、口黏，合竹茹10克、法半夏8克、陈皮12克、枳壳12克；如有纳食差，加焦神曲、焦麦芽、焦山楂各15克。

【验案】

杨某，男，48岁。2015年3月13日初诊。

主诉：间断不易入睡伴头昏头胀2年，加重半个月。现病史：2年前患者无明显诱因出现心烦、头胀、性情急躁、动则发怒，夜间入睡困难，即使入睡，噩梦不断，兼有口干口苦。患者曾在某院就诊，给予“甜梦胶囊”等对症处理后，症状缓解，但时有发作。半个月前，患者因与同事发生争吵后出现入睡困难加重，彻夜不寐，患者再服用“甜梦胶囊”，效果不显。现于杨教授处以求进一步治疗。现症见：血压158/104毫米汞柱（1毫米汞柱=0.133千帕），心率87次/分，入睡困难，睡后多梦，醒后不能再寐，头昏头胀，双眼干涩，伴有心慌、心烦，纳食可，口苦，大便偏干，每日一行，小便黄，舌质红，苔微黄腻，脉弦数。

既往史：确诊高血压病4年，血压波动在140～160毫米汞柱/90～110毫米汞柱，因没有明显症状，未服任何药物。

中医诊断：不寐。辨证为肝血不足，气机不畅，神明被扰。

治则治法：养血生脉安神，舒畅气机。予四逆酸枣汤加减。

处方：天麻18克，钩藤30克，太子参30克，柴胡18克，白芍18克，麦冬18克，枳壳12克，酸枣仁15克，知母12克，茯神30克，五味子8克，川芎10克，竹茹10克，丹参18克，枸杞子15克，火麻仁30克，甘草6克。

7剂，每日1剂，水煎分3次服用，每次200毫升。另予硝苯地平缓释片，每次10毫克，每日1次，口服。

二诊（2015年3月20日）：服药后，血压132/82毫米汞柱，睡眠较前改善，每晚平均能睡5小时，时有头昏、心慌，大小便正常。

处方：上方去天麻、钩藤、火麻仁，加夏枯草30克，7剂，用法同初诊。

三诊（2015年3月28日）：诊时血压138/88毫米汞柱，患者诉现已能正常入睡，每夜可睡7小时左右，少梦，无头昏、心慌等不适。

处方：二诊方去太子参、麦冬、竹茹，继服7剂，用法同初诊。

四诊（2015年4月5日）：自诉睡眠佳，心境开阔。

处方：按照三诊方又服7剂，诸症悉除。随访3个月，未再复发。

十八、杨文明：治疗不寐经验

杨文明（1964年—），主任医师，医学博士，博士后，博士研究生导师，二级教授，安徽省名中医，江淮名医，从事中医脑病临床、教学及科研工作30余载，在不寐证的中医药诊疗方面积累了丰富的经验。以下是杨文明的不寐临床经验总结。

中医认为，肝藏血，主疏泄，主情志，肝乃将军之官，谋虑出焉。肝与人体睡眠的昼夜节律密切相关，通过肝藏血可调节机体内脏腑组织器官血流量，从而完成睡眠节律性的调控。如肝藏血功能失常，不能正常发挥肝主疏泄功能，睡眠节律性的调节发生紊乱，从而导致睡眠障碍。杨文明教授认为不寐虽源于脑，但病位在肝，涉及五脏，其病机郁、火、瘀均与肝有关。临床从肝论治，遣方用药，效如桴鼓。

1. 疏肝解郁汤

疏肝解郁汤适用于肝气郁结型不寐。患者多表现为不寐多梦，时寐时醒，甚至彻夜不眠，胸闷不舒，脘胀嗳气，悲伤欲哭，心中烦乱，急躁易怒，呵欠频作，胁肋疼痛，妇女月经不调，舌淡苔白，脉弦。治宜疏肝理气，解郁安神，临床选用自拟方疏肝解郁汤。

处方：柴胡，香附，枳壳，陈皮，当归，郁金，玫瑰花，佛手，合欢花，百合。

入睡困难者加生龙骨、生牡蛎镇心安神。胸脘胀闷，嗳气频作者，加旋覆花、代赭石、法半夏和胃降逆。

2. 清肝宁神汤

清肝宁神汤适用于肝郁化火型不寐。临床症见：失眠多梦，严重者彻夜难寐，心烦不安，躁扰不宁，目赤口苦，口渴喜饮，或头晕目眩，头痛欲裂，溲赤便秘，口舌生疮，舌质红，苔黄或黄燥，脉弦数。治宜清肝泻火，宁心安神，方用自拟清肝宁神汤。

处方：牡丹皮，栀子，当归，夏枯草，茯苓，茯神，远志，百合，五味子，生龙骨，磁石。

若躁扰不宁，口舌生疮明显者，加黄连、莲子心、淡竹叶清心安神；若心烦不安，彻夜不寐，加生龙齿、琥珀、珍珠母重镇安神。

3. 活血安眠汤

活血安眠汤适用于气滞瘀阻型不寐。临床症见：不寐时轻时重，经久不愈，天亮出汗，多梦纷扰，夜卧不安，心悸胸闷，心痛时作，痛如针刺，唇甲青紫，舌质紫暗或有瘀斑，脉涩或结或代。据“瘀血不去则眠终不安”之古训，在治疗上采用活血化瘀，通络安神之剂。方用自拟活血安眠汤。

处方：赤芍，川芎，桃仁，红花，枳壳，柴胡，桔梗，地龙，全蝎，鸡血藤，丹参。

气滞明显者，加香附、乌药、佛手行气解郁；气虚者加黄芪、党参补气以助血行。

【验案】

邹某，女，39岁。2016年5月11日初诊。

主诉：自诉失眠6个月，加重1周。6个月前因家庭琐事及工作压力较大，思虑过度，情绪波动，导致失眠，自服谷维素、复方酸枣仁胶囊等药物，病情无好转，近1周来失眠加重，每晚仅睡2小时左右而就诊。现症见：入睡困难，心烦多梦，急躁易怒，躁扰不宁，目赤口苦，口渴喜饮，溲赤便秘，舌质红，苔黄，脉弦数。

中医诊断：不寐（肝郁化火型）。

治则治法：清肝泻火，宁心安神。投以自拟清肝宁神汤。

处方：牡丹皮12克，栀子12克，当归12克，夏枯草12克，茯苓12克，茯神12克，远志12克，百合30克，五味子15克，生龙骨（先煎）30克，磁石（先煎）30克。

每日1剂，水煎服，服药7剂，1周后复诊，患者夜能入寐，临床症状减轻，情绪稳定，进食尚可。患者诉大便干结，加用生大黄6克通腑泄热。再进7剂后复查，三诊时患者诉每晚可睡6～7小时，症状已明显改善。

十九、张伯礼：治疗不寐经验

张伯礼（1948年—），中国工程院院士，教授，博士研究生导师，全国名中医，天津中医药大学校长，中国中医科学院名誉院长，中国工程院医药卫生学部主任，从事心脑血管疾病防治和中医药现代化研究40余载。以下是张伯礼的不寐临床经验总结。

治病求本，本于阴阳，一定要辨清寒热虚实。论治如军队打仗，切不可围追堵截，堆药成方。用药处方如同排兵布阵，要君臣佐使明确，讲究主辅次序，发挥协同效应。

1. 滋阴降火，阳中求阴，交通阴阳，调心安神

阴虚是不寐的重要病机之一。此型患者临床多以阴虚火旺为主，即阴液亏损，阴无以敛阳而阳气浮越。症状多伴以头胀，头晕，耳鸣，双眼干涩，口干，面色偏红，心悸而难入眠，舌红偏瘦，少苔或有裂纹，脉弦细或细数。在临证中张教授常选用生地黄、黄精、沙参、麦冬等甘寒养阴之品，配黄连清降心火，知母滋阴清热。对中老年患者，张老师也常用二至丸滋补肝肾，酌加杜仲、桑寄生、淫羊藿等辛温补肾之品，取其阳中求阴、阴中求阳，达到交通阴阳之义。正如张景岳所说："善补阴者，必于阳中求阴，则阴得阳升而泉源不竭。"不寐多由阴精亏耗，心肾阴阳不相交所致，一味呆补，并不如效，张老师在治疗中尤擅用夏枯草配半夏，使其引阴阳相交而助安眠之妙。

2. 温脾补肾，疏肝健脾，化源充沛，养血安神

张老师重视温补脾阳，在临证中常选用党参、茯苓、白术、干姜等温运

脾阳之品以补肾阳，如黄元御所说："木火之生长，全赖脾土之升。""脾土不升，木火失生长之政，一阳沦陷，肾气渐亡，则下寒而病阳虚。人知其木火之衰，而不知脾土之弱。"同时，脾为血之生化之源，通过健脾补气之党参、茯苓、白术等可达到气血双补之功。由于不寐患者多因为睡眠不佳导致情绪烦躁、神情涣散，多伴烦躁易怒，胁肋胀痛，舌红苔黄或边有涎沫，脉弦，双关尤甚，属肝气郁滞，肝脾不和，张老师常以小柴胡汤疏肝健脾为主，伍用夜交藤、柏子仁、合欢花，以疏肝养血、藏魂安神法治疗不寐。夜交藤可养肝肾，安神催眠（《饮片新参》）与柏子仁"味甘而补，辛而能润，其气清香，能透心肾、益脾胃（《本草纲目》）"，共呈补肾健脾，养血安神之功。

3. 潜降肝火，利胆湿热，通腑降浊，除烦安神

阳盛阴伤，阴不制阳，阳浮于外而不寐者，多见于血压偏高患者，症状多伴有口干口苦，面色潮红，头胀痛或胀晕，目赤耳鸣，烦躁易怒，大便秘结，舌红苔黄，脉弦数，此类属肝火上亢型，张老师擅用龙胆泻肝汤加减，治以潜降肝火，利胆湿热为主。若头痛明显加川芎、白芷；头胀加夏枯草、槐米；烦热明显选用栀子清心经之热直折热势，佐以珍珠母、生龙齿等咸凉、涩凉之品以除烦镇静安神；大便秘结者佐加大黄通腑降浊，使其清阳得升，浊阴得降，达到心肾相交而得眠。

4. 辛开苦降，斡旋枢机，调理脾胃，升清降浊

中焦脾胃在精液、水液代谢有着主导作用，脾升胃降调和则水液代谢正常，若清阳不升、浊阴不降，邪气客于脏腑，卫气行于阳不能入于阴所致不寐。张老师注重调节中焦气机升降，使阴阳各得其所，清阳升、浊阴降，神即安和，乃得卧。张老师喜用半夏配黄连调理中焦气机升降。半夏辛温开结，黄连苦寒泻火，通过运布中焦枢纽，得之脾升其清、胃降其浊，气机得复则卧自安。若脾胃虚弱，推动无力而中阻，症多伴见有脘腹胀满，食欲不振，时有胸闷或气短乏力，大便不爽，偶干偶稀，舌胖有齿痕，苔白腻或厚腻，选用茯苓、白豆蔻、扁豆、砂仁等健脾以祛湿之药。若湿浊尚轻，脘腹胀满，舌苔微腻等，用藿香、佩兰芳香化浊，醒脾开胃，佐以白豆蔻等诸药辛香温通，化浊散寒；湿邪较重者，症状多伴可见头重目眩，纳差，舌苔厚腻，常用蚕砂合萆薢以清化湿邪；若湿邪化热而见苔黄腻，治以茵陈、苍术、薏米仁清热利湿；若痰热扰心多伴见反酸烧心用左金丸，即黄连能苦降和胃、吴茱萸能散胃气郁结而除痰湿，又以煅瓦楞子制酸。通常在临床多见脾虚湿重者，常以党参、白术、茯苓等健脾祛湿药与茵陈、苍术、白豆蔻等利湿化浊药配合使用。脾虚而见头晕伴昏沉，加用葛根，即在《本草正义》记载葛根“能升发脾胃清阳之气”，同时又可祛湿，善于用在脾虚湿盛者之清阳不升。

5. 注重从痰湿瘀治之，以祛痰化湿，活血化瘀为主

不寐日久易有血瘀，多与痰湿互结，在临床上多见舌暗苔厚腻，脉弦涩或滑数等。张老师认为“痰、瘀皆为阴邪，可同源互生”，发扬张仲景“血不利则为水”之旨，提出“水不行亦可为瘀”，认为水湿停聚可导致气机受阻、血脉不行，渐成瘀滞，并总结提出“痰瘀互生，胶结为患，病重之源，锲而治之”之说。张老师在见舌苔腻或黄腻，舌质暗或暗红瘀血之征象，或患者伴有心脑血管疾病，在茵陈蒿、苍术、萆薢、白豆蔻、薏苡仁等清利痰湿的基础上，配合丹参、郁金，其二药均有活血化瘀之功效。丹参在《滇南本草》里记载为治“惊悸不寐”之药，即“补心定志，安神宁心”。《本草汇言》言郁金即能“清气化痰”，又能“散瘀血”，为痰瘀互结之要药。

【验案一】

患者，女性，65岁。2018年9月3日初诊。

主诉：不寐，易醒30余年。患者30年前产后出现低血压（平素血压为80/50毫米汞柱），随后出现寐欠安，入睡困难，易醒，伴有头痛，时有呕恶，汗出，未经系统治疗。自服舒乐安定后症状不著，现为进一步诊疗，今日于张教授门诊就诊。现症见：夜间入睡困难，易醒，只能睡3～4个小时，时伴头沉重，恶心呕吐，倦怠纳差，四肢不温，自汗而黏，尤以血压偏低时诸症明显，舌淡暗苔腻，脉沉弦。

处方：茵陈蒿20克，苍术15克，白豆蔻15克，半夏15克，黄连15克，葛根15克，天麻20克，丹参30克，郁金15克，女贞子15克，旱莲草15克，浮小麦30克，杜仲15克，桑寄生20克，夜交藤30克，合欢花15克，柏子仁30克，珍珠母30克。

10剂，每剂3煎，2日1剂，分4次温服。

二诊（2018年10月25日）：患者自诉寐转佳，易入眠，近1周能易入眠4晚，可睡5～6小时，近期未出现头痛，呕吐，现已停服舒乐安定，四肢不温减轻，纳欠佳，二便调。舌淡暗苔白微腻，脉弦。平素血压110/70毫米汞柱，当日血压121/63毫米汞柱。

处方：守上方加焦山楂15克，青蒿15克。续服10剂以巩固疗效。

【验案二】

患者，男性，47岁。2019年4月28日初诊。

主诉：不寐伴焦虑7年。患者7年前因用毒品（已戒）后出现寐欠安，胡思乱想，可彻夜不眠，伴有恐慌感，易焦虑，曾接受过中药治疗但未见明显好转，现为进一步中医治疗，于张教授门诊就诊。现症见：下半身反复出冷虚汗，尤以夜间明显，盗汗，可彻夜不眠，阳痿（早泄），易焦虑，伴有恐慌感，纳欠佳，因胃胀而不思饮食，小便调，大便两日一行，质干。舌暗红偏瘦、苔略黄微腻，脉左弦大，双关弦滑，右关尤甚，尺沉弦细。

既往史：慢性非萎缩性胃炎（2018年确诊），右下肺小类结节灶，右肺少许慢性炎症，腰椎间盘突出症。

个人史：吸烟（每日抽20支烟），饮酒（3～5天会饮6～7瓶啤酒）。

处方：党参15克，麦冬15克，茯苓15克，苍术15克，半夏15克，黄连15克，薏苡仁20克，丹参20克，郁金15克，杜仲15克，柏子仁30克，夜交藤30克，合欢花15克，女贞子20克，旱莲草20克，浮小麦30克，珍珠母30克。

10剂，每剂3煎，2日1剂，分4次温服。

二诊（2019年6月6日）：患者自诉寐转佳，可睡3～4小时，但多梦，难入眠，现有头晕，乏力，上半身麻木，仍有轻微盗汗，恐慌感，夜间下半身汗出多，纳差，胃胀，偶呃逆，大便不成形，每日一行，小便调。舌红偏瘦、苔中黄腻，脉弦。

处方：守上方加桑枝30克，土鳖虫12克，桑寄生20克，老鹳草30克，鸡血藤15克。续服10剂，随后观察。

二十、张喜奎：治疗不寐经验

张喜奎（1963年—），福建中医药大学附属第二人民医院医学博士，教授，主任医师，博士研究生导师，全国中医高校名师，全国老中医药专家学术经验继承工作指导老师，国家中医药管理局伤寒学重点学科带头人，福建中医药大学首届名医，从医40余载，擅长用经方治疗失眠，治验颇多。以下是张喜奎的不寐临床经验总结。

1. 心肺不足

心主血而藏神，神赖血养。肺藏气而舍魄，魄赖肺气阴以养。张喜奎教授认为："大凡阴血不足，每致神魄失充，加之阴虚火生，火热扰乱，神魄不宁，多生失眠多梦之患。"在临证诊疗中，张喜奎教授常用甘麦大枣汤加减论治，此方虽于《金匮要略》中为治疗妇人脏燥所设，但所主证为心肺不足，神魄不宁，与失眠该证相应。方中甘草常选用炙甘草，因其能补益心气，与大枣合用，养血安神，益气和中。原方中小麦于临证中易为浮小麦，因浮小麦能专入手少阴心经，养心血，益心气。若兼有热郁胸膈，临证时见身热心烦等症，常加用栀子豉汤以清热除烦；若兼见虚火上扰、时寐时醒、脉细数等症，则加用牡蛎30克、鳖甲18克，以滋阴潜阳，宁心安神。

2. 肝郁化火

肝藏血，血舍魂，《普济本事方》中言："肝有邪，魂不得归，是以卧则魂扬若离体也。"且百病皆生于气，寐亦如此。肝性属木，喜条达而恶抑郁，肝气一郁，则化热上扰，气机逆乱，魂不守舍，不寐乃生。张喜奎教授在临证中，善用丹栀逍遥散进行加减论治。方中当归、白芍补肝血以养肝体；柴胡、薄荷顺肝性以复肝用；牡丹皮、栀子以清肝火；并常佐以安神之品配伍应用，如炒酸枣仁15克、合欢皮20克、夜交藤20克，以解郁安魂，养血宁神。若夜不能寐，并伴有心慌、心悸者，则常加用琥珀6克、牡蛎30克，以镇心定悸、镇惊安神。

3. 肝胆郁热

少阳枢机不利少阳与肝胆密切相关，肝主疏泄，调畅气机；胆为六腑、奇恒之腑，藏泻兼得，能通达上下，二者与少阳枢机同功同用。少阳为枢，少阳运行于表里之间，在外连接太阳，于内通达阳明，出入内外，畅达三焦。枢机运转正常，阴阳之气流通畅达，卫阳入阴，使人寤寐正常，不利则易化生不寐一病。张喜奎教授常言，小柴胡汤功擅清利肝胆，和解枢机，交通阴阳而除烦宁神，故在临证中常用小柴胡加减施治，方中柴胡与黄芩相配，清泻肝胆郁火，半夏则辛开苦降，运转少阳枢机。临证加减时，人参常易党参，补益中气，健脾培元；若兼有阴虚火旺、潮热盗汗等症，常加用浮小麦20克以益气固表，敛阴止汗；若兼有肝郁喜太息等症，则常加佛手、合欢皮各15克，一可疏肝解郁，助肝疏泄，二可安神助眠。

4. 食积郁热

食积郁热导致不寐的相关论述最早见于《素问·逆调论篇第三十四》，“胃者，六腑之海，其气亦下行，阳明逆，不得从其道，故不得卧也”，又称为“胃不和，则卧不安”。胃为“水谷之海”，有受纳腐熟水谷，使其转化为水谷精微的功能，且胃主通降，“其气亦下行”，若水谷受纳腐熟不及，食积在胃，郁滞生热，从而使胃的气机紊乱，通降失常，热邪上扰心神，发为不寐。此证多见于小儿，因小儿为稚阴稚阳之体，脏腑娇嫩，脾胃较弱，容易出现食积，继而发生不寐。张喜奎教授在临证中，善用保和丸加减论治，方中山楂、神曲、陈皮消食化积，健脾和胃，茯苓健脾渗湿，姜半夏燥湿化痰，连翘清宣郁热。在临证诊疗中，若有鼻塞不舒，常加辛夷6克、蝉衣9克，功专入肺，宣通鼻窍；若兼有胃脘胀闷不适、大便干结，则常加用枳实、莱菔子各6克，消食除胀，行气消积，使腑气得行，大便自通。

5. 痰热扰神

痰为病理产物，其生成与脾密切相关，因脾为“生痰之源”，现代人饮食多肥甘厚味，令脾失健运，蕴湿生痰，化热上扰心神导致不寐。张景岳于《景岳全书·不寐》中言：“痰火扰乱，心神不宁，火炽痰郁而致不眠者多矣。”在临证诊疗中，可见周身困重乏力，口苦，舌红、苔厚腻，脉弦数等症，张喜奎教授多采用黄连温胆汤加减施治，方中黄连苦寒清热，陈皮、姜半夏、茯苓、甘草，健脾理气，杜痰生成之源，且因病属不寐，痰热易扰心神，故常加用炒酸枣仁15克、合欢皮20克、竹茹9克以清热化痰，宁心安神；若该患者有眼睛干涩、口干等阴伤症状，常酌加石斛、沙参清热养阴之品，使湿热尽、阴气复，卫阳入阴，神归其位，不寐自除。

6. 心肾不交

心为五脏六腑之大主，是精神所居之地。肾为先天之本，藏纳五脏六腑的水谷精微。五行中心属火，肾属水，水能克火，二者上下和谐互相制约。在黄元御《四圣心源》中有言“神发于心而交于肾，则神清而不摇”二者不交，水火失制，肾水不得上济心火，使心火独亢，扰神则发不寐一病。在临证诊疗中，常表现为心烦难寐，寐而易醒，并常兼有手足心热、咽干、小便短少等阴虚症状。张喜奎教授多采用黄连阿胶汤加减施治，黄连阿胶汤功擅清心泻火，壮水制阳，正与此机合拍。方中黄芩、黄连大苦大寒能直折其火，白芍、阿胶滋阴以助肾水上潮，并常加用砂仁6克，谷芽、麦芽各12克，既能健脾开胃，又可防止黄芩、黄连苦寒败胃。

【验案】

余某，男，39岁。2021年2月20日初诊。

主诉：失眠1年余。患者于1年前因家事繁杂，皆由其自理，日久苦闷，遂患得不寐一病。刻下症见：入睡困难，心烦，口苦口干，手足冷，舌尖红、苔薄黄，脉弦。

中医诊断：此乃肝胆郁热所致不寐。

治则治法：治以疏利肝胆，和解枢机。方用小柴胡汤加减。

处方：柴胡12克，黄芩12克，姜半夏12克，生黄芪20克，炒酸枣仁15克，牡蛎30克，柏子仁15克，合欢皮20克，夜交藤20克，栀子12克，山楂20克。

14剂，每日1剂，水煎服，早、晚饭后40分钟温服。

二诊（2021年3月6日）：睡眠情况较前已有改善，一夜能睡4个小时，右肩疼痛，余症皆可，舌尖红苔薄白，脉弦。

处方：予上方加葛根20克，守方续服14剂，煎服法同初诊。

二十一、张志浩：治疗不寐经验

张志浩，主任医师，出身书香门第，14岁由祖父传授医理，16岁从师烟台名医孙子銮先生，学习2年，1939年考入北平国医学院，历4年，受业于京城名医孔伯华、瞿文楼、施今墨及针灸名医焦会元先生，进修内科与针灸，受益颇深，是首批全国五百名老中医之一，享受国务院政府特殊津贴，悬壶60余年，医术精湛。以下是张志浩的不寐临床经验总结。

滋补肝肾，清心肝火，交通心肾。

肾阴不足，肝木失养，肝阳偏亢，引动心火；或情志所伤，肝失条达，气郁不舒，郁而化火，亦即唐容川所说："肝失所藏，木旺而愈动火。"火性上炎，心神被扰，神不得安而不寐。日久必及肾阴，肾阴亏耗，则水不济火，火热更盛，故而不寐。基于以上认识，以"补虚泻实，调整阴阳"为原则，张老主张用滋补肝肾、清心肝火、交通心肾法治疗不寐。

张老在长期的临床实践中摸索出治疗不寐的验方——安神汤。

处方：黄连，黄芩，白芍药，阿胶，女贞子，炒酸枣仁，远志，沙苑子，丹参，五味子。

此方以黄连阿胶汤为主方加减，黄连阿胶汤出自张仲景《伤寒论》，用于治疗少阴病"心中烦，不得卧"。以黄连、黄芩清心降火，阿胶、白芍药滋阴养血，使肾水上济心火，心肾相交，水火既济，阴平阳秘。张老选用此方，加用女贞子以补肝阴，沙苑子以补肝益肾，远志交通心肾，酸枣仁、五味子宁心安神，丹参养阴补血且助心行血，以发挥心主神明的作用。诸药合用，虚得补，实得消，共奏滋补肝肾、清心肝火、交通心肾的作用，故取效较速。

若心火旺，加竹叶、生地黄；肝阳亢越，加钩藤、石决明；肾虚甚，加杜仲、狗脊、桑寄生；若病程久，阴虚征象明显，加女贞子、旱莲草滋养肝肾。另外，对临床有明显烦躁易怒表现的心肝火盛患者则加夏枯草、半夏。张老强调，半夏得至阴之气而生，夏枯草得至阳之气而长；二药伍用，和调肝胆，平衡阴阳，交通季节，顺应阴阳，引阳入阴而治失眠。在用药药量上，张老认为，若疾病初起、阳亢火旺重，就重用黄连、黄芩，虚火得平后，当以滋阴养血为主，此时应重用白芍药、阿胶、女贞子、沙苑子，随机为变。

此外，对于顽固性不寐，张老也喜用丹参配伍远志。久病则瘀，久病入络。丹参活血化瘀，清心除烦，远志宁心安神，两药合用，则能通脉道，宁心气以安神志。

【验案】

宋某，女，50岁。

主诉：近1年因思虑过度出现入睡困难，口干时苦，心烦多虑；舌尖偏红、苔薄，脉虚大无力。

中医诊断：分析病情，病因当为思虑过度，耗伤心阴，日久肾阴耗伤，虚火内扰而致心神不宁。

治则治法：治当滋阴清热，养心安神。

处方：五味子15克，丹参15克，远志15克，黄连10克，黄芩10克，阿胶（烊冲）15克，白芍药15克，女贞子15克，沙苑子15克，夏枯草15克，姜半夏15克，柏子仁15克，炒酸枣仁20克，合欢皮20克，夜交藤20克。

共7剂，每日1剂，水煎服。药后诸症大减，原方加入女贞子、旱莲草各15克，再进服7剂，已能安然入睡。

二十二、刘中勇：治疗不寐经验

刘中勇，医学硕士，教授，主任医师，博士研究生导师。国务院政府特殊津贴专家，国家中医药管理局第二批优秀中医临床人才，江西省政府特殊津贴专家，江西省名中医。主要从事心血管疾病的临床研究。以下是刘中勇的不寐临床经验总结。

1. 调和阴阳，补虚泻实

刘教授认为不寐的病理变化总属阳盛阴衰，阴阳失交，故治疗时当以阴阳为纲，调和阴阳，补虚泄实。中青年不寐多因就业困难、工作压力大、精神紧张、家庭负担重等原因引发，以情志不畅、郁郁寡欢或急躁易怒为主，病程短，实证居多，阳盛不能入阴为其主要特点，故以泻实为主，清热泻火，疏肝行气，调畅情志为要。老年不寐多病程长，伴有头晕，耳鸣，头重脚轻，腰膝酸软，舌红少津，脉弦有力或弦细数，以虚为主，阴虚阳亢，阳不入阴为其病理本质，故治宜补虚为主，益阴制阳。

2. 以心为主，养心安神

刘教授认为五脏皆可致不寐，然不管何脏之病变，皆是病及于心，使心神不安，心失所养而为病，故不寐之治总不离养心安神之法。

3. 久病成瘀，佐以活血

刘教授在临床辨证之时善于观察患者舌下脉络，通过长期总结发现，老年患者多舌下脉络粗大迂曲，色泽暗淡，故刘教授言“老年不寐，瘀者十之八九”。老年患者久病成瘀，可从瘀论治。

刘中勇教授指出，不寐应辨证施治，不应拘泥于临床分型，临床治疗善博采诸方众长，取其精华，辅以中药药对，以标本兼治。若心之不寐，实者以黄连温胆汤为基础方加减，虚者以归脾汤、酸枣仁汤为基础方加减；肝之不寐，实者以逍遥散、龙胆泻肝汤为基础加减，虚者宜调肝养心安神，自拟调肝活血方，旨在调肝安神，兼以活血；脾（胃）之不寐，宜和胃养心安神，以归脾汤、补中益气汤、保和丸为基础方加减；肺之不寐，治宜润肺安神，以麦门冬汤、养阴清肺汤为基础方加减；肾之不寐，宜交通心肾安神，以六味地黄汤、天王补心丹为基础方加减。久病成瘀，体质较强，正气尚足者，可选用血府逐瘀汤；虚弱羸瘦，正气不足者，可予桃红四物汤为佳。若气虚明显者以黄芪配白术加强补气之功；气滞者以枳实配白术行气破滞；气郁者以郁金配香附疏肝解郁；阴虚重者，以玄参配麦冬滋补阴津；痰湿者，以茯苓配白芍，薏苡仁配扁豆化湿健脾；痰热者以黄连配竹茹清热化痰等。

【验案】

教某，女，65岁。因失眠3年余前来就诊。

主诉：夜晚不易入睡，烦躁，心悸多梦，头昏头晕，腰膝酸软，大便稍干结，小便黄，手足心热，夜间汗多，舌光红少苔，舌底脉络长、粗大迂曲、色偏暗，脉弦数。

中医诊断：不寐。证属肝肾亏虚，肝阳上亢。

治则治法：治以平肝潜阳，养心安神为法。予自拟调肝活血方。

处方：天麻10克，钩藤10克，川牛膝15克，当归10克，白芍10克，枸杞子10克，川杜仲10克，桑寄生10克，知母6克，黄芩6克，酸枣仁15克，茯神15克，龙骨20克，牡蛎20克。

共15剂。

二诊：患者睡眠稍改善，头昏头晕较前明显好转，烦躁症状改善，舌红少苔，脉弦细。

处方：上方去黄芩，加熟地黄10克，山药10克。15剂后患者睡眠明显改善，头晕未发。

二十三、裘昌林：治疗不寐经验

裘昌林（1944年—），主任医师。毕业于浙江医科大学西学中班。浙江省中医院神经内科原主任医师。全国中西医结合学会神经科专业委员会委员，浙江省中西医结合学会常务理事、副秘书长。浙江省中西医结合学会神经内科专业委员会主任委员。以下是裘昌林的不寐临床经验总结。

裘老师强调从整体出发，找病因，定病性，分虚实邪正关系辨证论治，以“补其不足，泻其有余，调其虚实”为辨证用药总则。临床按邪正虚实辨证分为九型。其中虚证分为心脾两虚型和心胆气虚型；实证分为肝郁气滞型、心火亢盛型、痰热扰心型、肝胆湿热型和食积胃气不和型；而虚中夹实型或虚实夹杂型分为阴虚火旺型和心肾不交型。虚证以补气养血，养心安神为法；实证则以疏肝理气、清热泻火、涤痰化湿、消食和胃、活血化瘀等为治则；虚实夹杂型则补虚泻实，调其虚实，揆度阴阳以安心神。常用的方药有归脾汤、天王补心丹、黄连阿胶汤、朱砂安神丸、交泰丸、龙胆泻肝汤、丹栀逍遥散、六郁丸、安神温胆丸等，临床应用多灵活变通，决不拘泥于一病一方一药。而辨证用药往往收到较好的疗效。

裘老师认为不寐证虽然涉及心、肝、脾、肾等脏腑功能失调，但着重在心。心经实热者，在临床中多用清心之法，善用黄连，配以淡竹叶、辰灯心以清泻实热，热清则神安，神安则寐；虚热扰心者，多以生地黄、麦冬、玄参、酸枣仁养阴清热安神。养心之法常用酸枣仁、柏子仁、淮小麦、丹参，尤其重用酸枣仁。宁心多用生龙骨、生牡蛎、青龙齿重镇之品，以宁心安神。临床上治心三法辨证应用，用药灵活变通，常常收到较好的疗效。

在提出治疗不寐证重在治心的同时，裘老师十分注重从肝论治不寐。有因恼怒忧思，抑郁不遂，肝气郁结扰及心神而不寐；肝郁日久化热化火而不寐；病证有虚有实，但多为虚中夹实，虚实夹杂，从肝论治当以疏肝、清肝、养肝为要义。常用逍遥散、丹栀逍遥散、六郁丸、柴胡疏肝汤、龙胆泻肝汤。用药常以柴胡、郁金、合欢皮、玫瑰花、绿萼梅花等疏肝解郁；以牡丹皮、焦栀子、黄芩、龙胆草等清肝泻火；以丹参、当归、白芍、酸枣仁养肝柔肝，肝与心为母子相生关系，故治肝不忘调养心神。酸枣仁味酸入肝，既养心阴又益肝血，在临床上常常重用。

【验案一】

平某，女，47岁。

主诉：近半年来因思虑过度出现入睡困难，少寐多梦，腰脊酸痛，头晕目糊，心烦多虑，舌尖偏红，苔薄，脉细。

中医诊断：病因思虑过度，耗伤心阴，虚火内扰而心神不宁。

治则治法：治当滋阴清热，养心安神。

处方：黄连4～5克，肉桂1克，生地黄、丹参、柏子仁、郁金、枸杞子各15克，酸枣仁、淮小麦各30克，生牡蛎、青龙齿（先煎）各30克。

共7剂，1日1剂，水煎服。药后诸症大减，遂原意再进服7剂，已能安然入睡。

方中黄连、生地黄清热除烦，肉桂配黄连交通心肾，引火归元，枸杞子补肾养心，淮小麦、柏子仁养心安神，丹参、郁金、酸枣仁解郁养肝安神，生牡蛎、青龙齿重镇宁心安神，全方共奏清心、养心、宁心安神之效。

【验案二】

陈某，女，28岁。

主诉：病起产后情志不畅，心烦少寐，胸胁胀闷，苔薄黄，脉弦细。

中医诊断：证属产后血虚，肝郁为病。

治则治法：治拟清热疏肝，养心安神。

处方：柴胡、当归、牡丹皮、焦栀子、黄芩、绿萼梅花、益元散各9克，丹参、茯苓、郁金各15克，酸枣仁、生牡蛎各30克。

方中柴胡、绿萼梅花疏肝理气解郁，牡丹皮、焦栀子、黄芩清热泻火除烦，茯苓、益元散健脾渗湿安神，丹参、当归、郁金、酸枣仁养肝解郁养心安神，生牡蛎重镇安神，诸药合用使烦热得解，心神安定，夜寐得宁。

二十四、韩祖成：治疗不寐经验

韩祖成（1961年—），一级主任医师，硕士研究生导师，陕西省名中医，第六批全国老中医药专家学术经验继承工作指导老师。从事中医脑病、神志病的临床、科研及教学工作近40年，对于不寐病的辨证论治有独特见解，在临床中常以心、肝、脾三脏论治为主，在临床中取得了很好的疗效。以下是韩祖成的不寐临床经验总结。

1. 解郁安神方

解郁安神方适用于肝经郁热型不寐，症见性情急躁、易怒、入睡慢、夜间易惊醒、坐卧不宁、语声高亢，遇情志不畅可诱发或加重，可伴头胀痛，口干、口苦，喜饮，食纳可，大便偏干燥，小便色黄，舌边红、苔黄，脉弦数。治以清肝泻热，重镇安神，方选自拟解郁安神方加减。即丹栀逍遥散合龙骨、酸枣仁、柏子仁、珍珠母、贯叶连翘、郁金、石菖蒲、莲子心等。

【验案】

曲某，女，68岁。2019年12月12日就诊。

主诉：间断性失眠5年。患者5年前无明显诱因出现失眠，表现为多梦易醒，服用右佐匹克隆片3毫克，每日1次可入睡，曾服中药汤剂，症状改善不明显。刻下症见：失眠，睡后梦多，易惊醒，心烦急躁，易怒，口干，口微苦，时有头痛，以后枕部为主，记忆力明显下降，食纳可，小便微黄，大便干燥，2~3日一行，舌边红、苔黄燥，脉弦数。

中医诊断：不寐病（肝经郁热证）。

处方：牡丹皮12克，栀子12克，柴胡9克，白芍12克，当归10克，白术15克，菊花12克，茯苓15克，甘草6克，薄荷（后下）6克，莲子心6克，炒酸枣仁15克，川芎12克，柏子仁15克，石菖蒲10克，郁金10克，益智仁12克，贯叶连翘（冲服）1克，金蝉花（后下）1克，醋延胡索12克，生龙骨（先煎）15克。

7剂，水煎服，每日1剂，水煎至400毫升，分早、晚各服200毫升。

二诊（2019年12月19日）：患者服药后夜间做梦稍有减少，入睡较前稍改善，情绪较前稍平稳，自觉口干口苦有所减轻，间断后枕部疼痛。

处方：予上方加蔓荆子12克，再服7剂。

三诊（2019年12月26日）：睡眠明显好转，记忆力稍有改善，小便调，仍大便稍干。

处方：予上方加郁李仁12克、火麻仁12克。继服14剂以巩固疗效。

此后随访病情稳定。

2. 理气安神方

理气安神方适用于肝郁脾虚型不寐，症见眠浅易醒，醒后难寐，多梦多见于此型患者，乏困倦怠，平时思虑较甚，一有怫郁即可发作，喜长叹息，乏力，纳食差，大便溏结不调，小便可，舌质淡，苔白腻，脉弦细或弦缓。多为肝郁气滞、肝木横逆犯脾土所致，以疏肝健脾，养心安神为治法，方选自拟理气安神方加减，本方是在逍遥散的基础上加用甘松、佛手、紫苏叶、百合、酸枣仁、合欢皮、远志、巴戟天等药物而成。

【验案】

王某，女，65岁。2019年9月6日就诊。

主诉：失眠1年，加重1个月。患者1年前因与人争吵后情志不畅出现入睡困难，眠浅易醒，多梦纷纭，思虑甚，未予重视，自行运动治疗后效果欠佳；1个月前因生气后再次出现入睡困难，在附近诊所给予口服安眠药物（具体不详），服药后自觉入睡时间较前缩短，但停药后出现戒断反应，严重干扰日常工作，为系统解决失眠问题，遂来就诊。刻下症见：乏困，入睡困难，每晚需1～2小时方可入睡，甚则彻夜难眠，睡眠不实，晨起头脑昏沉，注意力不集中，善太息，心情低落，胸胁胀满，纳食差，大便溏结不调，小便正常。舌淡红，苔薄白，脉细。

中医诊断：不寐病（肝郁脾虚证）。

治则治法：疏肝理气，养血健脾。予自拟理气安神方加减。

处方：柴胡9克，白芍12克，当归10克，炒白术15克，茯苓15克，甘草6克，生姜10克，薄荷（后下）6克，炒酸枣仁20克，炒柏子仁15克，紫苏叶12克，百合12克，合欢皮12克，制远志10克，巴戟天10克，甘松6克。

7剂，水煎服，每日1剂，水煎至400毫升，早、晚分服200毫升。

二诊（2019年9月13日）：患者自觉服药后睡眠改善，入睡时间较前缩短，仍夜梦纷纭，眠浅易醒，神疲无力，纳食一般，考虑患者既往思虑较甚，营血亏耗严重，加之久病气机郁滞，脾胃虚弱，气血生化乏源，夜间不能入睡，虚阳上越，阳不入阴。

处方：予上方加生龙骨（先煎）20克，珍珠母（先煎）20克，琥珀粉（冲服）3克以镇惊安神，平肝潜阳。继服7剂。

三诊（2019年9月20日）：患者服药后睡眠质量进一步改善，每晚可睡6～7小时，偶有多梦纷扰，早醒，乏困无力，余无不适。

处方：老师认为患者久病伤气，上方加党参15克，大枣12克，以健脾补中益气。继服14剂以巩固疗效。此后随访睡眠明显改善。

3. 五心宁心汤

五心宁心汤适用于心火亢盛型不寐，临床表现为失眠，心烦，心火炽盛则面红，口舌糜烂；火热灼津液则表现为口渴，肠燥失润则表现为大便干；小肠与心相表里，心火下到小肠，则表现为小便黄；舌红，苔黄，脉细数。在治疗上侧重于“清心安心神，除心烦解肝郁，养阴宁心神”，常用科室协定方——五心宁心汤，来源于清代吴鞠通《温病条辨》清宫汤。

处方：莲子心6克，竹叶心10克，酸枣仁20克，茯神12克，柏子仁15克，连翘心12克，合欢花15克，百合12克，生地黄15克，远志10克，夜交藤12

克，生龙骨15克，珍珠母20克，根据病情随症加减变化。

方中莲子心、连翘心、竹叶心三药均用心，意在取心能入心，进而可清心包火热，生地黄可养心阴，清心热，凉心血，除心烦，还可生肾中阴液；珍珠母、生龙骨质地重，潜阳，定惊，重镇安神；炒酸枣仁、夜交藤、茯神，可柔肝养心安神；合欢皮可解五脏之郁，百合清心火、养心阴；远志安神益智，交通心肾。全方配伍，既清心火又宁神，既养心阴、清心热又可安心神。

【验案】

曲某，男，58岁。2020年11月9日初诊。

主诉：失眠2个月余，加重伴耳鸣1个月。患者2个月前无明显诱因出现入睡困难，多梦，眠浅易醒，未重视，逐渐出现心烦急躁易怒，曾就诊于当地医院，给予口服阿普唑仑片0.2毫克，睡前口服，服药后尚可入睡，但晨起仍感觉困倦乏力，精神欠佳，影响到日常生活中的工作；1个月前因劳累后出现左耳持续性耳鸣，自行口服“耳聋左慈丸”未见明显效果。刻下症见：患者精神不佳，疲倦面容，入睡时间延长，多梦易醒，急躁易怒，心烦，渴喜冷饮，口腔溃疡频发，口中有异味，纳食可，大便干，3日一行，小便色黄，舌质红、苔黄，脉细数。

中医诊断：不寐病（心火亢盛证）。

处方：炒栀子10克，黄连6克，柏子仁15克，炒酸枣仁20克，南五味子15克，莲子心6克，茯神15克，贯叶连翘1克，合欢皮15克，麦冬12克，煅磁石（先煎）15克，石菖蒲10克，郁金10克。

共7剂，水煎服，每日1剂，早、晚饭后各服200毫升。

二诊（2020年11月16日）：患者服药后入睡困难稍改善，但仍多梦，晨起困倦减轻，白天工作注意力无法集中，仍时有耳鸣出现。

处方：予上方加用银杏叶12克，继续口服7剂。

三诊（2020年11月23日）：入睡时间较前明显缩短，半小时至1小时即可入睡，做梦减少，觉醒次数减少，白天精神可，工作、生活基本不受影响，偶有耳鸣。

处方：予上方加丹参12克。继服14剂以巩固疗效。

后随访病情平稳。

二十五、杨少山：治疗不寐经验

杨少山（1923—2020年），全国老中医药专家学术经验继承工作指导老师，杭州市中医院中医内科主任医师。杨老世家业医，自幼随其父杨仰山老中医习医，又得热病专家王泽民老先生的精心传授，弱冠时即悬壶设诊于杭城，每每扶危救厄，终成治疗内科杂病的名医。以下是杨少山的不寐临床经验总结。

杨老认为本病的病理基础为肝郁阳盛阴伤，神明被扰，脑神失养。临床治疗以失眠为主症的内科杂病时，提出当“从肝论治，以平为补”，即顺应肝喜调达、恶抑郁的特性，用疏肝解郁之品，使肝气调畅，恢复其调达之性，调顺肝的气血阴阳，以恢复肝的正常生理功能。肝用之为病：以实为主，以平为顺，以顺为补。肝体为病：以虚为主，以补为顺。治疗常用疏肝、平肝、柔肝之法并兼顾他脏，以调整肝脏之阴阳气血，平衡五脏功能，实得辨证论治之精髓。

1. 疏肝以顺肝用，阴血藏则神必安

肝为多气多郁之脏，宜畅而不宜郁，肝气疏畅，则血府自藏，神明安养，眠安神爽。正如王冰云所说“肝藏血，心行之，人动则血运于诸经，人静则血归于肝脏”，说明人的生理节律调控是通过肝的藏血功能来完成的。若忧思过度，肝气郁结，调达失畅，则上扰神明而致不寐。这种情志失度导致肝疏泄和藏血功能失调是致正常生理性规律被打破的起因，也是肝之阴阳失衡的致病因素。肝气郁结，症状表现为失眠多梦，夜寐不安，或睡后易醒，胸胁或胃脘胀痛，善叹息，易生气，口苦纳呆，苔薄，脉弦。治宜疏肝解郁，理气安神。常用柴胡、制香附、佛手片、绿萼梅花、玫瑰花、苏梗理气疏肝、解郁安神；黄连清泄肝火，以防肝郁化火之变；白芍、淮小麦、丹参养血柔肝安神；酸枣仁、夜交藤养血安神。

2. 平肝以降其亢，重镇平降以安神

肝气主动主升，若气郁日久，必郁而化火伤阴；或素体阴亏，复又郁恼、受惊，必致阴不制阳，肝阳上亢，肝不藏魂而不寐。《杂病源流犀烛·不寐源流》中认为“有由肝虚而邪气袭者，必致魂不守舍，故人卧则不寐。又由真阴亏损，孤阳漂浮者，水亏火旺，火至乎动，气不得宁，故亦不寐”。所以杨老认为，肝阳亢盛，实为肾水亏损，不能敛阳之故。在临床中常见失眠虚烦，入睡多梦，头痛眩晕，面赤易怒，口干且苦，咽燥目赤，舌红少苔，脉弦细或细数或细弦。治宜重在滋阴潜阳，重镇以平肝安神。常用明天麻、钩藤、黄连为君药平肝阳、清肝火，配合枸杞子、杭白芍、石斛滋补肝肾之阴，佐以酸枣仁、夜交藤、淮小麦安神。若烦躁不安重者加石决明、龙骨以增强重镇安神之效。

3. 柔肝以滋肝体，安神重在补益

肝藏阴血，以滋养神魂。肝之阴血不足，则不能藏魂而寐；肝阴虚而生内热，肝血虚则神无所养，阴血虚则虚热内扰，故烦而不寐。杨老认为人之阴精之源，总归于肾，肝之阴血常亏久损，必耗肾精，终致肝肾同损，故有“肝肾同病”。又精血同源，互为生养，肝肾在功能上互为作用，在病理上也相互影响。正如朱丹溪云：“主闭藏者肾也，司疏泄者肝也。二脏皆有相火，而其系上属于心。”阴血耗损，肝肾不足，水亏于下，相火动于上，阴阳俱动而致不寐，其不足者病可在肝肾，亦旁及于心。临床症见：不寐健忘，头晕耳鸣，虚烦口干，腰膝酸软，神疲乏力，舌红，脉细弱或细数。用药重在柔肝滋阴益肾，常用生地黄、熟地黄、山茱萸、白芍、五味子、枸杞子、石斛、麦冬滋补肝肾；天麻、钩藤、黄连平肝降火以固本，配以酸枣仁、夜交藤、淮小麦安神。

《景岳全书·不寐》云：“劳倦、思虑太过者，必致血液耗亡，神魂无主，所以不眠。”杨老指出：现代社会生活节奏加快，工作、学习压力增加，竞争力增强等因素常使人们思虑过度，所思不遂，致肝气郁结的同时，易气结于中，影响脾的升清和运化、胃的受纳腐熟。生理上若肝气疏泄调达，则脾胃冲和，气机畅达，升降有序，水谷精微输布正常；反之则易致脾

胃气机升降失常。同时杨老认为，人身之阴阳、气血、脏腑之斡旋升降，全赖脾胃之滋养运化。正如《丹溪心法》云："是脾具坤静之德，而有乾健之运，故能使心肺之阳降，肾肝之阴升，而成天地交之泰，是为无病之人。"故临证强调失眠症治"肝"的同时，当重视脾、胃。并指出"胃为水谷之海，多血多气，清和则能受；脾为消化之气，清和则能运"，故主张脾、胃当"清养"，认为"陈皮、木香、厚朴、半夏等亦温燥，亦是决裂耗散之剂，实为补土之和"，在临证中常选用佛手片、绿萼梅花、玫瑰花等药性平和、药轻气薄之品疏肝和胃；太子参、炙甘草、淮山药甘平之剂补益脾气，反复强调对失眠症患者当忌用黄芪、党参等甘温之品。

【验案一】

王某，女，32岁。2005年3月11日初诊。

主诉：患者平素情绪郁闷，常有胃脘胀痛，失眠多梦，近1周遇事常不遂，心烦不寐，多梦易醒，胃部疼痛症状较前加重，嗳气呃逆，头晕，大便不畅，苔薄质红，脉弦细。

中医诊断：肝气郁结，神明被扰。

治则治法：治宜疏肝解郁，理气安神。

处方：柴胡10克，杭白芍15克，炙甘草5克，制香附10克，佛手片6克，苏梗10克，炒黄连3克，淮小麦30克，炒酸枣仁15克，夜交藤30克，炒麦芽、炒谷芽各15克，绿萼梅花10克，玫瑰花3克，炒枳壳6克。

7剂，水煎服，每日1剂，日服2次。

二诊（2005年3月18日）：患者自诉睡眠较前好转，胃脘胀痛、嗳气、呃逆、大便不畅已瘥，多梦症状尚存，苔脉同初诊。

处方：原方改炒酸枣仁30克，加太子参15克，去炒枳壳。续服1个月后症状痊愈。

【验案二】

张某，男，78岁。2005年5月18日初诊。

主诉：患者既往有高血压病、腔隙性脑梗死病史。平素夜间睡眠时间常为2～3小时，甚至彻夜难眠，伴多梦，易惊醒，烦躁易怒，口干，头痛头晕，乏力，大便2～3日1次，脉细弦，苔薄质红。

中医诊断：阴虚肝旺，神明被扰。

治则治法：治宜平肝潜阳，重镇安神。

处方：明天麻10克，枸杞子30克，钩藤15克，杭白芍15克，炙甘草5克，炒黄连3克，炒酸枣仁30克，夜交藤30克，川石斛15克，石决明15克，太子参15克，佛手片6克，绿萼梅花10克，玫瑰花3克，生地黄15克。

7剂，每日1剂，日服2次。

二诊：患者诉睡眠改善不明显，但多梦较前明显好转，头痛、头晕已减，大便仍2日未解，质干。

处方：拟前方加决明子30克，柏子仁15克，续服1个月后睡眠明显好转，大便通畅，日行1次，头痛、头晕、易怒等症状较前明显减轻。续服半年后睡眠正常，诸症渐消。

【验案三】

黄某，女，48岁。2004年5月12日初诊。

主诉：患者夜寐欠佳、恶梦连连已1年余，遇事易急，烦躁易怒，月经后期，经行不畅，头晕乏力，腰膝酸软，苔薄质红，脉细弦。

中医诊断：证属血虚肝旺，肾阴不足。

治则治法：治宜养血平肝，滋阴安神。

处方：当归12克，杭白芍15克，炙甘草5克，生、熟地黄各15克，淮山药30克，山茱萸6克，炒黄连3克，炒酸枣仁30克，明天麻6克，枸杞子30克，钩藤15克，淮小麦30克，夜交藤30克，佛手片6克，绿萼梅花10克，丹参15克。

7剂，每日1剂，日服2次。

二诊：患者睡眠质量改善，此次月经较前通畅，胃纳、二便正常，诉夜间口渴多饮，夜尿频多。

处方：原方加川石斛、化龙骨各15克，续服1个月后，睡眠明显好转，随症加减续服2个月后失眠、腰酸、头晕、乏力、口干、夜尿多、心烦易怒等症状诸消。

二十六、王玉林：治疗不寐经验

王玉林，系第五批全国老中医药专家，行医50余载，擅长运用中医疗法治疗内、外、妇、儿科疾病，良效颇多。王玉林教授在诊治不寐方面临床经验丰富且见解独到，擅长运用四味安眠汤辨证施治不寐，合方加减化裁运用于多种证型，效大力宏，结合精神、生活调摄，效如桴鼓。以下是王玉林的不寐临床经验总结。

自拟四味安眠汤。

处方：夜交藤30克，龙齿30克，炒酸枣仁30克，京半夏30克。

四药合用共奏养心安神、清热和胃、燥湿化痰之功，疗效显著，方中药物予500毫升水，先浸泡30分钟再煎药，一般煎药30分钟，从沸腾时开始计算，沸腾前用武火、沸腾后用文火，服药时以温服为佳，如冷可适当加温。头煎将龙齿先煎10分钟，再加入夜交藤、酸枣仁、京半夏文火煎20分钟，煎药液至150毫升；再将汤药加水至500毫升，按上法二煎，煎汤药至150毫升，把两次汤药充分混合。用法用量：口服，每次100毫升，每日3次。

夜交藤，味甘、微苦，性平，归心、肝经，具有养心安神、通络祛风的功效，主治夜不能寐、多梦、血虚身痛、肌肤麻木、风疹瘙痒等症。龙齿，味甘、涩，性凉，归心、肝经，具有安神镇惊、收敛、除烦热等功效，主治心悸怔忡、惊痫、夜不能寐、多梦、烦热不安。酸枣仁是四味安眠汤中的君药，具有养心安神的功效，是治疗不寐证的经典药物，属安神之最。其入心、脾、肝、胆经，味甘、性平，具有养肝、宁心、安神、敛汗等作用。《饮片新参》谓夜交藤“养肝肾，止虚汗，安神催眠”，配炒酸枣仁滋心肾之阴、宁心神、降心火、交通心肾，效果更佳。京半夏是半夏用芒硝、姜粉、小茴香、白矾等为辅料经炮制而成，别称三叶半夏、三步跳等。京半夏味辛、性温，有毒，入脾、胃、肺三经，其形同生半夏。半夏具有燥湿、祛痰、镇咳、止呕、消痞、散结的功效，主治痰饮湿浊、呕吐、痰多咳喘、风痰眩晕、痰厥头痛、胸脘痞闷、梅核气、痈肿痰核等。

【验案一】

彭某，女，52岁。2020年 6 月13日初诊。

主诉：患者难以入睡，易醒，双足灼热，乳腺胀痛，平素嗜肥甘厚味，舌质红，苔黄厚腻，脉沉细滑。

中医诊断：不寐，辨证属脾虚不运、湿浊郁蒸、心神不安。

西医诊断：失眠。

治则治法：健脾化湿，清热泻火，养心安神。方用四味安眠汤加减。

处方：炒酸枣仁30克，龙齿60克，法半夏30克，竹叶30克，生石膏30克，太子参15克，麦冬15克，大枣6克，生薏苡仁60克，石菖蒲6克，炒黄芩10克，金银花藤30克，牡丹皮15克，夏枯草15克，黄连6克，生地黄20克。

6剂，每日1剂，水煎服，分3次温服，每次药量为100毫升。

二诊（2020年6月20日）：患者感睡眠较前好转。舌红，苔黄稍厚腻，脉沉细滑。

处方：守方6剂续服。追访至2020年7月4日，患者诉入睡困难、易醒等症基本消失。

【验案二】

宋某，女，38岁。于2020年6月20日就诊。

主诉：患者夜不能寐，难以入睡，易醒，经血不调，经血量少，头痛，腰背酸痛，耳鸣，痤疮，易怒，平素爱生气，舌胖淡，苔黄腻，脉细沉滑。既往史：有多年肝囊肿、乳腺结节病史。

中医诊断：不寐证，辨证属肝肾阴亏，火炎于上、下焦湿热。

西医诊断：失眠。

治则治法：治以补养肝肾，清火安神，清热燥湿。方用四味安眠汤加减。

处方：酸枣仁30克，夜交藤30克，北五味子15克，女贞子15克，旱莲草15克，川黄柏10克，盐知母10克，黄连6克，青蒿10克，牡丹皮15克，栀子15克，蔓荆子15克，六月雪60克。

8剂，水煎服，每日1剂，分3次温服，每次药量为100毫升。追访至2020年7月4日，患者诉入睡困难、易醒等症基本消失。

二十七、段富津：从胆辨治不寐验案举隅

段富津（1930—2019年），全国著名中医药专家，黑龙江中医药大学方剂学教研室教授，博士研究生导师，博士后指导教师，国家名师带高徒指导教师；全国优秀教师，全国师德标兵；全国高校教学名师，国家重点学科方剂学学科的奠基人；龙江医派著名医家，国家级名老中医。以下是段富津的不寐临床经验总结。

1. 胆胃不和，清胆辅以理气

【验案】

患者，男，28岁。2017年10月17日初诊。

主诉：眠差1年余，多梦，易醒，伴胸闷气短，面部痤疮，饮酒或食辛辣后痤疮加重。纳可，二便调。舌红，苔花剥。脉弦细数。

处方：竹茹15克，半夏15克，陈皮15克，茯苓20克，枳实15克，生薏苡仁30克，神曲20克，酸枣仁20克，柏子仁20克，蜜远志10克，炙甘草10克，石菖蒲15克。

14剂，水煎服，每日1剂。

二诊：眠好转，苔如前。

处方：上方加白鲜皮15克。

三诊：眠转佳。后以治疗痤疮为主。1个月后回访，睡眠已如常人。

本案患者为胆胃不和，痰热内扰证。治当化痰理气，清胆和胃。方以《三因极一病证方论》之温胆汤加减。方中半夏化痰和胃，善消脏腑痰湿，为君药。竹茹味甘淡、性微寒，既助半夏化痰和胃，又清解胆热，《药品化义》言其“轻可去实，凉能去热，苦能降下，专清热痰，为宁神开郁佳品……胆胃热痰之症，悉能奏效”，为臣药。《丹溪心法》载：“善治痰者，不治痰而治气。”故又以陈皮、枳实理气消痰；茯苓、薏苡仁渗湿健脾，以杜生痰之源；酸枣仁、柏子仁宁心安神，蜜远志祛痰安神，与君臣药配伍，寓标本兼治之义；痰邪易于阻窍，故以石菖蒲利胆窍，并能化湿开胃，豁痰安神，《本草新编》谓其善治“湿度蒙其清气，而甲木少阳之气，

郁而不伸者”；神曲消食，共为佐药。炙甘草益气和中，调和诸药，为使药。诸药合用，使热除痰清，胆胃宁和，则睡眠自安。二诊时，患者失眠好转，上方加白鲜皮除热胜湿。

2. 胆怯心虚，当以补益为先

【验案】

患者，女，59岁。2017年11月21日初诊。

主诉：眠差1个月余，体形较瘦，平素易惊悸，善太息，起夜后难以入睡，纳可，小便调，近1个月大便溏，质黏。舌红，苔少，脉沉滑。

处方：熟地黄20克，五味子15克，炒山药25克，酸枣仁20克，柏子仁20克，枸杞子20克，石斛20克，茯神20克，菊花15克，枳壳15克，蜜远志10克，炙甘草15克，麦冬20克，白参10克。

7剂，水煎服，每日1剂。

二诊（2017年12月5日）：患者诉上述症状好转，仍易惊悸。

处方：上方加生龙骨40克、炒麦芽20克。1个月后回访已痊愈。

本案患者为胆怯心虚，气阴两虚证。治当补益壮胆，宁心安神，方以《医学入门》之仁熟散加减。《医述》云“气以胆壮，邪不可干”，故以人参补益心气，又能安神益智。《类经·脏象类》云：“胆附于肝，相为表里，肝气虽强，非胆不断，肝胆相济，勇敢乃成。”又以柏子仁养心安神，《药品化义》云其尚能“补肝胆之不足”。熟地黄甘温质润，补血养肝，并能宁心温胆，养心宁魂，《药品化义》谓其“专入肝脏补血……主温胆，能益心血……养心冲，宁魂魄”。酸枣仁养心补肝，宁心安神，《本草汇言》言其可疗“心气不足，惊悸怔忡，神明失守……胆气不足，振悸恐畏，虚烦不寐”，茯神宁心安神，远志益智安神，三药配伍，可增强安神助眠之力；症见阴虚之象，故以麦冬、石斛甘而微寒，滋阴清热；枸杞子、炒山药味甘性平，可平补肝、脾、肾三脏，且炒山药并能止泻；五味子益气生津，宁心补肾；菊花清利头目。上药补涩兼具，易于成滞，故以枳壳行气宽中，使补而不滞。炙甘草调和诸药。诸药合用，共奏补益壮胆，宁心安神之效。二诊时，患者仍易惊悸，原方加生龙骨40克，以增强重镇安神之效。又因患者本就便溏，且生龙骨质重沉降，恐伤其胃气，故又以炒麦芽和胃。

3. 虚实夹杂，清补二法并用

【验案】

患者，女，30岁。2018年3月31日初诊。

主诉：失眠1个月余。入睡困难，多梦，易惊，伴烦躁易怒，烘热无汗。乏力，动则气喘。月经2～3月一行，行经前头痛，经血色红量多，夹有较多血块。近3个月体重增加50余斤，面部有暗斑、痤疮。纳可，小便调，大便2日一行，黏滞不爽。舌淡黯，苔白，脉弦，西医检查显示，甲状腺左叶中等回声结节0.2厘米×0.2厘米，血小板73×10^9/升，脂肪肝（轻至中度）。

处方：半夏15克，茯苓25克，陈皮15克，枳实15克，酸枣仁20克，柏子仁20克，蜜远志10克，五味子10克，白参10克，炙甘草15克，牡丹皮15克。

14剂，水煎服，每日1剂。

二诊（2018年4月21日）：前症大减，今以调理月经为主。

处方：当归15克，赤芍15克，川芎15克，桃仁15克，红花10克，香附15克，肉桂10克，黄芪30克，牡丹皮15克，益母草15克，莪术15克，炙甘草15克，茯苓25克。

14剂，水煎服。

1个月后回访，仍在调理月经，睡眠已愈。

本案患者为气虚痰阻，胆涎沃心证。治当清胆化痰，补气宁心。方以《世医得效方》之十味温胆汤加减。方中半夏味辛、性温，善消脏腑间痰湿，《药性论》谓之“气虚而有痰气加而用之”，可祛心胆间痰饮，使心胆归于宁静。二药相伍，补气不留邪，消痰不伤正；人参味甘、性温，大补元气，安神益智，气足则津行血畅，而痰瘀自消。枳实行气有助祛痰，令气顺痰自消；酸枣仁、柏子仁养心安神。陈皮理气健脾，燥湿化痰；远志、茯苓化痰安神；牡丹皮味辛苦、性微寒，可活血化瘀，凉血清热；五味子味酸甘、性温，可益气宁心，收敛欲散之神。炙甘草调和诸药。诸药同用，共奏清胆化痰，补气宁心之效。二诊时，诸症均大减，知患者脏腑之气充沛，痰涎亦已消除，唯血瘀仍在。再以桃红四物汤去熟地黄，白芍易赤芍，加香附、牡丹皮、益母草、莪术逐瘀活血调经；黄芪、肉桂补气温阳，使阳生阴长，气血调和，以巩固前方之功效。

4. 肝胆相照，明晓病证传变

【验案】

患者，女，53岁。2015年10月24日初诊。

主诉：不寐1年余，多梦易醒，伴心烦易怒，乏力，汗出，夜尿频，耳鸣。自述减肥后，餐后欲呕，胁脘胀痛。口干，口臭，大便干，2日一行，舌略暗，苔白，脉沉弦。

处方：柴胡15克，酒白芍15克，香附20克，砂仁15克，川芎15克，当归15克，炒酸枣仁25克，煅龙骨30克，陈皮15克，茯苓20克，炙甘草15克。

14剂，水煎服。

二诊（2015年12月23日）：患者服上方14剂后，诸症好转，未来复诊。近日因外感发热，于职工医院治疗，热已退3天，现彻夜不寐，太阳穴痛，胁脘胀闷，舌尖微红，苔白，脉弦数。

处方：柴胡15克，黄芩15克，半夏15克，生龙骨30克，生牡蛎30克，枳实15克，茯苓20克，知母20克，酸枣仁20克，柏子仁20克，竹茹20克，生甘草15克，蜜远志10克。

7剂，水煎服，每日1剂。

2018年1月6日复诊治胃病，询问知不寐未再复发。

本案患者一诊时为肝郁气滞所致之失眠。治当疏肝解郁，和胃安神。方以柴胡疏肝散加减，将其中枳壳易为砂仁以疏肝解郁，和胃止痛；加煅龙骨镇静安神；茯苓、酸枣仁养心安神；当归活血补血以安魂魄。诸药合用，共奏疏肝解郁，和胃安神之效。二诊时，患者于外感后，不寐加重。较前病虽同属于不寐，然病机已变，证亦不同。此次不寐，为肝胆火旺证。盖为一诊之后，病根未除，肝胆怫郁，胆经多气少血，易于从阳而化火，又合于外感发热，胆火愈炽，故见彻夜不寐；胆经循行经额角，入耳后，故见太阳穴痛；《素问·阴阳离合论篇第六》载："少阳为枢。"枢机不利，殃及中焦气机，则见胁脘胀闷；舌尖微红，苔白，脉弦数等亦为肝胆火旺之象，治当清泻肝胆，镇惊安神，方以《伤寒论》之柴胡加龙骨牡蛎汤加减。方中柴胡味苦性平，可清泄少阳，升达肝胆气机，黄芩苦寒，入胆经助柴胡清热，二药相伍，辛开苦泄，畅达少阳，复其枢机之用，正如焦树德所云："柴胡、黄芩，升清阳，降浊阴，调转厥阴少阳、受理阴阳升降之枢机。"龙骨、牡蛎质重沉降，镇惊平木以安神；半夏、竹茹清胆和胃，调理脾土；枳实入脾胃经，以破气消积，除胁脘胀闷之症；酸枣仁、柏子仁、茯苓宁心安神；远志益智安神；知母清热泻火，养阴润燥，上药皆为佐药。生甘草调和诸药，并能清热，为使药。诸药合用，共奏清泻肝胆，镇惊安神之效。

二十八、路志正：治疗外感不寐经验

路志正（1920—2023年），中国中医科学院主任医师，1939年2月起从事中医临床工作，为全国老中医药专家学术经验继承工作指导老师、"首都国医名师"，国家级非物质文化遗产传统医药项目代表性传承人。擅长中医内科、针灸，对妇科、儿科等亦有很深的造诣。以下是路志正的外感不寐临床经验总结。

1. 暑伤阴分，扰动心神，治宜清暑益气

路老认为人感受四季当令之气，均可引发不寐，由于感邪性质、禀赋体质、宿疾的不同，可表现为不同的证候特点。素体元气亏乏之人，于夏暑之季，感受暑邪，暑热乘虚而入，暑与心火同气，暑气通心，心主血属营，在内暑气扰于营分，在外暑热扰于卫分，致使阳不入于阴，可发生不寐。《灵枢·大惑论》载："卫气不得入于阴，……故目不瞑矣。"暑热之气，始受于肺，伤肺胃之气而于心，心神扰动，不寐兼见神疲乏力、发热、口干欲饮、饮不解渴、舌红少津等肺胃阴伤之症，治宗东垣清暑益气合叶天士养胃阴补肺气法。平素积劳之人，阴血不足，暑久入营，夜寐不安，烦躁，宜清暑益气凉营。暑热耗气伤津，胆气不宁，不寐兼见心惊胆怯，口干口苦，神摇不定等，治以清暑益气，温胆宁神为法。暑伏之季，天之暑热炎炎，地之

湿浊升腾，故暑多夹湿，暑湿弥漫，困于中焦脾胃，扰动心神，不寐兼心烦郁闷，头身沉重，不欲饮食，又当以清暑益气，化浊祛湿为法治之。

【验案】

刘某，女，27岁。

主诉：患者3年前因情志不舒、工作劳累，而出现失眠多梦。就诊前1周外出郊游伤暑，失眠症状复加重，求诊于路老。现症见：夜不能寐，多梦易醒，心烦郁闷，纳食减少，口干欲饮，头晕，溲赤，精神紧张时易发便秘，经前乳房胀痛，带下量多、色白无味，舌体胖大、尖边红、苔薄黄少津，脉沉涩小弦。

中医诊断：路老诊为暑伤气阴，胆虚神扰，兼有湿热蕴结。

治则治法：治以清暑益气，温胆宁心，佐以清化湿热。

处方：五爪金龙20克，西洋参（先煎）10克，麦冬10克，莲肉15克，炒苍术、炒白术各12克，荷叶12克，生石膏（先煎）30克，生薏苡仁、炒薏苡仁各20克，知母10克，石斛12克，炒扁豆12克，茵陈12克，土茯苓20克，盐黄柏9克，半夏10克，炒枳实15克，生龙骨、生牡蛎（先煎）各30克。

14剂。药后失眠好转，能入睡，纳食较前增加，仍有多梦，疲劳乏力，口干欲饮，舌质红，苔薄白少津，脉沉弦细小数。以前方去莲肉、茵陈，荷叶增至15克，另加牡丹皮12克。又服药28剂，睡眠基本恢复正常。虑其原有情志不舒、劳累而发的病史，遂以健脾益气，疏肝调经法调理月余，康复如常。

2. 秋燥伤肺，心神不安，治宜清燥润肺

路老认为秋季之时，燥邪当令，内应于肺，燥邪所伤，肺失清润，宣降失职，痰阻气逆，心神扰动，干咳不寐，治以清燥润肺、养阴安神法。燥邪犯肺，肺阴受伤，失肃降之职，肺气不降，胆气不升，可见不寐伴心怯易惊，干咳少痰等，治以清燥润肺，温胆宁神。如素有痰湿，燥邪伤肺，肺失宣降，痰阻气机，出现不寐伴咳声重浊，咯痰黄白黏稠等，以清燥润肺，化痰止咳法治疗。

【验案】

吴某，男，44岁。2007年9月29日初诊。

主诉：于2006年10月外感后出现不寐，重时彻夜不眠，伴见干咳，病情反复持续至今，特来就诊。诊时症见：入睡困难、眠中易醒，时有干咳咽痒，多在劳累后加重，伴见形体消瘦，纳呆少食，口苦、急躁，舌体稍胖、质暗红、苔薄黄，脉细弦小滑。路老认为此不寐发病在秋季，燥气主令，肺阴受伤，清肃失职，故并发咳嗽。肺气不降而胆气不升，扰动心神而致不寐。遂以清燥润肺，温胆安神法治之。

处方：南沙参12克，炒麦冬10克，枇杷叶12克，桃仁、杏仁各9克，桔梗10克，西洋参（先煎）10克，炒柏子仁18克，胆南星8克，夜交藤15克，旋覆花（包煎）9克，僵蚕8克，炒枳实15克，茯苓20克，姜半夏10克，黄连6克，郁金10克，竹沥汁（为引）20毫升。

服上药14剂，咳嗽减轻，睡眠改善，已能入睡，后半夜易醒，纳食有所增加。依上方减去旋覆花、桔梗，加百合12克，炒谷芽、炒麦芽各15克。又进服14剂，睡眠得安，咳嗽消，纳呆少食、口苦急躁亦改善。

3. 素体肾虚，复感风寒，宜疏通太阳经气，佐以益肾

伤寒之证，仲景立论于前，后贤宗法于后。伤于寒者，一见于冬季，二见于初春时应暖反寒之倒春寒。患者体质素虚，肾气不足，膀胱与其相表里，风寒侵袭，太阳最易受之，寒凝血脉，经气不利，气血阻滞，心神失宁，可致不寐。由于“太阳脉行，由背抵腰，外来风寒，先伤阳经”，寒伤太阳经气，经气阻滞，气血不畅，不寐的同时可见恶风寒、颈背僵硬、疲乏无力、腰骶及下肢疼痛、脉弦紧等。治以疏通太阳经气，补气血，佐以益肾。

【验案】

于某，女，45岁。2007年4月2日初诊。

主诉：患者睡眠障碍已多年，时轻时重，2周前患外感，经治外感虽愈，但失眠加重。诊时症见：入睡尚可，但每夜2～3点则醒，醒后再难以入睡，多梦，项背僵硬，身体疲乏，活动稍多则腰骶及下肢疼痛，纳食欠佳，舌体略胖，质暗红，苔薄白，脉沉弦小滑。

中医诊断：路老认为患者失眠已多年，阴血暗耗，肾气亏虚，气血不

足，值初春之际，气候应暖反寒，时令应至不至，出现倒春寒，患者复感寒邪，太阳受之，经气不利，气血阻滞，心神不安而致不寐。

治则治法：治以疏经气，补气血，佐以补肾。

处方：五爪金龙18克，西洋参（先煎）10克，黄精12克，炒麦冬10克，丹参15克，炒柏子仁18克，川芎9克，赤芍、白芍各12克，炒桑枝30克，葛根15克，羌活8克，桑寄生15克，炒杜仲12克，仙灵脾15克，盐知母、盐黄柏各8克，怀牛膝12克，生龙骨、生牡蛎（先煎）各30克。

服药14剂后，睡眠时间延长，腰背疼痛诸症减轻，精神状态转佳。上方去羌活、盐知母、盐黄柏加夜交藤20克，鸡血藤20克。又服药14剂，患者睡眠明显改善，周身症状也见好转，继以原方加减调治，多年顽疾经治而愈。

4. 湿淫肌表，内伤脾胃，宜芳香化浊，健脾祛湿

华岫云指出："湿为重浊有质之邪，若从外而受者，皆由地中之气升腾，从内而生者，皆由脾阳之不运。"时值长夏，阴雨潮湿，外感时邪，必夹湿为患，湿邪外受，著于经络，渍于肌腠之间。华岫云又云："如其人饮食不节，脾家有湿，脾主肌肉四肢，则外感肌躯之湿亦渐次入于脏腑矣。"湿邪入里，损伤脾胃，运化失司，内湿停聚，外湿与内湿相和，湿郁化热，内扰心神，导致"胃不和，则卧不安"。其症见夜不寐，多梦早醒，头昏蒙不清，身重困乏，胸闷脘痞，腹胀便溏，舌苔白腻或苔微黄腻，脉濡等。治以芳香化浊，健脾化湿。

【验案】

胡某，男，51岁。2008年8月17日初诊。

主诉：患者于2年前因工作紧张，出现不寐，久治未见好转，近1周因外感不寐加重，求治中医。诊时症见：夜难安寐，多梦易醒，晨起咳嗽少痰，肢体疲劳，四肢沉重，头昏蒙不清，胸脘满闷，大便稀溏，每日3～4次，且不爽，平素喜甜食、冷饮，舌质暗，苔白厚腻，脉沉滑。

中医诊断：路老根据患者平素喜甜食、冷饮，嗜食肥甘，内湿已蕴，脾胃运化受阻，时值仲夏，暑湿正盛，感受暑湿，内外合邪，湿热内扰，神不得安。

治则治法：故治以芳香化浊，健脾祛湿，外治肌表之湿，内除体内之湿。

处方：竹节参12克，藿梗、苏梗（后下）各10克，厚朴花12克，半夏12克，炒苍术、炒白术各15克，炒杏仁10克，茯苓30克，茵陈12克，黄连8克，砂仁（后下）10克，草蔻仁（后下）9克，陈皮12克，车前草18克，炒枳实15克，六一散（包煎）20克，益智仁（后下）10克，生薏苡仁、炒薏苡仁各30克，玉米须30克，荷叶（后下）15克。

服上药14剂后，睡眠质量较前提高，头昏蒙减轻，四肢已感清爽，大便也见成形。既见效机，仍以前方加减，上方去车前草，加炒白术15克。继服14剂后，患者已能入睡，睡眠时间延长，诸症亦缓，继如法调理，3个月后诸症基本消除。

5. 卫外不固，客邪扰心，宜益气固表，调和营卫

素体虚弱，卫外不固，腠理疏松，稍遇气候变化，则易感风寒之邪，营卫失和，卫气不能由阳入阴，引发不寐。治以益气固表，调和营卫。由于“营出中焦，卫出上焦”，元代罗元益认为，营卫之虚，根在脾胃，“卫为阳，不足者益之必以辛；荣为阴，不足者补之必以甘”。故治疗当以甘辛之品。甘味补脾胃以养营，辛味发散以助卫阳。素脾胃虚弱，营卫不合者，肝易乘之，出现肝旺脾虚，营卫失调之症，治疗应疏肝健脾、调和营卫；如脾病及肾呈现脾肾两虚者，又当以调和营卫，补益脾肾为法。

【验案】

梁某，女，57岁。2007年12月7日初诊。

主诉：患者平素体质虚弱，经常感冒、自汗，恶风畏寒，常自服银翘散等，时能缓解症状。近1年来出现失眠，每于感冒后加重。自入冬以来，已外感10余次，夜寐难安。诊时症见：夜难入睡、睡中时醒，汗出，伴胸闷气短，平素精神抑郁、常悲伤欲哭，大便稀溏、日行3～4次，舌质暗红、苔白，脉沉弦小滑。

中医诊断：由于本例患者平素精神抑郁，木郁克土，脾胃虚弱，卫气不固，故易外感。时值冬季，风寒当令，感受外邪，营卫失和，卫气运行失常，夜不能由阳入阴，故不寐。

治则治法：路老以益气和营，疏肝健脾为法治疗，以玉屏风散合甘麦大枣汤加减佐柔肝之品。

处方：生黄芪15克，炒白术12克，赤芍、白芍各12克，炒防风10克，厚朴花12克，法半夏9克，郁金10克，桃仁、杏仁各10克，生谷芽、生麦芽各20克，桔梗10克，醋香附10克，炒枳壳15克，甘草8克，浮小麦20克，生姜1片、大枣2枚为引。

二诊：患者药后不寐症状明显好转，大便稍有改善，仍感面部烘热，性情抑郁，心烦胸闷，双腿发凉，乏力，脉沉弦小数。此乃药后营卫调和，肝气得疏，脾气得健，卫入于营，气机以畅，气血得充，则神自安。

处方：上方去桔梗、炒枳壳，加素馨花12克，琥珀粉（冲）3克，女贞子15克。素馨花疏肝解郁，调情志以解抑郁，女贞子养肝血，琥珀质重平肝宁心。药后睡眠进一步改善，连续服药月余，则睡眠恢复正常，其他症状也随之消除。

二十九、王翘楚：治疗不寐经验

王翘楚（1927—2020年），上海市中医医院主任医师，全国名中医，长期从事中医神志病科研、教学、临床工作70余年，为上海市中医医院神志病科创始人，在神志病的发展方面建树颇丰。以下是王翘楚的不寐临床经验总结。

随着社会发展和疾病谱的变化，不寐病症已不再仅仅是单纯的神经衰弱所致，它不仅与心理因素有关，且与躯体、精神疾患和药物因素有一定的相关性。因此，王氏以古代中医的哲学理论“天人相应”为指导，结合现代社会时代特点，提出“脑主神明，肝主疏泄，心主血脉”“五脏皆有不寐”之说，王氏认为现代社会节奏之快，压力之大，致其发病根源不离于肝，因此采用“从肝论治法”治疗失眠症。临床又以病证结合的诊疗方法，自创失眠症方（基本方组成：主以甘麦苦参汤合柴胡龙骨汤加减，辅以活血安神之药）治疗以失眠为主症及其相关五脏疾病，在临床上取得较好疗效。

处方：淮小麦，甘草，苦参，蝉衣，僵蚕，天麻，钩藤，葛根，川芎，蔓荆子，柴胡，煅龙骨，郁金，石菖蒲，赤白芍，丹参，合欢皮。

方中淮小麦、甘草、苦参安神除烦；蝉衣、僵蚕解郁息风；天麻、钩藤平肝潜阳；葛根、川芎、蔓荆子活血通络；柴胡、煅龙骨解郁平肝；郁金、石菖蒲解郁安神；赤白芍、丹参活血化瘀柔肝；合欢皮养心安神。共奏平肝解郁、活血清热安神之效。

1. 脾病不寐—慢性胃炎伴胃糜烂

【验案】

潘某，女，46岁。2015年7月14日初诊。

主诉：不寐1年。患者于1年前查出慢性胃炎伴胃糜烂病史后，无明显诱因出现夜寐欠佳，夜间易醒2～3次，伴多梦，多为恶梦，夜寐4～5小时，白天头胀，记忆力减退，耳鸣，颈项板滞，平素腹泻，每日3～4次，伴腹痛，时有胃胀，月经量少，舌淡苔薄白，脉细。血压120/80毫米汞柱。

中医诊断：不寐病，辨证为肝亢瘀阻，脾胃失和。

西医诊断：失眠症—慢性胃炎伴胃糜烂。

治则治法：平肝活血，补益脾胃。

处方：淮小麦30克，煅龙骨30克，煅瓦楞子30克，钩藤30克，葛根30克，合欢皮30克，苦参15克，天麻15克，八月札15克，蔓荆子15克，石菖蒲15克，赤白芍15克，川芎12克，柴胡12克，郁金12克，蝉衣9克，僵蚕9克，甘草6克，黄连6克，木香6克，白扁豆6克。

水煎服，每日2剂，连服14剂。

2. 肾病不寐—尿道综合征

【验案】

洪某，女，61岁。于2015年7月28日初诊。

主诉：不寐2年。患者2年前因心情不佳出现夜寐欠佳，目前服用盐酸曲唑酮，夜寐3～4小时，多梦多醒，时有彻夜难眠，白天头晕头胀，记忆力减退，耳鸣，颈项板滞，手麻，心慌心烦，易紧张，易发脾气，夜间尿频，尿急，腰腿酸软，大便调。舌苔薄白腻，脉细弦。血压120/70毫米汞柱。既往有甲状腺手术史，子宫肌瘤摘除史，高血压病史。

中医诊断：不寐病，辨证为肝郁瘀阻，肾阳不足。

西医诊断：失眠症—尿道综合征。

治则治法：平肝活血，补肾安神。

处方：淮小麦30克，钩藤30克，葛根30克，煅龙骨30克，煅瓦楞子30克，合欢皮30克，茯神30克，苦参15克，天麻15克，川芎15克，蔓荆子15克，郁金15克，石菖蒲15克，柴胡15克，黄柏15克，仙灵脾15克，地骨皮15克，焦山栀15克，菟丝子15克，赤白芍15克，蝉衣9克，僵蚕9克，甘草6克。

水煎服，每日2剂，连服14剂。

3. 心病不寐—“冠心病"

【验案】

陈萍，女，40岁。于2015年7月28日初诊。

主诉：不寐2个月。患者2个月前有流产史，随后出现夜寐欠佳，寐至凌晨3点醒，多梦早醒，难以再次入睡，平素焦虑，紧张，心烦不安，近1周彻夜难眠，心悸胸闷伴有心慌，时有濒死感，善叹息，口干，胃纳欠佳，大便正常，舌红苔薄微黄。血压110/70毫米汞柱，行心电图示正常。

中医诊断：不寐病，辨证为肝郁瘀阻，心胸闭阻。

西医诊断：失眠症—“冠心病”。

治则治法：平肝活血，理气宽胸。

处方：淮小麦30克，钩藤30克，葛根30克，合欢皮30克，煅龙骨30克，煅瓦楞子30克，芦根30克，天麻15克，川芎15克，蔓荆子15克，苦参15克，瓜蒌皮15克，莲白15克，麦冬15克，柴胡15克，郁金15克，石菖蒲15克，焦山栀15克，赤白芍15克，蝉衣9克，僵蚕9克，甘草6克。

水煎服，日2剂，连服14剂。

4. 肺病不寐—感冒咳嗽

【验案】

叶某，女，62岁。于2015年9月25日初诊。

主诉：不寐6年。现病史：6年前感冒后出现夜寐欠佳，未服安眠药，夜寐2小时，甚至彻夜难眠，白天头晕头胀，颈项板滞，易紧张，心烦，口干，时常咳嗽，咽干，咽痒，呛咳阵作，口苦，胃纳欠佳，胃胀，大便每日3次，舌淡苔白腻， 间有剥脱。血压120/80毫米汞柱。既往史：已停经10年，有慢性咽喉炎病史。

中医诊断：不寐病，辨证为肝郁阳亢，肺失清肃。

西医诊断：失眠症—咳嗽。

治则治法：平肝潜阳，宣肺安神。

处方：江剪刀草30克，鱼腥草30克，淮小麦30克，煅龙骨30克，煅瓦楞子30克，合欢皮30克，焦山栀15克，连翘15克，黄芩15克，桔梗15克，浙贝母15克，苦参15克，柴胡15克，郁金15克，石菖蒲15克，仙灵脾15克，地骨皮15克，赤白芍15克，蝉衣9克，僵蚕9克，杏仁9克，甘草6克。

水煎服，每日2剂，连服14剂。

三十、马培之：治疗不寐经验

马培之（1820—1903年），清代名医，字文植，以字行，江苏武进孟河镇人，孟河医派代表人物之一，被誉为“江南第一圣手”。其祖上自明代马院判起即世代业医，马培之自幼随其祖父名医马省三习医16年，尽得其学；后又博采王九峰、费伯雄等医家之说，融会贯通。曾应诏入宫成为御医并为慈禧诊病，慈禧称赞他“脉理精细”，手书“务存精要”匾额，赐三品官，名震四方。马培之熟读经典，深谙经旨，“以外科见长，以内科成名”，临证用药独具特色，常常“师古不泥古”“用药平正轻灵”，成为孟河医派代表人物之一。以下是马培之的不寐临床经验总结。

1. 胃气不和证

“某卫气昼行于阳，夜行于阴，行阳则寤，行阴则寐。泄泻后寤不能寐，呕吐痰涎，阴伤胃不和也。拟《灵枢》半夏秫米汤”。

本医案是由于泄泻后导致胃气不和，选用《灵枢》半夏秫米汤即《灵枢》卷十之半夏汤，为《黄帝内经》仅有十三方之一，专为不寐而设。为治疗不寐之良方，具有补泻兼施、交通阴阳、调和营卫之功效。半夏秫米汤由半夏、北秫米二药组成，药味简单而意旨深厚。半夏性温味甘能通阳，降逆而通泄卫气，李时珍《本草纲目》言半夏能除“目不得眠”；北秫米性味甘凉能养营，益阴而通利大肠，李时珍说：“秫，治阳盛阴虚，夜不得眠，半夏汤（即半夏秫米汤）中用之，取其益阴气而利大肠也，大肠利则阳不盛矣。”（《本草纲目》卷二十三谷部）；“以流水千里以外者八升，扬之万遍”者，即后人所谓甘澜水，其源远流长，能荡涤邪秽，疏通下达，取此煎药可以调和阴阳。半夏、秫米合用，而助以甘澜水，使本方有通有补、有升有降，共成补虚泄实、交通阴阳、调和营卫之功。马培之深谙经旨，在治疗不寐医案中多次灵活应用，经常以黄粟米代替北秫米。

2. 心脾亏虚证

“某忧思抑郁，最损心脾，心主藏神，脾司意志，二经具病，五内乖违。以心为君主之官，脾乃后天之本，精因神怯以内陷，神因精却而无依，以致神扰意乱，竟夕无寐，无故多思，怔忡惊悸。西洋参、归身、赤茯苓、酸枣仁、远志、炙甘草、黄芪、冬白术、广陈皮”。

该病案以心脾亏虚为主证，本证多因思虑过度，劳伤心脾，气血亏虚所致。心藏神而主血，脾主思而统血，思虑过度，心脾气血暗耗，脾气亏虚则体倦、食少、便溏；心血不足则见惊悸、怔忡、不寐；故辨证属心脾两虚，却是以脾虚为核心，气血亏虚为基础，治疗以归脾汤为基础方加减，具有益气补血，健脾养心之功效。脾为营卫气血生化之源，故方中以人参、黄芪、白术、甘草大队甘温之品补脾益气以生血，使气旺而血生；当归、龙眼肉甘温补血养心；茯苓（多用茯神）、酸枣仁养心安神；远志交通心神而安志宁心；木香辛香而散，理气醒脾，与大量益气健脾药配伍，复中焦运化之功，又能防大量益气补血药滋腻碍胃，使补而不滞，滋而不腻。治疗以归脾汤为基础方，原方去木香、龙眼肉，党参改用西洋参以益气生津，为防止木香辛散太过，用陈皮代之，使理气不伤阴。

3. 气阴亏虚证

“某心肾素亏，七情不节。骤加惊恐，二气渐消。惊则神伤，恐则精怯，神因精怯以无依，精为神伤而不化，是以神摇于上，精陷于下，阴阳不交，终宵不寐。生地黄四钱、大洋参二钱、冬术二钱、炙甘草五分、当归身二钱、酸枣仁二钱、远志一钱、黄粟米四钱、半夏二钱”。

七情内伤，血气耗损，大恐大惧，损伤心脾肾气，加之平素心肾亏虚，导致气阴亏虚，心神失养，而出现不寐。在治疗上应以健脾养心、益气补阴养血为主。马培之运用七福饮治疗。七福饮源自《景岳全书》卷五十一，由人参、熟地黄、当归、白术（炒）、炙甘草、酸枣仁、远志组成，方中人参、炒白术、炙甘草补脾益气以生血，使气旺而血生，熟地黄、当归补血养阴，酸枣仁、远志养心安神，诸药合用，共奏健脾养心、益气补阴血之功，从而使气血充，肾水旺，心神安则病愈。

该病案中马培之以七福饮合半夏秫米汤治疗，用生地黄、西洋参代替熟地黄、人参，增强益气养阴之功效，并合用半夏、秫米，不仅能交通阴阳安神，而且可以燥湿和胃，防止滋腻太过而阻碍运化。

4. 精血亏虚证

“某精血素虚，龙雷震荡，心神不安，竟夜不寐。大生地黄六钱、当归三钱、黄连八分、飞丹砂八分、甘草五分，夜服《灵枢》半夏秫米汤”。

本医案由于素体精血亏虚，相火妄动，扰乱心神而不寐，用朱砂安神丸合半夏秫米汤治疗，以滋阴清热，镇心安神。方中重用生地黄为君，滋肾水补阴血，水盛则能制相火为君，以黄连之苦寒清心除烦为臣，以甘草、当归补气血不足，少量朱砂纳浮游之火，而安神明也。朱砂为矿物质，含硫化汞，不宜多服或久服，以防造成汞中毒。本医案中不是简单地合用半夏秫米汤，妙在夜服，以增强交通阴阳安神之功。

5. 正虚痰扰证

“某思虑耗伤精血，痰火扰乱神魂，夜卧不安，倏寐倏醒，怔忡惊惕，莫能自主。法当专培精血，不可寻火寻痰，未识高明以为是否?西洋参二钱、黄芪一钱半、茯苓一钱半、归身一钱半、茯神一钱半、酸枣仁二钱、远志一钱、陈皮一钱、炙甘草五分、湘莲肉二钱。复诊：服秘传酸枣仁汤，竟能酣睡，连宵达旦。前议专补精血，不寻痰火，已合机宜。患病两月之久，势深药浅，以致怔忡惊悸等症未能悉退，宜加温补三阴之品。大洋参二钱、黄芪一钱半、冬术一钱半、炙甘草五分、归身一钱半、茯苓一钱半、酸枣仁二钱、远志一钱、茯神一钱半、淮山药二钱、熟地黄四钱、枸杞子二钱、山茱萸二钱”。

由于思虑太过，暗耗精血，内生痰火，扰乱神魂，引起夜卧不安，该病案以精血耗伤为本，内生痰火为标，在治疗上以培补精血，佐以清热化痰，治以秘传酸枣仁汤加减，秘传酸枣仁汤来源于《永类钤方》卷十，由酸枣仁、远志肉、黄芪、莲子、人参、当归、白茯苓、茯神、陈皮、粉甘草、炙甘草组成，方中黄芪、人参、当归、炙甘草益气养血，酸枣仁、茯神、莲子养心安神，远志肉、粉甘草化痰宁心，白茯苓、陈皮理气化湿，协助黄芪、人参补气健脾，以绝生痰之源，故全方具有补血养心，化痰安神功效，马培之用西洋参替代人参，以益气养阴，防止人参温燥虚不受补，二诊时增加温补三阴之品，以“专培精血”，待精血复则诸症自退，而“不可寻火寻痰”治其标。

“某大产后气血交亏，心脾并损，素多痰火，乘虚内扰，心神不安，不寐。大生地黄四钱、东洋参三钱、茯苓三钱、新会皮一钱、炙甘草五分、半夏三钱、酸枣仁三钱、细枳实一钱、远志一钱、竹茹一钱半、丹砂三分、黄粟米一两”。

由于处在产后，气血交亏，心脾并损，虽素多痰火，乘虚内扰导致心神不安，不宜过于攻治，应该虚实兼顾，选方用药颇为棘手，马培之采用十味温胆汤合半夏秫米汤加减治疗，使益气养血而不助邪，清热化痰而不伤正。十味温胆汤首载于《世医得效方》，即温胆汤减去清热化痰的竹茹，加入益气养血补心安神的人参、熟地黄、五味子、酸枣仁、远志而成，具有益气养血、化痰宁心之功效，化痰而不过燥，清热而不过寒，是以平和中正之剂调理人身阴阳、气血、脏腑之功能。由于患者素多痰火，马培之依然加用竹茹，即用温胆汤以清热化痰，东洋参、生地黄、酸枣仁、远志以益气养血补心安神，合黄粟米与半夏以和胃化痰安神，佐用少量朱砂以重镇安神，以增强安神作用，不用五味子以防收敛痰火之弊，其处方用药体现了马培之“不忘于产后，又不拘于产后”，使气血生、痰火清而心神自安的思想。

东洋参又称牛蒡，系牛蒡之根，具有滋补之功，性味偏凉，功似人参而弱，《本草纲目》中详载其“通十二经脉，除五脏恶气，久服轻身耐老”。马培之称“牛蒡子：……根、茎、叶苦寒无毒，诨名‘气杀医生草’”，故用东洋参替代人参，以防人参温燥助火。

6. 心阴亏虚证

“某心火妄动，心血耗伤，口渴咽干，虚烦不寐，由思虑焦劳所致。熟地黄四钱、西洋参三钱、茯苓三钱、归身二钱、天冬一钱、麦冬二钱、丹参一钱、酸枣仁二钱、远志一钱、五味子八分、柏子仁一钱半、桔梗一钱”。

本医案由思虑焦劳所致，心火妄动，灼伤阴血，心血亏虚，出现虚烦不寐，马培之选用天王补心丹治疗，该方载于《校注妇人良方》，主要由人参、玄参、丹参、茯苓、五味子、远志、酸枣仁、朱砂、生地黄等组成，具有滋阴养心之效，以养心安神为主，治疗心肾两虚、阴虚血少不寐者。马培之重用熟地黄，一滋肾水以补阴，水盛则能制火，一入血分以养血，血不燥则津自润，是为主药。玄参、天冬、麦冬有甘寒滋阴以清虚火之效；当归、丹参养血活血之助，以上皆为滋阴补血而设，用西洋参代替人参，增强益气养阴之功效，气旺则阴血自生，茯苓益气宁心，酸枣仁、五味子酸以收敛心气而安心神；柏子仁、远志养心安神，以上皆为补心气、宁心安神而设。两组配伍，一补阴血不足之本，一治虚烦少寐之标，标本并图，阴血不虚，则所生诸症，乃可自愈。桔梗载药上行，使药力上入心经与丹参相伍，可行气血，使诸药滋而不腻，补不留瘀，诸药合用滋阴养血，补心安神。

7. 心肾不交证

“某肾水不足，阴不上承，心阳上亢，竟夕无眠。熟地黄八钱、牡丹皮三钱、泽泻三钱、淮山药四钱、山茱萸四钱、茯苓三钱、半夏二钱、黄粟米二合”。

该病案均以心肾不交为病机，系由肾水不足，心阳上亢，导致心肾不交，出现不寐。在治疗上用六味地黄丸合半夏秫米汤治疗，以养阴安神，方中用六味地黄汤（丸）原方原量以滋阴补肾，合用半夏、黄粟米交通阴阳而安神，又能和胃助运，防止六味地黄丸滋腻太过，全方以滋阴补肾为主，水盛则能上承于心，以制心火，使水火相济，心神得安。

8. 痰火扰心证

“某痰火扰乱心神，不寐。茯苓三钱、炙甘草五分、半夏一钱半、陈皮一钱、黄芩一钱、竹茹一钱半、枳实一钱、姜汁一钱”。

本医案由于痰火扰心导致不寐，黄连温胆汤出自清代陆廷珍《六因条辨》，由黄连、半夏、竹茹、枳实、陈皮、茯苓、生姜、甘草八味药组成，具有理气化痰、清胆和胃之效，主治胆胃不和、痰热内扰证。马培之用黄芩替代黄连，方中以半夏为君，降逆和胃、燥湿化痰，以黄芩、竹茹为臣，清心降火、化痰除烦；枳实行气消痰，使痰随气下，佐以陈皮理气燥湿，茯苓健脾渗湿，湿去痰消。使以姜汁、甘草益脾和胃而协调诸药，全方具有清热化痰、宁心安神之功效。本医案中用黄芩代替黄连，两者均有清热泻火作用，而黄芩较黄连作用弱而平和。马培之认为“黄连，大寒，治实火。凡痢疾目疾，非实火误服致命，为倒胃之药”，而“黄芩，苦寒，风痰骨蒸，喉腥痈痛，养阴退阳”。

9. 虚阳上浮证

“党翁右寸脉虚，是气之不足，两尺沉细，命肾皆亏，两关小而带滑，肝脾二经夹有湿邪，欲小便，大便亦随之而下，有时气坠于囊，精凝成粒，此气虚挟湿，肾元不固，虚阳上浮，头目眩晕，卧不成寐。拟益气固阴，以敛浮阳。党参、牡丹皮、菟丝子、生地黄、淮山药、山茱萸、白芍、归身、益智仁、沙苑子、泽泻、酸枣仁”。

本医案的病机是宗气不足，肾阴肾阳皆亏，不能化湿行水，虚阳上浮，阳气欲脱，导致卧不成寐，马培之仿“金匮肾气丸”之意，阴阳气血并补，以固肾元、纳浮阳，菟丝子、益智仁、沙苑子温阳补肾，党参补中益气，该组药物具有益气温阳之功，则能温里散寒化湿，以敛浮阳引火归元；生地黄、淮山药、山茱萸、泽泻、牡丹皮补肾养阴，当归、白芍、酸枣仁养血安神，该组药物具有养血滋阴之功，使阳气生化有源，全方合用能阴中求阳，引火归元，达到阴平阳秘，体现了中医阴阳互根、气血相生的理论，使肾气足、气血旺，则能引火归元，浮阳潜藏。

10. 阴火上升证

“某脉虚如丝，左关稍弦，不任寻按，心、脾、肝、肾四脏皆虚，阴火易升，头眩心怯，夜不成寐，忽寒忽热，腰酸足乏，气血俱虚。当养心脾，柔肝肾。北沙参、淮山药、当归、茯神、龙齿、白芍、生地黄、黑料豆、女贞子、红枣、潼沙苑子、合欢皮”。

该病案系由心脾肝肾亏虚、气血阴阳不足，导致脏腑功能失调，阴火上升，扰乱心神，出现头眩心怯，夜不成寐，故治疗以养心脾、柔肝肾、补气血，用北沙参、淮山药、女贞子、生地黄、黑料豆补肾阴，当归、白芍养肝血，茯神、红枣、潼沙苑子补气健脾，茯神、龙齿、合欢皮宁心安神，全方能养心脾、补肝肾，则阴火自除。

三十一、赵国岑：治疗失眠经验

赵国岑，河南省中西医结合医院（河南省中医药研究院）著名中医内科专家，主任医师，河南省中医脾胃病专业委员会名誉主任委员，全国第二批500名名老中医师带徒指导导师，全国老中医药专家学术经验继承工作指导老师。赵老从医50余年，医德高尚，学验俱丰，对内科疑难杂症的治疗经验独到。以下是赵国岑的不寐临床经验总结。

1. 疏肝泻火，安神养血

肝为刚脏，体阴而用阳，肝藏血，血舍魂，思虑过度，或情志过极，致肝气郁结，疏泄失常，郁久化火生风，风火内扰，心神难安而见不寐、急躁易怒、口渴喜饮、目赤口苦、小便黄赤涩痛、大便干结，舌红苔黄，脉弦数。正如《症因脉治·内伤不得卧》所云：“肝火不得卧之因，或因恼怒伤肝，肝气郁滞，或尽力谋虑，肝血所伤，肝藏血，阳火扰动血室，则血不宁矣。”治疗应疏肝养血，泻火安神。方选逍遥散、滋水清肝饮或龙胆泻肝汤加减化裁。在药物选择上赵老喜用生龙骨、生牡蛎、珍珠母、龙齿、白芍、丹参、山茱萸、熟地黄、白术、茯苓、夏枯草。以达平肝潜阳、育阴柔肝、重镇安神之功效。

2. 补益心脾，养血安神

《类证治裁·不寐》云："思虑伤脾，脾血亏损，经年不寐。"《景岳全书·不寐》云："劳倦思虑太过者，必致血液耗亡，神魂无主，所以不眠。"思虑劳倦太过或后天失养，伤及心脾，阴血暗耗，血不养心，心无所主，神不守舍则见失眠不寐，多梦易醒，心悸健忘，肢倦神疲，饮食无味，面色少华，头晕目眩，舌淡苔薄，脉细弱。治疗以补益心脾、养血安神为主，方选归脾汤、养心汤加减化裁。在药物选择上赵老喜用党参、白术、合欢花、夜交藤、柏子仁、炒酸枣仁、桂圆、龙眼、当归、五味子、茯神、炙甘草。

3. 和胃调中，佐以安神

《灵枢·海论第三十三》云："胃者，水谷之海。"《素问·逆调论篇第三十四》曰："阳明者胃脉也，胃者，六腑之海，其气亦下行，阳明逆，不得从其道，故不得卧也。下经曰'胃不和则卧不安也'，此之谓也。"《张氏医通·不得卧》亦云："脉数滑有力不眠者，中有宿食痰火，此为胃不和则卧不安也。"如饮食不节，饱食无度，宿食停滞，损伤脾胃，其血生化乏源，则心无所主，神无所附而见失眠不寐，嗳气不舒，纳谷不香，脘腹痞满，嗳腐吞酸，舌苔腻，脉滑。治以和胃调中，佐以安神。方选《黄帝内经》中的半夏秫米汤和保和丸加减，在药物选择上赵老喜用半夏、白术、焦三仙、竹茹、连翘、陈皮、茯神、砂蔻仁等。

4. 滋阴降火，交通心肾

《类证治裁·不寐》有"阳气自动而之静，则寐；阴气自静而之动，则寤；不寐者，病在阳不交阴也"。《景岳全书·不寐》曰"有因肾水不足，真阴不升，而心阳独亢者，亦不得眠"。心为君主之官，主神志，在五行属火，位居上而属阳，以下降为和。肾为先天之本，在五行属水，位居下而属阴，以上升为顺，心火必下降于肾以温肾水，肾水必上济于心则不致心火独亢。反之则心肾不交，水火失济，终致心神被扰而见虚烦不寐，心悸不安，头晕耳鸣，健忘，腰膝酸软，口干津少，舌红少苔，脉细数。治疗以滋阴降火，交通心肾为主。方选交泰丸与黄连阿胶汤化裁。在药物选择上赵老喜用牡蛎、龙骨、柏子仁、白芍、当归、枸杞子、山茱萸、黄连、肉桂、阿胶、龟甲，且肉桂用量在3克以内，只取其引火归元之意，以防温燥助火。

5. 镇惊定志，益气安神

胆者居六腑之首，为中正之腑。若素常体弱，善惊易恐或暴受惊骇，惊则气下，胆腑决断无权。正如《沈氏尊生书·不寐》所云："心胆俱怯，触事易惊梦多不祥，虚烦不眠。"临床常见失眠不寐，心中惕惕，惊悸不安，神疲体倦，气短乏力，舌淡，脉弦细而弱。治疗以镇惊定志为主，佐以益气安神。方选琥朱散、安神定志丸和酸枣仁汤加减。在药物选择上赵老喜用琥珀、朱砂、龙齿、酸枣仁、茯神、远志、知母。朱砂用量在0.5克，不可多用久用，以防汞中毒。且琥珀、朱砂以研末冲服为妙。

6. 化痰祛湿，调畅气机

《灵枢·大惑论第八十》云："卫气不得入于阴，常留于阳，留于阳则阳气满，阳气满则阳跷盛；不得入于阴则阴气虚，故目不瞑矣。"若过食肥甘，助湿生痰或脾胃受损，运化失常，湿停痰生或肝失疏泄，木郁脾土，痰湿内阻，阻碍气机运行，终使阴阳之气运行受阻，不得正常交接，故见失眠不寐，痰多胸闷，头重身痛，恶食嗳气，吞酸恶心，苔腻或白或黄，脉滑数。治疗以化痰祛湿，调畅气机为主。方选三仁汤与十味温胆汤加减。在药物选择上赵老喜用生薏苡仁、杏仁、砂仁、陈皮、竹茹、石菖蒲、酸枣仁、茯苓、半夏、甘草。

【验案】

患者，女，48岁。2014年3月24日初诊。

主诉：患者自诉不寐5年余，服过各类西药镇静剂，始则有效，再服无效。每晚只能休息2小时左右再难入睡，自感神疲乏力，精神萎靡不振，头晕，泛泛欲吐，不思饮食，胸闷不畅，善太息。曾服疏肝解郁、养血安神中药半年余而无效。查舌淡红，苔白厚腻，脉滑。

中医诊断：痰浊中阻，气机不畅，阴阳不相交接。

治则治法：治以祛痰化湿，调达气机，佐以安神。

处方：生薏苡仁30克，杏仁10克，砂仁6克，陈皮12克，竹茹15克，石菖蒲12克，酸枣仁25克，半夏10克，炙远志12克，茯神18克，焦三仙（焦山楂、焦麦芽、焦神曲各10克），制香附12克，炙甘草5克，生姜9克，红枣4枚。

5剂，水煎服。

二诊：患者不寐稍轻，胸闷，头晕，泛泛欲吐减轻，进食增加并有食欲，可知饥饿，舌脉同初诊。

处方：前方加枳壳12克，紫苏梗15克，乌梅1枚。5剂，水煎服。

三诊：患者不寐、神疲乏力明显减轻，精神大有好转，唯仍感胸闷不畅，善太息，舌淡、苔薄白、根部略腻，脉弦滑。赵老认为湿邪减轻，肝气郁结已现。

处方：柴胡9克，枳壳10克，炒白芍15克，生薏苡仁30克，砂仁6克，陈皮12克，酸枣仁25克，半夏10克，炙远志12克，茯神18克，石菖蒲12克，夜交藤25克，合欢花20克，炙甘草5克。

上方加减服用3个月余，睡眠正常而诸症悉平。随访至今未复发。

三十二、沈宝藩：治疗不寐经验

沈宝藩（1935年—），毕业于上海第一医学院（现复旦大学上海医学院），新疆维吾尔自治区中医医院首席专家，教授、主任医师，第一批、第二批全国老中医药专家之一。擅长诊治心脑血管疾病，研制出“平肝脉通片”“化痰脉通片”“补气脉通片”“西红花康复液”，临床疗效显著。以下是沈宝藩的不寐临床经验总结。

沈教授认为不寐病的发病多因过度思虑劳倦，致心脾肾受损，其将病症按虚、实分类，以补虚泻实，调整阴阳为治则。

1. 虚证

虚证治疗方中，自拟养心汤加减治之，方中主要药物为：当归10克，丹参13克，首乌藤13克，酸枣仁10克，柏子仁13克，五味子6克，川芎10克，茯苓10克，龙骨30克，牡蛎30克，炙甘草10克等。

加减方法：阴血虚甚，症见心烦、失眠、入睡困难、盗汗、咽干、舌质红、少苔、脉细， 加元参、龙眼肉、生地黄、太子参；心脾气虚，症见不易入睡或睡中多梦、易醒、醒后再难入睡，或心悸、神疲、乏力、口淡无味、不思饮食、面色萎黄、舌质淡、苔薄白、脉细弱，加党参、炒白术、炒山药、莲子肉、刺五加、木香、砂仁、山楂；阴虚热盛，症见心烦、失眠、入睡困难、手足心发热、盗汗、咽干、口渴，或口舌糜烂、舌质红、少苔、脉细数，加连翘、黄连、生地黄、白芍、阿胶；心肾不交，肾阴虚，症见心烦不寐、头晕、耳鸣、健忘、腰膝酸软、遗精早泄、月经不调、舌红、苔少、脉细数，加知母、黄柏、牡丹皮、熟地黄、天冬、山茱萸、女贞子；惊悸不寐，心悸不安较甚，选加珍珠母、龙齿、磁石、琥珀等。

【验案一】

患者，女性，36岁。

主诉：自诉失眠已有2年余，严重时彻夜难眠，依赖安定药入眠，曾自服安神补脑液，但效果不佳。诉失眠症状近2个月加重，安眠药时效仅为2～3小时，与此同时，患者还表现为心烦意乱、口干、头晕、耳鸣、腰酸、膝酸等症，且尤其提出自己经期血量明显减少，经期明显缩短，饮食尚可，舌红，脉细数。

中医诊断：心肾阴虚，心肾不交，虚热内扰，心神不安。

治则治法：滋养心肾，宁心安神。

处方：当归10克，丹参13克，牡丹皮10克，首乌藤13克，酸枣仁10克，柏子仁13克，五味子6克，龙骨、牡蛎各30克，知母10克，黄柏10克，生地黄、熟地黄各10克，白芍13克，山茱萸13克。

7剂，每日1剂，水煎分服。

二诊：服用所有药物后，患者感觉心烦意乱感减轻，恢复镇静轻松感，同时手足心退热，耳鸣、睡眠有所改善，去药后仍能睡眠4小时左右，但药物使用时伴有胃胀不适感。

处方：原方去牡丹皮， 加茯苓13克，陈皮6克。

随访：服用上方20余剂后，患者去药后睡眠时间长达5～6小时，精神状况明显改善，且用药时胃胀不适感消失，月经也已正常。

【验案二】

患者，男性，30岁。

主诉：因常年加班加之饮食不规律，失眠史达3年，长期依赖安眠药，仅能入睡4～5小时，醒后常伴有心悸、头晕、精神萎靡等，同时患者自觉记忆力衰退、注意力不集中，同时，患者平日食欲感明显下降，大小便不正常，舌淡，舌体胖大，脉细弱。

中医诊断：劳倦思虑日久，内伤心脾，营气亏虚，脾失健运，心神失养。

治则治法：补益心脾，宁心安神。

处方：当归10克，丹参13克，首乌藤13克，酸枣仁10克，川芎10克，五味子6克，龙骨、牡蛎各30克，党参10克，茯苓13克，炒白术10克，莲子肉15克，砂仁6克，山楂13克。

14剂，每日1剂，水煎分服。

二诊：上方服用14日后，患者进食增加，大便转稠，成形，每日1次，不需服用安眠药能睡眠4～5小时。嘱其服用人参归脾丸调治。

随访：半月后患者精神佳，饮食好，睡眠正常。

2. 实证

关于实证类型失眠的治疗，《三因极一病证方论》之温胆汤，可治脾胃不和、痰热内扰而致的心烦不眠、呕吐、呃逆、惊悸不宁等症，沈教授取该方适作加减治疗痰热内扰、心神不宁之失眠症。温胆汤原方中生姜、大枣因痰热较重而弃用。

处方： 枳实10克，竹茹10克，茯苓13克，法半夏10克，远志10克，陈皮6克，郁金10克，合欢花10克，龙骨30克，牡蛎30克等。

加减方法：目赤、口苦、口渴、急躁易怒、舌红、脉弦数者，选加龙胆草、黄芩、牡丹皮、夏枯草；心烦、尿赤、口舌生疮者，加连翘、莲子心、竹叶、通草；胸闷、身困、脘腹闷胀、苔腻厚、脉弦滑、痰湿重者，加厚朴、石菖蒲、远志、橘红，去陈皮；口苦、心烦、头晕头胀、苔黄腻、舌质红、脉滑数、痰热盛者，加天竺黄、胆南星、瓜蒌、冬瓜仁；阵发胸闷痛、心悸、气短、舌质暗、脉涩者，加丹参、桃仁、红花、川芎、延胡索、厚朴；饮食所伤、脘腹胀满不得卧者，加莱菔子、山楂、麦芽、鸡内金、连翘；惊悸不安、失眠甚者，选加磁石、龙齿、珍珠母、琥珀。

【验案】

患者，男性，55岁。

主诉：患者诉失眠病史8年余，其特点为睡眠不实、心烦、惊悸不安、头晕、头重，同时伴有胃中灼热，且胃胀可致夜晚失眠加重，睡眠质量更低，曾在外院查电子胃镜，诊断结果为慢性胃炎，自服养血安神中成药睡眠不见改善。近1周，无明显诱因自觉胃内灼热、大便干结、口黏、口苦、心烦心悸、睡眠极差、入睡困难、卧床2~3小时不得眠、舌质暗红、苔腻稍黄、脉弦。

中医诊断：痰热上扰，脾胃不和，神不守舍。

治则治法：取清化痰热，和中安神之法。

处方：枳实10克，竹茹6克，茯苓13克，法半夏6克，陈皮6克，砂仁6克，麦芽12克，远志10克，连翘13克，代赭石15克，蛤壳15克，龙齿30克，龙骨30克，牡蛎30克，丝瓜络6克。

7剂，每日1剂，水煎分服。

二诊：患者服药后睡眠有所改善，能入眠，但仍梦多，胃中灼热之症减轻，大便仍偏干燥，舌暗，苔较腻，脉弦。守法原方加莱菔子15克，苏梗9克，7剂，每日1剂，水煎分服。

随访：上方服药2周后，患者已能安眠5~6小时，胃胀不适等症均除，嘱再服7剂调治。

三十三、马云枝：治疗不寐经验

马云枝，河南中医药大学第一附属医院脑病科主任医师、教授、博士研究生导师、河南省有突出贡献专家、国家二级教授，享受政府特殊津贴专家、全国名中医、国家中医药管理局全国名老中医药专家传承工作室获批者、首届河南省名中医。以下是马云枝的不寐临床经验总结。

1. 阴虚阳亢：以滋水涵木，抑相火虚旺

更年期女性多受失眠之苦，中医认为“阳气自动而之静，则寐；阴气自静而之动，则寤；不寐者，病在阳不交阴也”。源其天癸将竭，肝肾精血衰少，肝阳暴张，上扰心神，加之情志因素，肝郁气滞，水不涵木，则阴虚阳亢，“肾为封藏之本，肝乃风木之脏，心是火热之源”。肾水不能上济于心，心火偏亢，兼夹肝风，发为不寐。此年龄阶段的男性因家庭社会责任压力亦会出现失眠，就诊之时病情已然胶着，表现为顽固性失眠，眩晕耳鸣，头目胀痛，或面红急躁，或口苦咽干，或腰膝酸软，或头重足轻，舌红，脉细数。治以滋阴潜阳，养肝安神。方选镇肝熄风汤。常用牛膝、龙骨、龟甲、白芍、代赭石、玄参、天冬、麦芽、茵陈、川楝子。

2. 肝郁血虚：疏畅气机，补血安神

《素问·五脏生成篇第十》载：“人卧则血归于肝。”肝为刚脏，体阴而用阳。肝主疏泄，喜条达而恶抑郁。现代社会压力较大，患者思虑过度，情志不畅，肝气郁滞，肝失柔顺舒畅，则情绪急躁，肝气郁滞，血郁化火，扰动心神，发为不寐。此证多见于中青年脑力劳动者，表现为失眠多梦，甚则彻夜不寐，两胁隐痛不舒，腹部胀满，嗳气太息，脉弦。中医讲“木郁达之”，顺肝之条达之性，发其郁遏之气，当以疏肝解郁为法，用柴胡疏肝散加减，常用柴胡、白芍、川芎、陈皮、枳壳、香附、龙骨、珍珠母。善太息者加郁金、合欢皮；胸胁乳房胀痛、月经不调者，加香附、益母草。

3. 肝胆痰阻：理气化痰，利胆和胃

胆为中正之官，清净之腑，喜静而恶忧，喜通而恶塞，肝胆有疾，夜卧怎安？而木郁则易碍脾胃之土，加上现代人喜食肥甘厚味、缺乏运动，导致脾胃虚弱，久则易致痰湿停聚，湿郁化热化火，痰热扰神，终致不寐。正如《景岳全书·不寐》引徐东皋所言：“痰火扰乱，心神不宁，思虑过伤，火炽痰郁而致不眠者多矣。”治遵“邪去则正安”之旨，以理气化痰，清胆和胃、清热除烦，选方温胆汤。常用清半夏、竹茹、枳实、陈皮、茯苓、甘草。

方中清半夏辛温有毒，归脾、胃、肺经，善开泄滑降，能荡涤痰浊，为消痰主药，功善燥湿化痰、降逆和胃。《医林纂要》说橘红“主于顺气、消痰、去郁”。以生姜制半夏之毒性，大枣养血安神，并且缓和清半夏毒性，保护胃气。共奏理气化痰，除烦止呕之功。

4. 重视精神疏导的作用

《素问·上古天真论篇第一》中充分肯定了调摄精神在疾病防治过程中的重要作用，即“恬淡虚无，真气从之，精神内守，病安从来”。除药物治疗外，患者精神方面的疏导尤为重要，消除患者的顾虑及不良情绪，从而达到更好的治疗效果。马老遇到失眠患者时，多温和、耐心地询问病情，取得患者的信任，建立良好的医患关系，使患者更好地配合治疗。并嘱咐患者适量运动，畅情志，多休息，养成良好的生活习惯，这能更好、更快地促进失眠好转，甚或痊愈。

【验案】

孙某，女，38岁。

主诉：平素体健，月经基本正常，患者于3年前因受精神刺激后出现失眠多梦，常感似睡非睡、似醒非醒，伴情绪低落，多愁善感，诸事缺乏兴趣，疑虑重重，经常怀疑别人说自己坏话，时有心慌胸闷，常有深吸气一次为快现象，曾在外院按焦虑症进行治疗，病情稳定。近1周来因工作压力较大致上述症状加重，并出现厌世感，工作效率低下，因在电视上看到马老有关失眠的讲座感触颇深，故慕名前来诊疗。查体呈慢性病容，神情憔悴，眼周发青，舌暗紫，苔薄黄，脉弦细。

中医诊断：不寐（肝郁气滞型），郁证。

西医诊断：抑郁状态，失眠。

治则治法：治以疏肝解郁，养心安神为主，方选柴胡疏肝散加减。

处方：醋柴胡15克，陈皮12克，川芎15克，醋香附15克，炒枳壳9克，炒白芍12克，炙甘草3克，牡蛎30克，茵陈15克，合欢皮30克，百合30克。

二诊：服药8剂后，患者睡眠较前改善，情绪较前稳定，能够控制自己的情绪，但仍有思虑过多、做事缺乏耐力和兴趣现象。

处方：上方加柏子仁30克，酸枣仁30克以养心安神。

三诊：服药10剂后，自觉情绪平稳，心情较为放松，能坚持做完自己的事，眠可，纳食一般。

处方：前方不变继服16剂。

四诊：按上方服用16剂后，入睡深度明显改善，全身有力，情绪自制，心境佳，但时感有头晕，颈项部酸困疼痛。

处方：上方加葛根15克，天麻15克以改善症状。

五诊：服药16剂后，患者诸情况明显好转，无其他不适。

处方：照上方服用20剂以巩固治疗。

三十四、顾锡镇：治疗不寐经验

顾锡镇，主任医师，教授，江苏省中医院神经内科主任医师。从医30余年，临床经验丰富，善于治疗疑难杂症。对卒中、头痛、眩晕、自汗、盗汗、神经衰弱、帕金森病、格林-巴利综合征、脑积水、癫痫、偏头痛、三叉神经痛、重症肌无力、多发性硬化等疗效尤佳。以下是顾锡镇治疗不寐临床经验总结。

1. 滋肾法

素体阴亏，或房劳过度，耗伤肾阴，水火不济，心火独亢，可发为失眠之症。曾有人用地黄饮子合交泰丸去附子的方剂治疗失眠，2个疗程后颇有疗效。顾教授认为，肾精亏虚是老年人主要的生理病理特点，老年人失眠无论从痰从瘀，均有不同程度的肾虚表现，肾精亏虚，白天精气不能正常施布于五脏，故神失所养，常表现为精神倦怠、反应迟钝等，即“昼不精”；肾精亏虚，夜间精气不能涵养心神，神失闭藏则不能正常睡眠，即“夜不瞑”。故老年人失眠常以肾精亏虚为本，火、痰、瘀为标，顾教授治疗老年人失眠时，方中常配伍滋肾之品，以标本同治为原则。常用药物：生地黄、黄精、磁石、五味子等。

【验案】

患者，女，63岁。2010年8月初诊。

主诉：失眠伴头晕1年。患者1年前出现失眠，以早醒、醒后再难以入睡为主，睡眠浅，易醒，睡眠时间不足5小时，伴精神不振，健忘，舌红、少苔，脉沉细。

中医诊断：肾精亏虚。

治则治法：治以滋肾安神为法。

处方：生地黄15克，磁石30克，茯神20克，夜交藤30克，珍珠母20克，酸枣仁20克，丹参30克，五味子6克，百合10克，鸡内金15克。

水煎服，每日1剂，睡前及睡前5小时服用，连续服用2周后患者睡眠明显改善，精神不振及健忘亦有不同程度的改善。

2. 清心法

心藏神，神不守宅，故不寐，实证多为邪热扰心：情志不遂，肝郁化火，邪火扰动心神，神不安而不寐，或五志过极，心火内炽，扰动心神而不寐；虚证多属阴血不足，心失所养：久病血虚，引起心血不足，心失所养，心神不安而不寐，或肾阴衰于下，不能上奉于心，水火不济，心火独亢，火盛神动而失眠。顾教授认为失眠病位总归在心，以心为论者，无论从实从虚，均可使用清心泻火之品，即使为心肝阴虚者，也可少量加入清心药物，以使心神归于本位，夜寐自然安稳，常用黄连、黄柏、百合、淡竹叶、莲子心、龙齿、酸枣仁、夜交藤等，善于以清营汤化裁治疗。

【验案】

患者，女，38岁。2009年5月就诊。

主诉：失眠伴心烦半年。患者近半年来失眠，以入睡困难为主，多梦，烦躁，月经25天一行，量较多，色鲜红，舌红少苔，脉细数。

中医诊断：证属心火亢盛。

治则治法：予以清心泻火安神为主。

处方：黄连3克，黄柏6克，柴胡6克，夜交藤30克，百合10克，珍珠母20克，生地黄15克，淡竹叶6克，莲子心3克，酸枣仁20克，丹参30克。

水煎服，每日1剂，睡前及睡前5小时服用，连服2个月，患者睡眠好转，月经基本恢复正常。

3. 疏肝法

《素问·刺热篇第三十二》曰："肝热病者……胁满痛，手足躁，不得安卧。"顾教授认为情志是引发失眠的主要原因，尤其是青年女性，而且随着社会的发展，社会竞争日益激烈，工作节奏不断加快，人们每日面临着各种压力，常使心情烦闷而致肝失疏泄以致形成气滞、火邪、痰瘀等病理产物，扰乱神明，魂不安藏，病发失眠。在治疗上顾教授善于灵活运用柴胡加龙骨牡蛎汤来治疗此证型失眠，常通过疏理肝气，调畅气机，使阳得入阴，阴阳和合，心神得养，则睡眠自安。常用药物：柴胡、合欢皮、合欢花、郁金、珍珠母。

【验案】

患者，女，43岁。2011年2月于门诊就诊。

主诉：失眠伴烦躁5年。患者病情春季多发，有时持续4个月入睡困难，长期服艾司唑仑，烦躁不安，喜胡思乱想，胃脘作胀，肩颈部僵硬不适，二便正常，舌暗苔薄，脉弦细。

中医诊断：证属肝气郁结。

治则治法：以疏肝安神为法。

处方：柴胡6克，龙骨30克，牡蛎30克，珍珠母20克，丹参30克，磁石30克，夜交藤20克，酸枣仁20克，茯神20克，合欢皮15克，合欢花15克，枸杞子10克，泽泻10克。

水煎服，每日1剂，睡前及睡前5小时服用，1周后复诊，患者睡眠有好转，艾司唑仑减量服用。

4. 安神法

顾教授认为，失眠应标本同治，患者常常苦于失眠而致思虑过多，反而雪上加霜，失眠越来越严重，增加治疗的难度。早期治疗，顾教授善于在补虚泻实之剂中加入安神之品，在辨证的基础上分别选用重镇安神或养血安神之品，加强治标的作用，使患者心神安定，得以入睡，起到事半功倍的效果。常用的安神药物有：龙骨、牡蛎、龙齿、珍珠母、磁石、夜交藤、茯神。

5. 祛痰法

“百病皆由痰作祟”，痰火扰乱，心神不宁，思虑过伤，火炽痰郁，而致不眠者多矣。顾教授认为，现代人由于经常恣食肥甘，饮酒无度，以致宿食停滞，酿成痰热者与日俱增，痰热阻遏心窍，扰动心神而致心神不安，神不安则不眠。顾教授临床治疗此证型失眠时，善于辨证使用菖蒲郁金汤及黄连温胆汤加减，常用的祛痰药物有：石菖蒲、礞石、天竺黄、郁金、半夏。

【验案】

患者，女，45岁。2009年10月就诊。

主诉：失眠伴心烦易怒8年，加重1年余。患者长期失眠，心烦易怒，2010年年初生气后出现低热，胃脘痞满不适，伴口苦，头重，易悲观，易便秘，汉密尔顿抑郁量表显示为中度焦虑、中度抑郁，舌暗红，苔黄腻，脉滑。

中医诊断：证属痰热扰心。

治则治法：以清化痰热为法。

处方：黄连3克，黄柏5克，石菖蒲6克，郁金10克，天竺黄10克，半夏6克，丹参30克，茯神20克，青礞石30克，合欢皮10克，合欢花10克。

治疗半年后，患者诉失眠有改善，心烦易怒不明显，汉密尔顿抑郁量表显示为轻度焦虑、轻度抑郁。

6. 化瘀法

长期顽固性的失眠，临床常治疗效果不佳，“顽疾多瘀血”，瘀血进而影响营卫气血循经而行，营卫不和则难以入睡。因此对于长期失眠的患者，顾教授认为瘀血不去则眠终不安，故常配以活血化瘀之剂，使气机条畅，血亦流通无阻，周流全身，循环无端，心血养神则睡眠安稳，在临床中善于运用血府逐瘀汤加减治疗本病，常用药物有：丹参、川芎、当归、赤芍、川牛膝。

【验案】

患者，男，57岁。2010年12月就诊。

主诉：失眠10余年，加重1个月。患者因操劳忧虑，长期失眠，曾服用地西泮、唑吡坦等均效果不显，所需服用剂量越来越大，曾多次于神经内科门诊就诊，治疗效果均不显著。现在患者彻夜难眠，面色发暗，双目见红丝，舌质紫暗，苔薄白，脉沉细涩。

中医诊断：证属气滞血瘀。

治则治法：予理气化瘀安神之剂。

处方：柴胡6克，茯神20克，龙齿30克，龙骨30克，磁石30克，珍珠母20克，百合10克，酸枣仁20克，川芎10克，当归10克，丹参30克。

水煎服，每日1剂，睡前及睡前5小时服用，1个月后患者复诊，诉地西泮减量，可入睡，睡眠时间明显延长。

三十五、葛琳仪：运用调气法治疗失眠经验

葛琳仪，国家级名中医，硕士研究生导师，全国老中医药专家学术经验继承工作指导老师，享受国务院政府特殊津贴。从事中医临床诊疗工作50余年，擅于治疗肺系疾病、脾胃病及内科疑难杂症。以下是葛琳仪的不寐临床经验总结。

葛琳仪教授认为，失眠的基本病机在于气机逆乱、阴阳失衡，根本治则在于梳理气机，通过调气法，包含疏肝气、健脾气、降胃气、补肾气来治疗失眠。在治其主证的基础上，善用养心安神之品。

1. 疏肝气以调血

《金匮要略·心典》曰："人寤则魂寓于目，寐则魂藏于肝。"肝主藏魂，夜间魂舍于肝内则能寐，故失眠与肝关系密切。清代张璐认为，正常人不得卧的病因在于忧思过多，以及喜怒惊恐情绪的过度刺激。司疏泄者，肝也。肝脏具有调畅气机，调节情志的作用，五志过极，七情郁结所致气机逆乱，均与肝脏疏泄功能失调有关，而肝以血为体，以气为用，疏泄不及则气郁于肝内，气机不调则血不归肝，魂无所依，发为不寐。

故临床上所见因失眠就诊的患者中，平素急躁易怒或抑郁，由于生活压力大，思虑过多，出现头晕、胁肋胀闷疼痛、舌质红、舌苔薄白或薄黄、脉弦等症状，治当疏肝气以调血。方选柴胡疏肝散加减，常用柴胡条达肝气而

散郁结，香附疏肝行气，郁金活血解郁，三味药相须为用，达到行气活血解郁之功。若存在胁肋刺痛明显，舌质紫黯，苔薄白，脉涩不畅，可加桃仁、红花、丹参、赤芍、当归等活血消瘀。若呕吐口苦、便秘、溲赤症重，可加吴茱萸、黄连清肝泻火。

2. 健脾气以升清

张仲景有云："人受气于水谷以养神。"神由水谷之气护养，而脾胃受纳水谷，化生气血津液，为后天之本。气有营卫之分，均源于水谷精微，营气行于脉中化生血液。脾气不升，则运化水谷功能失调，化生营血不利，无法将水谷精气上输于心肺，以致心神失养，且脾脏升降失司，无法运化水液，水液停聚中焦，易生痰湿，痰湿困于中焦，进一步影响气机的升降，如此往复，心血不生，神无所养，发为不寐。

临床上可见失眠患者出现大便溏、不思饮食、心悸气短、口唇色淡，妇女月经色淡量少、舌淡苔白、脉缓或细弱，治当健脾气以升清。方选四君子汤或补中益气汤加减。常用党参、白术健脾补气，茯苓淡渗利湿，黄芪、柴胡、升麻升举清气。若出现头身困重、体倦乏力等痰湿重者，可合用半夏秫米汤燥湿化痰。

3. 和胃气以降浊

清代沈金鳌认为，胃气本应从下，而睡眠的生理状态也为阴气下行，若胃气上逆，不能与下行之阴气相合，故为不寐。胃气以降为和，一方面胃腐熟水谷后，将消化后的食物及残渣进一步下传至小肠及大肠，从而形成排便；另一方面脾胃为全身气机枢纽，脾升清气输布周身，胃降浊气以排泄，升降有司才能推动气机的运行。然过食肥甘厚味，宿食停滞则胃气无法通降，出现"胃不和则卧不安"。症见夜卧不宁、胃脘胀痛、嗳气反酸、大便偏干、舌红苔薄黄或薄白、脉滑数者，治当和胃气以降浊。葛老善用药对治疗脾胃病，梳理中焦气机。生白芍、娑罗子、佛手、玫瑰花和胃疏肝行气，半夏、陈皮化痰燥湿，木香、枳壳理气止痛，黄芩、蒲公英通滞清利，厚朴、苏梗行气宽中。若见食欲不振、恶心欲呕、大便不爽、苔腻等饮食积滞之症，可加生山楂、鸡内金、六神曲消食和胃。

4. 补肾气以藏精

清代冯兆张提出："肾精在寤寐中同样重要，壮年人肾精充盈，则能寐沉且长，老年人肾精不足，阴气衰微，则睡眠轻且易醒。肾主藏精，包括来源于父母的先天之精，也包含水谷精微所化的后天之精。肾精化气，向上温养脏腑，推动脏腑正常运行。然肾气分阴阳，肾阳气温化卫气，使其化生有源，肾阴气乃阴中之阴，精血所化，真阴不足，使阴阳无法交会，神明不能舍于人体。老年人肾气不足则精气衰，精血无法化生阴阳，阴阳不交则为不寐。"

患者为老年人居多，出现寐浅易醒，健忘，目眩头昏，双目干涩，耳聋耳鸣，腰膝酸软，疲惫乏力，舌红少津，苔少，脉细。治当补肾气以藏精，拟六味地黄丸加减。方中取熟地黄滋阴补肾，山茱萸补肝养肾，山药补脾益肾，泽泻泄肾浊，牡丹皮清肝火，茯苓利脾湿，从而利于补气生精。常合用杜仲、续断、制狗脊补肾阳，强腰膝。

《医学入门·脏腑》有言"神明之心，主宰万事万物，虚灵不昧"，然不寐与各脏腑气机密切相关，其主要生理在于心，心主神明，心气平顺，则神明自主。故在辨证基础上，无论出现何种气机逆乱，均可佐以养心安神，调和阴阳之品，如酸枣仁、夜交藤、柏子仁、珍珠母、青龙齿。

【验案一】

患者，男，35岁。

主诉：患者自诉夜寐不佳4个月，服用艾司唑仑1毫克后夜寐一般，可睡6小时，不服用无法入睡，早醒，醒后难寐，近来口甜，工作压力大，大便稀溏，夜尿多，一夜2～3次，舌淡红苔薄白腻，脉缓。

处方：柴胡9克，陈皮9克，姜半夏9克，郁金10克，香附10克，紫苏梗10克，北秫米15克，茯苓15克，厚朴15克，炒酸枣仁15克，太子参15克，柏子仁15克，炒白术12克，草果仁12克，夜交藤30克，炒米仁30克，珍珠母30克，青龙齿30克。

共7剂，每日1剂，水煎服，早、晚餐后服用。

二诊：患者诉药后夜寐不佳、早醒好转，现服用艾司唑仑0.5毫克助眠，口干口甜好转，时有流涎，舌淡红、苔薄白，脉缓。

处方：守方14剂，去草果仁，加山药15克，每日1剂，水煎服，早晚分服。

方药尽，夜寐可，诸症平。

【验案二】

患者，女，51岁。

主诉：患者夜寐不安半年余，难入睡，胃脘部不适，口气重，吃寒凉温热食物后易胃痛腹泻，无嗳气反酸，大便干硬，1～2天一行，时有头晕头胀，舌红、苔薄白，脉细。

处方：生白芍15克，娑罗子15克，太子参15克，厚朴15克，枳壳15克，茯苓15克，柏子仁15克，蒲公英15克，炒酸枣仁15克，炒白术12克，玫瑰花6克，木香6克，黄芩10克，佛手10克，夜交藤30克，炒米仁30克，紫贝齿30克，珍珠母30克，陈皮9克。

共14剂，每日1剂，水煎服，早、晚饭后半小时服用。嘱患者不可食之过饱，以七分为宜。

二诊：患者诉药后夜寐好转，胃胀腹泻好转，口臭好转，偶有烧心感，舌淡红、苔薄白腻，脉细。

处方：守方14剂，去酸枣仁以及陈皮，加煅瓦楞子30克、海螵蛸15克、浙贝10克，每日1剂，水煎服，早、晚饭后半小时服用。

药后诸症皆平。

附录

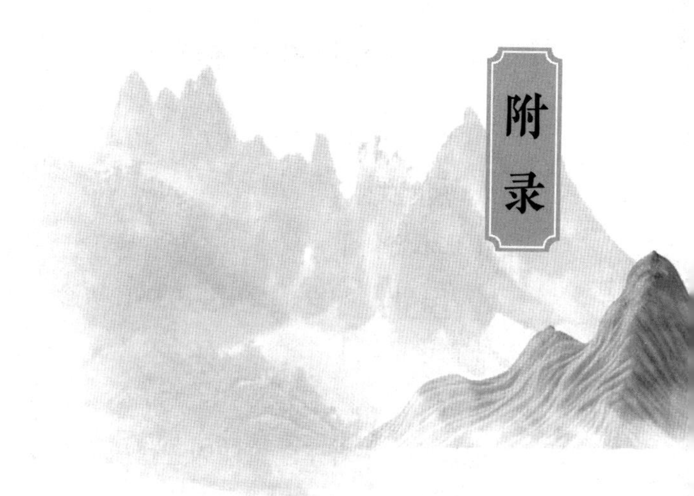

一、谢炜教授临证经验

（一）从肝论治不寐

1. 短期失眠

【基本资料】

患者，男，26岁。2019年8月6日初诊。

【首诊证候】

主诉：反复睡眠差20天。

现病史：患者于20天前因工作压力而反复出现睡眠差，入睡困难，需1小时左右，早醒（凌晨4点至5点），醒后难寐，眠浅梦多，每晚入睡时间约5小时，有时甚至彻夜难眠，伴有胸闷，食少纳呆，胃脘嘈杂，便溏，无心慌、心悸，无头晕、头痛等不适，未服用药物治疗，初诊症见：精神疲倦，夜寐梦多，眠浅易醒，口干口渴，胸闷，纳差，便溏，舌淡胖、苔白稍厚，脉弦。

【辨证论治】

中医诊断：不寐（肝脾不和证）。

西医诊断：睡眠障碍。

治则治法：疏肝健脾，养心安神。

处方：自拟“佛手宁神方”加减。佛手20克，酸枣仁15克，百合15克，茯苓10克，莲子10克，枳壳10克，砂仁10克，木香5克。7剂，水煎服，每日1剂，早晚分服。

效果：2019年8月13日二诊，患者失眠症状明显改善，服药后夜晚可安然入睡，睡眠时间达6小时，精神疲倦改善，自觉心情舒畅，胸闷、纳呆明显好转，大便成形，1日1~2行，舌淡红、苔薄白，脉稍弦。效不更方，初诊方去木香，14剂，水煎服，每日1剂，早晚分服，14剂后睡眠基本正常，无其余不适，每晚睡眠7小时左右。随访至2019年11月，患者整体状态良好，失眠未再复发。

【按语】

辨证思路：按《黄帝内经》言“悲哀忧愁则心动，心动则五脏六腑皆摇”“胃不和则卧不安”，患者因工作压力超负荷，情志过极，以致肝失疏泄，木土不伸，横犯脾胃，故气血生化乏源，心神失养，导致不寐。治疗以养心安神为基本，兼顾疏肝健脾。在“佛手宁神方”原方基础上加枳壳、木香以理气宽胸，行滞消积，加砂仁以行气调中，和胃醒脾。二诊患者失眠症状明显改善，胸闷、纳呆明显好转，故去辛温燥热的木香。全方药简力专，共奏养心安神、疏肝健脾之功效。

2. 长期失眠

【基本资料】

患者，女，62岁。2019年9月13日初诊。

【发病过程】

主诉：反复睡眠差4年余。

现病史：患者于4年前因负性生活事件反复出现睡眠差，入睡困难，约需1.5小时，早醒（凌晨3点至4点），醒后难寐，眠浅梦多，每晚入睡时间为2～3小时，有时甚至彻夜难眠，白天精神疲劳，注意力不集中，记忆力下降，兴趣下降。

【首诊证候】

患者近4年夜寐梦多，眠浅易醒，口干口苦，胸闷，焦虑急躁，双目干涩，二便正常，舌质红、苔黄，脉弦数。

【辨证论治】

中医诊断：不寐（肝郁化火证）。

西医诊断：睡眠障碍。

治则治法：疏肝解郁，清肝泻火，养心安神。

处方：柴胡桂枝汤加减，柴胡20克，黄芩10克，法半夏10克，纹党参10克，炙甘草10克，生姜10克，大枣7枚，桂枝5克，白芍10克，生龙骨（先煎）30克，生牡蛎（先煎）30克，炒酸枣仁10克，首乌藤30克，合欢皮15克，枳壳15克，炒栀子15克，夏枯草15克，枸杞子15克。7剂，水煎服，每日

1剂，早晚分服。

效果：2019年9月20日二诊，服药后患者睡眠改善，睡眠时间达5～6小时，偶有夜间醒，醒后可再入睡，自觉白天精神状态和情绪好转，胸闷、口干口苦明显改善，仍有眼胀，双目干涩，舌红、苔薄黄，脉弦。效不更方，初诊方加女贞子10克，14剂，每日1剂，水煎分早晚2次服用。2019年10月4日三诊，服药后患者睡眠稳定好转，睡眠时间约7小时，中间未醒，白天精神可，情绪可，饮食可，无口干口苦，无眼胀、双目干涩，舌淡红，苔薄白，脉稍弦。随访至2019年12月，患者整体状态良好，失眠未再复发。

【按语】

辨证思路如下。按朱丹溪云："气血冲和，百病不生，一有怫郁，诸病生焉。"失眠作为一种病理状态，与机体气机紊乱有关。患者因负性生活事件，忧思悲怆，情志内伤，导致肝郁气滞，气机失调，阴阳失和，发为不寐，伴有郁证表现。

柴胡桂枝汤出自《伤寒论》原文第146条："伤寒六七日，发热微恶寒，支节烦疼，微呕，心下支结，外证未去者，柴胡桂枝汤主之。"本方是由小柴胡汤和桂枝汤原方分量之半，合为复方，以解太阳和少阳两经之邪。外可辛散解肌，调和营卫，以祛太阳之邪，内则清火疏郁，宣展气机，和解枢机，以解少阳之邪，为太阳少阳双解之剂。方中柴胡与黄芩配伍，和解少阳，调畅气机；桂枝、白芍调和营卫；半夏与生姜相须为用；人参、大枣、甘草三药合用，补益脾胃，助其枢转，以利气机升降出入。原方加合欢皮以解郁宁心，加首乌藤、酸枣仁以宁心安神、养血补肝，加枳壳以理气宽胸、疏肝解郁，加炒栀子、夏枯草以清心除烦安神，加枸杞子、女贞子以滋补肝肾、益精明目。全方药简力专，共奏疏肝健脾，调和气机阴阳之功效。

然而，经过后世医家的不断实践，柴胡桂枝汤已不只局限于太阳少阳并病，而广泛应用于临床多种疾病的治疗。"少阳为枢"的概念最早出现在《素问·阴阳离合论篇第六》："太阳为开，阳明为阖，少阳为枢。"提出了少阳为阳气开阖之枢机，外转太阳、内达阳明的生理基础。

国医大师刘渡舟教授进一步深入阐明此概念，指出少阳经脉行于身侧，居于太阳阳明两经之间，外则从太阳之开，内则从阳明之阖，从而起到枢机的作用。少阳主枢，除表里之枢外，亦主阴阳之枢，故少阳枢机不利，可导致阳明经、太阴经、少阴经、厥阴经、太阳经的阴阳不和，是人体各种疾病发生的关键病机，也为从“少阳为枢”角度辨治临床各种疑难杂症奠定了基础。

谢炜教授认为，“少阳为枢”也可指营卫气血出入运行的枢机，而肝属木，为阳中之少阳，若肝失疏泄抑或少阳枢机不利，对外则影响营卫敷布，对内则可导致气血郁滞。柴胡桂枝汤为小柴胡汤与桂枝汤的合方，小柴胡汤能调解少阳枢转之机，桂枝汤则可通调营卫气血，二者巧妙结合，完全契合了“少阳枢机不利”的病机变化，故临床应用广泛且收效颇佳。

（二）浅析谢炜教授从肝论治不寐经验

失眠是指在合适的睡眠环境下，依然对睡眠时间或质量感到不满足，并且影响患者社会功能的一种主观体验。主要症状表现为入睡困难、易醒、早醒、睡眠质量下降和总睡眠时间减少，同时伴有疲劳、情绪低落或激惹、躯体不适、认知障碍等。

失眠在《黄帝内经》中称为“不寐”“目不瞑”“不得眠”等，《灵枢·大惑论第八十》“卫气不得入于阴，常留于阳，留于阳则阳气满，阳气满则阳跷盛，不得入于阴则阴气虚，故目不瞑矣”，认为失眠的病机是阴阳失和，阳不入阴，这是中医学最早关于失眠症的认识。后世医家在临证中逐步发展了阴阳睡眠理论、神主睡眠理论、脏腑失和理论的睡眠认识，在治法上，历代医家多从“心”“心肾”或“心脾”等论治失眠。然而，随着生活节奏的加快及生活、工作压力的增大，精神心理因素与失眠的关系更为密切。

谢炜，二级教授，博士研究生导师，广东省名中医，南方医科大学南方医院中医科主任，从事中医医疗、教学、科研工作30余年，积累了丰富的临床经验。对于不寐的治疗，谢炜教授有着独到见解，认为不寐发生发作的关键因素在于肝脏生理功能失常，从肝脾不和、肝郁化火立论，主张“从肝论治”不寐，短期失眠以健脾养心、和胃疏肝为基本治疗大法，并创制“佛手宁神方”治疗短期失眠；长期失眠以疏肝解郁、调肝安神、调和阴阳为基本治疗大法，擅用“柴胡桂枝汤”治疗长期失眠，随证加减安神、定志、解郁药物，临床疗效显著。现将其对“调肝安神，调和阴阳”辨治失眠的经验浅析如下。

1. 从肝论治的理论依据

《黄帝内经》曰“肝主谋虑”“肝藏魂”“随神往来谓之魂”“魂伤则狂妄不精，不精则不正”，提示“肝魂”具有调节大脑中枢抑制与兴奋、睡眠与觉醒的功能。肝魂的舍养以肝主藏血为基础，有赖于肝的疏泄功能。肝为气血之枢，主疏泄以调气机、舒情志、和阴阳，主藏血以养诸脏、行气血；肝藏血，血舍魂，气血为神之本，肝主守神气之出入。《血证论·卧寐》云：“寐者，神返舍，息归根之谓也。”“肝藏魂，人寤则魂游于目，寐则魂返于肝。”王冰亦言：“肝藏血，心行之，人动则血运于诸经，人静则血归于肝脏。”白昼魂出于肝则目开而寤，入夜魂归于肝则目瞑而卧，故“肝”的生理功能正常是机体维持睡眠的保障。

脏腑功能失调导致气血失和是失眠症产生的关键，情志因素是引发失眠的主要病因，其主要病位在肝脏，常涉及影响心脾肾等其他脏腑。《难经》曰“人之安睡，神归心，魂归肝，魄归肺，意归脾，志藏肾，五脏各安其位而寝。”《素问·病能论篇第四十六》亦曰：“人有卧而有所不安者……脏有所伤，及精有所乏，倚则不安。”故不寐与五脏六腑皆有关。肝主疏泄，调畅情志，肝气疏泄功能正常，则气血和平，五志安和。《血证论·卧寐》云：“肝病不寐，肝藏魂……若浮阳于外，魂不入肝，则不寐。”《普济本事方》云：“平人肝不受邪，故卧则魂归于肝，神静而得寐，今肝有邪，魂不得归，是以卧则魂扬若离体也。”肝主魂，魂属神志活动范畴，由肝血化生和涵养，若肝失疏泄，气血转枢不利，气血逆乱，魂无所附，或肝气郁结、肝火旺盛、肝阴不足等，均可使气机不利，阳不入阴，魂不安藏而致不寐、健忘、多梦；若肝血损耗，心血不充，心神失养，亦可致不寐。故欲治失眠当须治肝。

2. 谢炜教授“从肝论治”不寐的治法精要及用药特色

谢炜教授根据多年临证，认为失眠病机以肝郁为首，肝失疏泄，气机逆乱，以致形成气滞、火邪、痰湿等病理产物，扰乱神明，魂不安藏，病发不寐，故失眠当需从肝论治。并且，根据失眠患者病程的不同，总结“二期二方”进行分期治疗。短期失眠宜健脾养心、和胃疏肝，予自拟的“佛手宁神方”；长期失眠宜疏肝解郁、调肝安神、调和阴阳，予柴胡桂枝汤治疗，临床疗效显著。

1）短期失眠，以安神为主，兼顾疏肝健脾以治疗短期失眠。

（1）短期失眠的中医病因病机。

短期失眠多由明确的、急性的应激事件诱发，或由睡眠卫生不良引起。待诱发事件解除或睡眠卫生状况改善后，部分患者可以自行恢复正常睡眠，而另一部分患者可能逐渐发展成为慢性失眠障碍。短期失眠障碍伴有相关日间功能损害，具体表现为疲劳、全身不适、注意力不集中、记忆力下降、情绪变化、社会功能受损等。因此，短期失眠患者除了积极寻找并消除可能的诱发因素，还应进行有效的干预，减轻或消除失眠症状。

短期失眠的诱因多与急性应激导致心神不安有关，急性情志突变，肝失疏泄，木土不伸，脾胃不和，中焦升降失司，浊气不降，上扰心神，导致失眠。根据多年临床经验，谢炜教授自拟“佛手宁神方”，以安神为本，兼顾疏肝健脾，由佛手、百合、酸枣仁、茯苓、莲子配伍而成，是药食同源的实用方，能够有效改善短期失眠障碍。

（2）短期失眠宜选“佛手宁神方”。

短期失眠宜选“佛手宁神方”，佛手行气开郁，豁痰辟恶，舒肝悦脾，和胃止呕。百合养阴润肺、清心安神、补中益气。佛手、百合共为君，共奏疏肝健脾，清心安神之功。酸枣仁养心益肝安神、敛阴止汗。茯苓利水渗湿、健脾、宁心，酸枣仁、茯苓共为臣，助君以养心健脾宁神。莲子为佐，补脾止泻、益肾涩精、养心安神。全方药简力专，共奏养心安神，疏肝健脾之功效。

2）长期失眠，疏肝解郁，调和阴阳以治疗长期失眠。

若短期失眠障碍的患者未得到有效的治疗和干预，往往因过度关注自身睡眠状况，激发自身焦虑、抑郁情绪，产生对睡眠的负面联想和恐惧，形成恶性循环，逐渐发展成为慢性失眠。慢性失眠患者对外界环境易过敏，易因外界影响而发生较大的情绪波动，出现紧张、抑郁、焦虑等情志改变。近代医家张锡纯在《医学衷中参西录·医话》中强调："忧愁思虑者，神明常常由心发露，心血必因热而耗，是以伤心也。心伤，上之不能充量输血于脑，下之不能充量输血于肝，脑中之神失其凭借，故苦惊喜忘，肝中之魂，失其护卫，故夜不能寐，且肝中血少，必生燥热，故又多怒也。"阐明"情志困扰（忧愁思虑）—不寐—情志困扰（脑——苦惊喜忘；肝——燥热多怒）"的因果循环关系，充分揭示了不寐与肝郁的密切联系。

（1）长期失眠的中医病因病机。

谢炜教授认为长期失眠的病机多与肝郁日久伤脾有关，《类证治裁·不寐》云："由肝虚受邪，梦中惊悸，魂不守舍……思虑伤脾，脾血亏损，经年不寐。"七情内伤，五脏气机失和，肝失疏泄，胆失条达，枢机不利，阳气内郁，上扰心神，发为不寐。肝气郁结，疏泄不利，横犯脾胃，脾不升清，髓窍失养，神机失用，故常伴有焦虑、抑郁、紧张、易怒等神经心理异常。在治疗上，着重疏肝解郁，以调肝安神，调和阴阳。长期失眠患者常伴有明显的情绪低落、心情压抑焦虑等肝气郁结不升，胆气失于条达等少阳枢机不利之象。少阳为枢，调节人体一身阳气的出入，人禀阳气而生，阳生阴长形神乃备，则脏腑平和，阴阳平调。少阳肝胆之郁属于"五郁"中的"木郁"，《黄帝内经》云："木郁达之。"故谢炜教授认为治疗宜选用疏泄宣通的柴胡剂。柴胡桂枝汤既有调和气血营卫、和解少阳之功，又有疏肝利胆，益气清里，畅达三焦之效，使阴阳和调、肝气条达、气血疏畅，能够有效改善患者的睡眠质量和日间症状。

（2）长期失眠宜选柴胡桂枝汤。

柴胡和解表里、疏肝解郁。黄芩清热燥湿、泻火解毒。"柴胡疏木，使半表之邪得以从外宣，黄芩清火，使半里之邪得以从内彻"，柴胡与黄芩配伍，一透一清，和解少阳。桂枝解肌发表，调和营卫，助阳化气，温通筋脉。白芍养血柔肝，缓中止痛，敛阴收汗。白芍与桂枝配伍，一散一收，一阴一阳，使营卫调和，血脉和利，精神乃居。半夏燥湿化痰，降逆止呕，消痞散结；生姜解表散寒，温中止呕，温肺止咳，与半夏相须为用，且能助卫。“少阳为枢，而所以运此枢者胃也。小柴胡汤中之参枣，是补胃中之正气以转枢”，人参、大枣、甘草三药合用，补益脾胃，助其枢转，以利气机升降出入，有补而行之的妙用。

3）灵活处方，随证加减。

失眠患者常伴有各种不同的临床表现，临证治疗在调肝安神，调和气血阴阳的基础上，进行随症加减，酌情加入首乌藤、酸枣仁、柏子仁等养心安神药；失眠多梦、噩梦者加莲子心、磁石；失眠伴胸闷、情绪焦虑抑郁明显者，加合欢皮，枳壳，香附；失眠伴急躁易怒、口干口苦、头晕耳鸣等肝阳上亢者，加夏枯草、钩藤、生龙骨、生牡蛎；失眠伴胁肋胀痛、心烦口苦、饮食不振等肝胆湿热者，加龙胆草、茵陈、泽泻；失眠伴面部烘热，五心烦躁、潮热盗汗、两目干涩等肝阴不足者，加枸杞子、女贞子、山茱萸。

3. 结语

谢炜教授根据多年临床经验，结合现代医学对失眠的认识，认为失眠病机与“肝”密切相关，总结了失眠“气机失调，阴阳失和”的核心病机，并以“调肝安神，调和阴阳”为基本治法，创造性地提出失眠“二期二方”的治疗方案。短期失眠多与急性应激导致心神不安有关，治疗上以安神为本，兼顾疏肝健脾，予自拟“佛手宁神方”，由佛手、百合、酸枣仁、茯苓、莲子配伍而成，是药食同源的实用方，能够有效改善短期失眠障碍。长期失眠的病机多与肝郁日久伤脾有关，在治疗上着重疏肝解郁，予疏泄宣通的柴胡桂枝汤，能够有效改善患者的睡眠质量和日间症状，效果显著。

二、陈宝田教授临证经验

（一）从心肝论治失眠，以安神方治疗失眠

【基本资料】

张某，男，48岁。1975年11月15日初诊。

【首诊证候】

患者陈述患高血压病4个月，因事心情不畅，自觉胸闷，酷似有一股郁气不出，以长呼气为舒，夜间时做噩梦，有时惊醒，血压常波动于190～150毫米汞柱/120～100毫米汞柱，余未发现阳性体征。

【辨证论治】

治则治法：疏肝解郁，宁心安神，调和营卫。

处方：投加柴胡桂枝汤，柴胡12克，桂枝10克，黄芩10克，半夏10克，炙甘草6克，党参6克，生姜3片，白芍30克，大枣7枚，生龙骨30克，生牡蛎30克，夏枯草30克，夜交藤30克。5剂，水煎服，每日1剂。

效果：服上述5剂后，夜间噩梦消失，安然入睡，精神明显好转，自觉胸中舒畅，血压150/98毫米汞柱，食欲有所好转，继续连服20剂，血压恢复正常，并带药20剂返回，追踪5年未复发。

【按语】

中医称失眠为不寐，《黄帝内经》中“阳不入阴”理论是最早关于不寐病机的认识。中医学认为，人的健康状态为“阴平阳秘”，睡眠占据人类生命约三分之一的时间，睡眠状态是反映阳入于阴、营卫交会是否正常的重要表现，因此，阴阳营卫失和是不寐的病机总纲。清代程钟龄将失眠的病因概括为饮食、情志、外邪、体质、环境五大因素。《张氏医通》曰：“平人不得卧，多起于劳心思虑，喜怒惊恐。”可见，精神、情志因素是失眠的主要发病因素。明代张介宾《景岳全书·不寐》曰：“盖寐本乎阴，神其主也，神安则寐，神不安则不寐。”人体的“神”由心所主，称为“心神”，睡眠作为人体的生命活动，又是神的体现，因为正常的睡眠有赖于心神的功能正常，心静神安则人能入寐，反之心神不安则难以入眠，由此可见失眠的病位在心，但与肝也有密切的关系：一方面肝为心之母，所主的情志，是神的重要组成部分，心神往往易受情志因素的影响，故《灵枢·口问第二十八》曰：“心者，五脏六腑之主也……故悲哀愁忧则心动。”另一方面肝是主情志的重要脏腑，具有疏达气机、调畅情志、藏血而舍魂的生理功能。而气血又是神志活动的物质基础，神本于血而动于气。心肝二脏生理相关、病理相连，若情志所伤，疏泄不及，肝气郁结，易累及心致神气活动障碍；肝不藏血，肝血亏虚或血行不畅则心神失于濡养；另肝为刚脏，情志所伤，疏泄太过，多化火伤阴，扰及心神，造成心神不宁。对于不寐的治疗，陈宝田教授有着独到的见解，认为不寐发生发作的关键因素在于心肝生理功能异常，主张从“心肝论治”失眠，以疏肝解郁、宁心安神、调和营卫等为基本治法，并基于50年临床经验，临床运用柴胡桂枝汤加味，随症配合酸枣仁、夜交藤等创制“安神方”，临床疗效显著。

安神方是经验方，由经方柴胡桂枝汤加味而成。柴胡桂枝汤由小柴胡汤和桂枝汤组成，小柴胡汤和解少阳，疏肝解郁，桂枝汤调和营卫，改善“昼不精，夜不瞑”状态，与小柴胡汤合用共凑调整阴阳平衡，使“阴平阳秘，精神乃治”。加用龙骨、牡蛎，重镇安神，镇摄浮阳；方中酸枣仁养心安神，为历代医家治疗失眠之要药，现代药理研究表明，酸枣仁中起镇静催眠作用的主要成分是黄酮类和皂苷类，可显著延长戊巴比妥钠小鼠的睡眠时间。远志味辛，苦泄温通，助心阳，益心气，能使肾气上交于心，以交通心肾，故有安神益智、散郁化痰等作用，临床用于心肾不交，失眠多梦，健忘等症。夜交藤有明显的镇静催眠作用，对睡眠时的影响与安定基本相似，连续服用催眠作用更增强；还具有改善睡眠障碍人群的入睡困难，缩短睡眠潜伏期的作用。本方针对失眠的病机“阳盛阴衰，阴阳失交”而设，具有调整阴阳、镇静催眠的作用，根据观察结果，对失眠有较好的疗效。至于对神经功能康复的辅助治疗作用，可能与改善睡眠后机体自身的免疫力增强，自我修复功能增强有关。

方中柴胡味苦，性微寒，归肝、胆经。《药品化义》言“柴胡，性轻清，主升散，味微苦，主疏肝”。和解表里，疏肝升阳。黄芩味苦，性寒，归肺、胆、脾、大肠、小肠经。《本草经疏》云：“黄芩，其性清肃，所以除邪；味苦所以燥湿；阴寒所以胜热，故主诸热。”半夏味辛，性温，归脾、胃、肺经。《主治秘要》云其能“燥胃湿，化痰，益脾胃气，消肿散结，除胸中痰涎。”桂枝味辛、甘，性温，归心、肺、膀胱经。《长沙药解》言：“桂枝，入肝家而行血分，定经络而达荣郁。善解风邪，最调木气。”白芍，味苦、酸，性微寒，归肝、脾经。养血调经，敛阴止汗，柔肝止痛，平抑肝阳。《神农本草经》曰：“主邪气腹痛，除血痹，破坚积。”党参味甘，药性平，归脾、肺经。《本草正义》曰：“党参力能补脾养胃，润肺生津，健运中气，本与人参不甚相远。其尤可贵者，则健脾运而不燥，滋胃阴而不湿，润肺而不犯寒凉，养血而不偏滋腻，鼓舞清阳，振动中气，而无刚燥之弊。”夏枯草，辛、苦，寒，归肝、胆经。《重庆堂笔记》曰：“夏枯草，微辛而甘，故散结之中，兼有和阳养阴之功，失血后不寐者服之即寐，其性可见矣。陈久者尤甘，入药为胜。”夜交藤，味甘、微苦，性平，归心、肝经。《本草再新》曰：“补中气，行经络，通血脉，治劳伤。”生龙骨、生牡蛎有重镇安神、潜阳补阴之效。生姜、大枣、甘草等顾护脾胃，健脾和中。全方配伍，共奏疏肝解郁，宁心安神之功。

本案患者发病较久，因情志不遂，肝失疏泄，肝气郁结，伴肝阳上亢，故血压波动，易受情绪影响。肝郁日久奉化心气不畅，且肝郁化火，邪火扰动心神，致心肝受损，心神不宁，阴阳失调，阳不入阴，发为不寐。正常情况下，阴阳营卫调和，少阳、阴阳跷脉为脏腑与阴阳营卫沟通的三大桥梁，其中，少阳、眼睛与肝的关系最为密切。现患者肝郁不舒，营卫出入的桥梁受阻，少阳循行胸胁不畅，故胸闷、常呼气；心气不畅，魂神不安，故夜晚时做噩梦。不寐的治疗宜从心肝论治，治以疏肝、宁心为主，其次以镇惊、化痰、清热等。疏肝，和解少阳宜投柴胡桂枝汤，因郁引动肝阳，投以白芍、生龙骨、生牡蛎，镇气上冲，平肝潜阳。胃不和则卧不安，同时注意顾护脾胃，辅以党参、生姜、大枣、甘草。此外，陈宝田教授常引用《黄帝内经》中“恬淡虚无，真气从之，精神内守，病安从来”的理论引导患者加强自我情操的陶冶，改变患者内心焦虑的指向性，并建议患者练习八段锦、太极拳等，达到移情易性、宁神静志的效果。

（二）浅析陈宝田教授从心肝论治失眠经验

失眠是多种因素导致的常见睡眠障碍，长期失眠会使患者产生或加重焦虑、抑郁等精神问题。失眠属于中医学“不寐”的范畴，又称为“不得卧”“不得眠”“目不瞑”等，以轻者难以入睡，或睡中易醒，时寐时醒，连续3周以上；重者整夜不眠为主要表现，常伴随头痛、心悸、多梦、神疲乏力等症状。历代医家治疗不寐有“从痰论治”“从虚论治”等观点，如《证治要诀》云：“有痰在胆经，神不归舍，亦令不寐。”《古今医统大全·不寐候》曰：“痰火扰心，心神不宁，思虑过伤，火炽痰郁，而致不寐者多矣。”《医效秘传·不得眠》提出：“夜以阴为主，阴气盛则目闭而安卧，若阴虚为阳所胜，则终夜烦扰而不眠也。心藏神，大汗后则阳气虚，故不眠。心主血，大下后则阴气弱，故不眠。”

陈宝田，教授，南方医科大学南方医院中医科主任医师，博士研究生导师，中央军委保健局专家，全国名老中医，国家中医药管理局脑病重点学科带头人，国家中医药管理局重点头痛专病学术带头人，全国中医脑病专业委员会顾问，广东省中西医结合疼痛专业委员会主任委员。从事中医医疗、教学、科研工作50余年，积累了丰富的临床经验，是驰名中成药正天丸等的发明者。他擅长用经方诊治慢性头痛、眩晕、癫痫、失眠、陈旧性面瘫、颈椎病等各种疑难杂症。陈宝田教授认为，情志内伤、伤及心肝是失眠的主要病因，心肝受损、心神不宁是失眠的主要病机，应根据病因病机确立疏肝宁心的治法并重视心理疏导。现将陈教授从“心肝论治”失眠的经验介绍如下。

1. 从心肝论治的理论依据

1）情志内伤、伤及心肝是失眠的主要病因。

清代程钟龄将失眠的病因概括为饮食、情志、外邪、体质、环境五大因素。《张氏医通》曰：“平人不得卧，多起于劳心思虑，喜怒惊恐。”可见，精神、情志因素是失眠的主要发病因素。西医认为，失眠由精神心理因素、躯体因素、环境因素、生物因素及药物因素等引起。人群中具有神经质、内化性、易焦虑和完美主义的个体特征者易发生失眠。这表明精神心理因素是失眠的重要病因，在这一点上西医与中医的认识不谋而合。

《王孟英医案》云：“肝主一身之气，七情之病必由肝起。”肝主疏泄，若肝主疏泄功能正常，则气机调畅，情志调畅；若肝失疏泄，气机怫郁，则情志不舒。同时，情志因素会反作用于肝，情志不舒则伤肝，影响肝的正常生理功能。因此，情志因素与肝密切相关。《灵枢·口问第二十八》曰："心者，五脏六腑之主也……故悲哀愁忧则心动。"可见，情志因素与心也有密切关系。心主神明，情志也属神的范畴，故也可以说心主情志，情志作用亦可以反作用于心。因此，心肝二脏共主情志。综上，情志内伤是失眠的主要病因，情志内伤通过作用于心肝二脏，影响心肝生理功能而引起失眠。

2）心肝受损、心神不宁是失眠的主要病机。

明代医家张景岳提出神主睡眠，《景岳全书·不寐》云："寐本乎阴，神其主也，神安则寐，神不安则不寐。"在藏象理论中，五脏藏五神，魂、神、魄、意、志分别藏于肝、心、脾、肺、肾。五神的主宰为心，"心者，君主之官也，神明出焉"。心主神，对神的支配和影响起着主导作用。西医认为，失眠发病的关键是焦虑。从认知行为理论角度阐释失眠的发病机制，核心即认知，以焦虑的形式，成为失眠的易感、诱发和维持因素；经常焦虑的个体更容易对生活事件做出反应，仅需较小的外界刺激，就会出现急性失眠。焦虑属中医学情志病范畴，与肝、心密切相关。肝主疏泄，调畅气机，畅达精神情志；心主神明，主宰精神、意识、思维活动。肝、心两脏相互为用、协调配合，共同维持"神"的活动，维持正常的睡眠。若过度焦虑、抑郁，情志内伤会导致气机郁滞、肝失条达；思虑过多则神动不安。故心肝受损、心神不宁发为失眠。

（1）心肝受损，血不养神。

神在人体内的活动是需要物质基础的。《灵枢·营卫生会第十八》云："血者，神气也。"说明血液是心神的重要物质基础。从失眠患者的年龄来看，中老年人居多，因"老者之气血衰，其肌肉枯，气道涩……故昼不精，夜不瞑"；从性别来看，女性居多，因女性生理特殊，每月经血随期而至，《灵枢·五音五味第六十五》曰："今妇人之生，有余于气，不足于血，以其数脱于血也。"且女性易为情志所伤，故女性易患不寐。神的物质基础——血，与心肝二脏密切相关。《素问·五脏生成篇第十》云："诸血者，皆属于心。""心主血脉"，心气能够推动和调节血行于脉中，流于全身，濡养全身各脏腑形体官窍；心气能够奉心化赤而生血，即将水谷精微化为血液，保证人体血液供应充足。《灵枢·本神第八》云："肝藏血，血舍魂。"肝藏血则可以养身安魂。"随神往来谓之魂"，魂是五神之一，受心神的统帅与支配，以肝血为依托。心主神明藏神，肝藏血舍魂，魂随神往，昼随神游于目而动，夜魂归于肝而静，心境平和，神魂安定而能寐。

（2）心肝受损，营卫失调。

阴阳营卫失和是医家们遵循的不寐病机总纲，从心肝探析不寐病机是从脏腑角度进行探讨。失眠是由于阳不入阴、营卫不能正常交汇。而少阳为枢，主开合，既是病邪的出入场所，病情转变的门户，同时也是卫气由阳入阴，由阴出阳的枢机，因此，少阳枢机不利是导致卫阳不入营阴的病机关键。足少阳胆经、手少阳三焦经均与肝有着密切的联系。胆与肝互为表里，两者经络相互络属，生理相关，胆附于肝，内藏胆汁，肝主疏泄，促进分泌排泄胆汁，协调脾胃气机，促进脾胃纳运水谷。在调节情志方面，胆主决断，肝在志为怒、主谋虑，肝胆共同辅佐心主神的功能，相互协调，则情志和调稳定。三焦为津液运行的通道，三焦通畅、肝主疏泄功能正常，则两者共同维持正常的津液代谢。因此，少阳是沟通心肝、阴阳营卫出入的重要桥梁之一。《灵枢·大惑论第八十》云："卫气不得入于阴，常留于阳，留于阳则阳气满，阳气满则阳跷盛，不得入于阴则阴气虚，故目不瞑矣。"可见，阴阳脉是卫气出阳入阴的桥梁，是卫气调节睡眠的重要环节。因此，阴阳脉也是沟通阴阳营卫的重要桥梁之一。此外，从《灵枢·卫气行第七十六》可知，卫气昼夜循行与眼睛有紧密联系。《杂病源流犀烛》云："跷脉之剽悍，同于卫气，而皆出眦。"卫气、脉皆出于目眦，调控眼睛的开阖，影响睡眠。《血证论·卧寐》云："肝病不寐者，肝藏魂，人寤则魂游于目，寐则魂返于肝。"五脏之中，肝开窍于目，肝为心之母，因此，眼睛与心肝二脏密切相关。故眼睛也是阴阳营卫与心肝沟通的重要桥梁。

2. 陈宝田教授"从心肝论治"失眠的治法概要

1）把握"心肝"核心病因病机，确立疏肝宁心治法。

失眠的发生以阴阳不交、营卫失调为总纲，情志内伤是失眠的主要病因，心肝二脏共主情志。肝主疏泄，肝对一身气机的调节作用直接影响情志，情志内伤也直接影响气机、肝主疏泄的生理功能。心主神明，情志属神的范畴，故心、肝对情志共同起着统领、协调作用。就病因角度而言，情志内伤与五脏之中的心肝密切相关，与肝的关系更为直接，因肝直接起调节作用，心起统领、协调作用。

心肝受损、心神不宁是失眠的主要病机。心神安宁则可入寐，神安离不开血。心主血脉，心可奉心化气，将水谷精微化为血气，保证一身血气充足。奉心化气的功能离不开气机的调畅，只有气机调畅才能充分发挥心主血脉的作用，因此，与肝的疏泄功能密切相关。肝主疏泄的功能是以肝主藏血为基础，疏泄功能正常则可正常贮藏血液、调节血量、防止出血，故肝藏血的功能与疏泄的功能相辅相成。心肝二脏生理相关，病理相连，血气充足，魂神安定则安寐，反之则不寐。若肝的功能异常，则影响营卫出入的桥梁，阴阳营卫失和则失眠。无论是从病因角度，还是从病机角度，失眠与五脏之中心肝的关系最为密切。《丹溪心法》云："气血冲和，万病不生，一有怫郁，诸病生焉。故人身诸病，多生于郁。"一身之气机调畅的关键在肝，肝主疏泄，喜条达而恶抑郁。因此，保持肝气条达是治疗失眠的关键，还要兼顾宁心安神。此外，失眠病机尚有阴阳营卫失和。故失眠的治法应为疏肝解郁，宁心安神，调和营卫。

2）善用情志疗法，疏肝宁心。

（1）四诊合参，明确病因。

有很多原因可引起失眠，找到患者失眠的病因所在，祛除病因，治疗失眠才能起到"釜底抽薪"之效。因此，医者需从失眠的患者步入诊室开始，仔细观察患者的目光、色泽、神情、体态等，详细询问病情，四诊合参，找到失眠的病因。明确病因，如为环境因素引起的失眠则改善睡眠环境，如为药物因素引起的失眠则逐渐减药停药或以其他方式解除药物对睡眠的影响，如存在与失眠相伴的精神心理因素则应注重情志疏导。因此，陈教授在诊治失眠时，从接诊之初就渗透情志疗法。首先，建立患者的认同和信任，陈教授对待患者平易近人、和蔼可亲，且临床经验丰富，德艺双馨，深受患者信任；其次，耐心了解发病经过，详细询问病史，收集疾病信息，找到患者失眠的根结所在；最后，安抚有焦虑、抑郁等心理问题患者的情绪，帮助患者分析各种心结，引导患者以积极的态度面对生活中的问题，帮助患者早日打开心结。

（2）详释病情，注重情志疗法。

情志因素是失眠的主要病因。如果失眠患者就诊时判断其主要病因是情志因素或以情志异常为伴随症状，那么治疗时应重视情志疗法。中医情志疗法可归纳为以情胜情疗法、移情易性疗法、宁神静志疗法3种方法。以情胜情疗法：五脏及情志之间存在五行制胜原理，怒胜思，喜胜忧，思胜恐，悲胜怒，恐胜喜，医者有意识地采取一种情志去纠正相应所胜的情志，从而治愈这一种情志引起的失眠。移情易性疗法：引导患者主动学习新的东西，分散注意力，改变患者内心焦虑的指向性。宁神静志疗法：通过自我陶冶情操，提升精神境界，使内心达到宁静的状态。陈教授常引用《黄帝内经》中“恬淡虚无，真气从之，精神内守，病安从来”的理论引导患者加强自我情操的陶冶，学习新的东西，改变患者内心焦虑的指向性。建议患者练习八段锦、太极拳等，达到移情易性、宁神静志的效果。八段锦、太极拳融合了中医的阴阳五行、经络学说，强调意神结合，“神静体松”是身形的总要领，可以使练习者主动将日常之思虑活动放下，处于安静、无忧无虑的状态，从而达到情志调摄。

通过调畅情志，可恢复肝之疏泄，切断“肝郁—不寐—肝郁”的恶性循环，实现治疗不寐的疗效。因此，医者在治疗失眠患者时要注重情志疗法，同时，对患者详释病情，避免患者产生恐惧、疑虑等情绪。

（3）治宜疏肝解郁，宁心安神，调和营卫。

心肝受损、心神不宁是失眠的主要病机。失眠与心肝二脏关系密切，故治法为疏肝解郁，兼宁心安神、调和营卫。陈教授治疗失眠，常应用小柴胡汤类方加减以疏肝解郁，加入酸枣仁、合欢皮、夜交藤、远志以宁心、养血、安神，合用桂枝汤以调和营卫，另根据辨证加减用药。治疗失眠在选用宁心安神之品时，常有针对性地选用入心经、肝经的药物。从药物归经的角度分析，中医治疗失眠的药物归经依次为心经、肝经、脾经、肾经、肺经和胃经等，其范围涉及五脏六腑，以心、肝二脏为主。

（4）指导患者养成良好的生活习惯。

饮食方面不可过饥或过饱，饮食入胃，脾胃运化，与肝胆的功能密切相关，过饥过饱都会影响脾胃功能，进而影响肝胆功能。过饥过饱都会影响睡眠，因此，可以通过调节饮食达到胆利肝调，以保证正常的睡眠。注意劳逸结合，动静结合，适当运动。主动改善睡眠环境，营造适合睡眠的环境，睡前不饮浓茶、咖啡等刺激之品。养成良好的睡眠习惯，主动顺应自然界之阴阳，不熬夜。

3. 陈宝田教授“从心肝论治”失眠的用药特色

1）柴胡桂枝汤为底。

陈宝田教授在研读《黄帝内经》的基础上，综合中医各家对失眠的认识，基于中医学从功能角度、从整体角度、从变化角度把握生命基本规律的特征，提出了“平阴阳、调五神、和营卫”的整体治疗大法，在柴胡桂枝汤的基础上，加上龙骨、牡蛎及安神、养心、定志、抗抑郁等中药组成。

方中以柴胡桂枝汤为底方，取其疏肝理气之用。柴胡桂枝汤由小柴胡汤和桂枝汤各半量相合而成，兼具小柴胡汤及桂枝汤之功。《医贯·主客辨疑》曰“小柴胡木郁达之也”，小柴胡汤和解少阳，调畅枢机，以达疏肝之功用。其主药柴胡、黄芩均重在疏肝泻热。柴胡味辛苦，性微寒，入肝胆经，芳香疏泄，其性升散轻清，正合乎肝木条达之性，善开木郁。黄芩味苦，性寒，善于清泄少阳胆腑火热。《本草纲目》曰：“柴胡行手足少阳，以黄芩为佐。”柴胡、黄芩相配，经腑同治，一升一降，能使少阳之气郁得达，火郁得发，郁开气活，则枢机自利。桂枝汤乃群方之冠，后世将桂枝汤的功用总结为“外证得之，解肌和营卫，内证得之，化气调阴阳”。方中桂枝辛温通阳，可疏肝胆气机；白芍味酸，入肝经，养血柔肝，以平肝息风，且与柴胡配伍，使柴胡得芍药而又不至升散太过而伤阴。

现代药理表明，柴胡桂枝汤可以改善患者的焦虑抑郁状态，缘于其明确的催眠镇静作用；柴胡加龙骨牡蛎汤可显著延长大鼠睡眠时间；且方中含有的夜交藤蒽醌类、甙类及黄酮类物质，具有缩短大鼠入睡时间、改善睡眠效率的作用；酸枣仁皂甙提取物能增加动物阈下剂量戊巴比妥钠睡眠时间，亦由于其所具有的镇静催眠作用。安神方不仅能缩短入睡时间、增加睡眠总量，且更偏重于增加深睡眠和快动眼睡眠时间。

2）经验集成之合方——安神方。

【组成】

黄芩、桂枝、远志、党参、法半夏、炙甘草各10克，白芍、酸枣仁各15克，合欢皮20克，柴胡24克，牡蛎（先煎）、龙骨（先煎）各30克，首乌藤70克，大枣7枚。

【用法】

水煎服，睡前1小时顿服，每日1剂。

【理论来源】

《黄帝内经·灵枢》首先提出了“昼精而夜瞑”。《医学原始》对“昼精而夜瞑”的状态进行了描述；“寤者，乃觉性解释外官，使能各适其用也。寐则反是，即觉性之敛束五官。令其宁静休养，聚其既疲之力也”。

陈宝田教授根据此理论，将过去安神汤剂分2～3次温服的常规服法改为睡前1.5小时一次性服用，白天不服用，集中所有效力使患者尽快入睡并维持睡眠。白天人们与自然界发生直接联系的各种器官充分发挥各自的功能，此即“昼精”；夜晚这些器官则收敛其功能，暂时处于宁静状态，此即“夜瞑”。夜瞑宁静休养神明，聚其既疲之力，以备白昼神、形之用，而自然正确的昼精状态又是促进夜瞑的可靠保证。

【投药指征】

本方的投药指征主要是各种失眠。因本方主要是从心肝论治，加之调阴阳，安五脏。

【适应证】

睡眠障碍、更年期综合征、焦虑症、抑郁症、节律性失眠、倒错性失眠、精神分裂症、癫痫、小儿多动症、不宁腿综合征等。

【临床研究】

安神方不仅能提高患者晚间的睡眠质量，而且能够改善患者白昼的机能状态，从而提高患者白昼的学习、工作效率。南方医科大学南方医院失眠门诊病例298例，有效213例，有效率达71.48%。安神方能够调整患者的阴阳失衡状况，调和营卫，使五脏功能协调，气血调和，五神各有所藏，从根本上治疗失眠症。“平阴阳、调五神、和营卫”治疗方法对失眠症行之有效。

4. 结语

综上，失眠的病因多样，情志内伤是其主要病因，发病之根本在心肝受损、心神不宁。医者需四诊合参，明确病因，治疗当把握核心病因病机，以疏肝解郁，兼宁心安神、调和营卫为治法，合理运用药物治疗，帮助患者尽早恢复正常睡眠。同时，注重情志疗法和指导患者养成良好的生活习惯，以提高治疗失眠的疗效。

三、赵云燕教授临证经验

（一）从肝脾论治失眠

【基本资料】

患者，男，61岁。2024年5月5日初诊。

【首诊证候】

主诉：睡眠差伴胃胀痛3月余。

现病史：患者3个月余前因生活琐事，反复出现入睡困难，眠浅易醒，甚至彻夜难寐，情绪焦虑，精神紧张，时有胃脘胀痛，伴右胁肋疼痛，胃纳不佳，嗳气、反酸、烧心。曾于当地行胃镜检查，结果为慢性萎缩性胃炎，予抑酸护胃治疗后，效果不佳，初诊症见：愁容，嗳气频作，口干口苦，纳差，大便不成形，舌淡胖、边有齿印，苔薄白，脉濡。

【辨证论治】

中医诊断：不寐（肝郁脾虚证）。

西医诊断：睡眠障碍，慢性萎缩性胃炎。

治则治法：疏肝理气，健脾和胃。

处方：小柴胡汤合香砂六君子汤加减，北柴胡10克，黄芩片10克，法半夏10克，熟党参30克，炙甘草5克，砂仁10克，木香（后下）10克，白术10

克，蒸陈皮10克，茯苓10克，龙骨（先煎）30克，干姜10克，淡附片（先煎）10克，合欢皮30克，炒酸枣仁15克。7剂，水煎服，每日1剂，早晚分服。

效果：2024年5月14日二诊，患者睡眠改善，胁肋疼痛消失，胃胀痛显著减轻，白天精神稍疲惫，偶有嗳气、反酸，胃纳差，大便不成形，舌淡，苔薄白，脉濡。效不更方，初诊方去淡附片、炒酸枣仁，加海螵鞘、山药、黄芪，14剂，水煎服，每日1剂，早晚分服，14剂服毕，患者反酸、嗳气症状消失，精神佳，纳眠可，二便调。

【按语】

辨证思路：患者因生活琐事而情志不畅，致肝失疏泄，肝郁乘脾，脾运失健，运化失职，心神无所养，以致不寐；气机受阻，胃气不降反升，故见胃胀、嗳气、反酸。以疏肝理气，健脾养心为治法，方用小柴胡汤以疏肝解郁，合香砂六君子汤健脾和胃益气，加合欢皮、酸枣仁以养心安神。二诊患者失眠转好，余症减轻，可见肝郁稍解，脾虚未复，故继用旧方，方中去酸枣仁，加山药、黄芪，加强健脾益气之效，再加海螵蛸以制酸止痛。

（二）浅析赵云燕教授从肝脾论治失眠经验

失眠属于中医学“不寐”的范畴，以不能获得正常睡眠为主要特征的病症，常表现为睡眠时间不足、深度不够。或入睡困难，或眠浅易醒，醒后难再次入睡，或彻夜不寐。“不寐”一词虽最早出现于《难经》，但明清以前多用“不得卧”“卧不安”“少卧”等词来命名。中医古籍中不乏相关论述，《素问・逆调论》中的“胃不和则卧不安”，认为中焦脾胃失和是失眠的重要病机。李中梓在《医宗必读》中明确指出，“胃不和”为不寐“五故”之一。清代张璐《张氏医通》有言：“脉数滑有力不眠者，中有宿滞痰火，此为胃不和，则卧不安也。”

赵云燕，二级教授，硕士研究生导师，广东省名中医，二级主任医师，广东省、广州市优秀中医人才，全国老中医药专家学术经验传承人。临床擅治重症医学、消化病学及内科疑难杂症。赵云燕教授认为，现代人生活节奏快，饮食作息不规律，临床中失眠症与肝郁相关，从五行的角度来看，肝属木，脾属土，若肝气郁结或肝火旺盛，肝木乘脾土，就会影响脾的运化功能；若脾气虚弱，不能承受肝木的正常克制，也会出现土虚木乘的现象。故失眠与胃肠疾病伴发的情况多见，且功能性肠胃病患者大多存在失眠症状，更容易产生负面情绪。因此，在此类患者的诊治过程中，应当注重通腑降气，健脾和胃，肝脾同调，现将赵教授基于“胃不和则卧不安”论治失眠的经验介绍如下。

1. “胃不和则卧不安”的理论基础

脾胃处于中焦，上连心肺，旁邻肝胆，下接肾与膀胱，为一身气机升降之枢纽，气血、阴阳交汇之要道。清代马培之曰：“脾居中州，乃气血生化之根本脏器。若脾虚力弱，无以布散津液于胃，犹子病累母，导致胃亦失和，神无所依，夜不能寐，辗转反侧。”脾失健运，胃失和降，则水谷之纳运受阻，气机升降之序被打乱，气血生化之源枯竭，五脏六腑皆失其滋养之源，阴阳之气难以交通互济，元神受扰而不得安。于是，日间精神萎靡不振，夜间则难以成眠。故保持脾胃相和，确保气血生化有源，纳食运化有序，气机升降有度，是维护机体健康、促进五脏濡养、确保元神安定的关键所在。唯有如此，方能气血循行正道，血脉充盈归经，五脏六腑得以充分滋养，元神得以深藏内敛，自然能夜寐安宁，白昼精神饱满。

（1）脾胃失和。

纵览医著，不寐多先责于心、肝，然脾胃受损或因功能失常影响他脏，亦可致失眠。脾胃易受食伤、寒热湿邪等因素影响，寒热饥饱均能伤脾损胃使气机升降失常。巢元方在《诸病源候论·食伤饱候》中有言：“夫食过于饱，则脾不能磨消，令气急烦闷，睡卧不安。”清代程国彭在《医学心悟》中也阐述食积伤胃而卧不安，其曰：“有胃不和而卧不安者，胃中胀闷疼痛，此食积也。”李东垣在《脾胃论·卷下·摄养》中曰：“夜不安寝，衾厚热壅故也，当急去之，仍拭汗；或薄而不安，即加之，睡自稳也。饥而睡不安，则宜少食；饱而睡不安，则少行坐。”寒热饥饱影响脾胃功能，导致卧不安，故调护脾胃当顺应天时。李东垣在《兰室秘藏·卷上·中满腹胀门》中提出“腹满胀，肢膈胁，下厥上冒，过在太阴、阳明，胃中寒湿，郁遏也，太阴胀复不利，不欲食，食则呕，不得卧”，他指出寒湿引发胃胀而致不得卧。

（2）心神失养。

心为君主之官，一主血，一主神志。脾胃为后天之本，《素问·玉机真藏论》曰：“五脏者，皆禀气于胃；胃者，五脏之本也。”脾胃调和，则气血生化得当，气循其道，血归其脉；脾胃失和，则气血生化匮源，不能上奉于心，心神失养而不安。然人之寤寐，由心神统控，《景岳全书》有言：“无邪而不寐者，必营血之不足也，营主血，血虚则无以养心，心虚则不守舍。”因此，脾胃功能的盛衰交合与心神功能的正常开展有着密切的关系。从五脏功能来看，心和脾在五行中为母子相生关系，心主血、行血而脾生血、统血。当脾胃受损，脾失健运，胃气失和，气血生化不足，心神失养，进而夜不能寐，心神难安；从经络理论来看，足阳明胃经与足太阴脾经交接于足大趾端，《灵枢·经脉》中“脾足太阴之脉……其支者：复从胃，别上膈，注心中”，同时与手少阴心经在此相接。若脾胃功能失调，纳运不得，气血运行不畅，浊邪循经上扰，心神不安，故寤而不寐。因此，中医治疗此类不寐，当从调理脾胃入手，以复其健运，使气血生化有源，心神得养，方能安然入梦，夜眠得安。

（3）阴阳失交。

脾胃同居中焦，为气机升降之枢机，一脏一腑，各为阴阳。若脾胃不和，气机升降受阻，易致阴阳失调。自《黄帝内经》始，便认为不寐是由“阳不入阴”所致，后世医家在“阴阳失衡”致不寐上虽有所发展，但总不离“阳不入阴”这一病机。“阳不入阴”的原因主要分为两方面，一是阴气虚不能敛阳入阴，二是阳气盛不能从阴而降。前者指阴虚不能制阳，使阳相对偏盛浮越于外，导致失眠。叶天士在《医效秘传》中言：“夜以阴为主，阴气盛则目闭而安卧，若阴虚为阳所胜，则终夜烦扰而不眠也。”后者主要是由于阳明逆满，阳气不能按照正常的循行规律从阴而降，清代张琦在《素问释义》解释曰：“阳明逆则诸阳皆逆，不得入于阴，故不得卧。”清代沈金鳌在《杂病源流犀烛》中论述：“胃不和者，盖胃气本下行，而寐亦从阴而主下，今胃气上逆……不得从其阴降之道，故亦不寐。”沈氏所述不寐之病机虽未明确当中的阴阳关系，但参照《黄帝内经》中“阳不入阴”致失眠的理论，可以理解不寐是胃阳明气逆，阳不得从阴而降所致。

2. 赵云燕教授“从肝脾论治”失眠的治法概要及用药特色

赵云燕教授基于“阳道实，阴道虚”理论，在实则阳明，虚则太阴的基础上，提出腑病多实、脏病多虚的观点。六腑以通为顺，胃、大小肠、胆、三焦等六腑中与消化密切相关的器官常因生理活动失常出现气滞、血瘀、湿困、痰凝、食积、火盛等实象，而与消化相关的脏器如脾、肝等则常因自身亏虚或受累于腑病而出现气血阴阳等虚候，故言“腑病多实，脏病多虚”。据此，赵教授在临床治疗肝、脾、胃相关之不寐时，常因势利导以消“阳道之实”，补苴罅漏以救“阴道之虚”，攻补兼施治理“阴阳同病”。

（1）因势利导以消“阳道之实”。

阳道之“实”责于气、血、湿、痰、食、火等六郁，前五者均能化火，其中又以气、食、火郁与不寐的关系最为密切。情志不遂，肝气郁结，肝郁化火，或五志过极化火，火扰心神而不寐；宿食停滞，脾胃受损，酿生痰热，痰热上扰，胃气失和而不得寐。

若气郁不舒，症见胸脘痞闷、嗳气频作、胁肋胀痛、口苦心烦等，此为阳气郁结在少阳、肝胆的位置，木土相克，肝气最常犯胃，以柴胡类方疏肝解郁，开解少阳郁闭，如小柴胡汤、柴胡桂枝汤、柴胡舒肝散等方，酌加香附、郁金、合欢皮等理气药以行气消滞。阳明乃“胃家实”，胃能受盛化物。若暴饮暴食，食积于胃，当用保和丸以消食导滞和胃，更以芒硝、大黄等泻下药治疗食积腹痛、泻下不畅，亦或是邪实所致下利不止等症，体现了通因通用的反治方法。

（2）补苴罅漏以救“阴道之虚”。

阴道之“虚”责于气血阴阳之不足，不寐之虚证或见心悸健忘、疲倦乏力、纳呆、腹胀便溏等；又或是虚亢所致胃善饥却不欲食，虚烦、不眠、多梦等。若劳倦失调，思虑过度，脾失健运，或统摄无权，耗损心血，或气血生化乏源，心血亏虚，神魂失养，寤而不寐，宜用四君子汤、四物汤、归脾汤等加减，以补气健脾，滋养心神。若胃阴伤，见消谷善饥、饥不欲食、胃中嘈杂不舒、口干舌燥、舌红少津等症，则宜以酸甘化阴为法，用甘凉之品如益胃汤、玉女煎等复其阴液。

（3）攻补兼施治理“阴阳同病”。

当出现肝失疏泄、脾失健运、胃失和降、肠道传导失司，多个脏腑功能紊乱，则体现“阳道实”和“阴道虚”并存，虚实之间常相互影响，互为因果。不寐之证若从脾胃而论，食积其中，损伤脾胃，当攻补兼施，消食导滞兼健脾益气，常以保和丸合四君子汤加减，健护脾胃以恢复功能。若从肝脾而论，常见肝郁脾虚，当以疏肝解郁，健脾养血为法，培土伐木，调和阴阳；疏肝则脾有所主，健脾则肝有所藏，遣方常以小柴胡汤合香砂六君子汤加减。临床中常肝脾同调，“见肝之病知肝传脾，当先实脾”，同时也应当见脾之病，先行调肝。既病防变，先安未受邪之地。

3. 结语

不寐与肝脾胃关系密切，任何形式的“胃不和”都有可能导致“卧不安”，在临床治疗不寐，当首辨虚实。实证常见肝气郁滞、肝火扰心等，故邪气盛时，因势利导，引邪外出；虚证常见心脾两虚等，故精气夺时，宜敛宜补，固护正气；虚实夹杂时，多以肝郁脾虚为害，当疏肝解郁，兼顾护中焦脾胃。养成良好的饮食习惯，忌食辛辣刺激、生冷之物，避免暴饮暴食，少饮浓茶、咖啡、酒等。临床上针对失眠与消化道疾病共病的辨证论治仍需胆大心细，审证求因，将理论与实际有机地结合起来，回到阴阳的角度看待问题，才能更好地解决问题。

参考文献

［1］曾家燕. 中医药治疗失眠概况[J]. 光明中医，2020，35（12）：1942–1945.

［2］陈光敏，陈光新，何昌荣. 失眠症与伴发失眠的神经衰弱鉴别诊断[J]. 中国中医基础医学杂志，2000（6）：53.

［3］陈玥澔，唐成林. 中医论治不寐研究进展[J]. 实用中医药杂志，2021，37（4）：714–716.

［4］程方圆，张星平，陈俊逾. 从脏腑论治不寐纵横[J]. 新疆中医药，2021，39（6）：65–69.

［5］独家能，刘聪，郝旭亮，等. 生理性失眠发病机制的研究进展[J]. 中国医药导报，2017，14（29）：37–40.

［6］苟永鹏，张筱微，孙少卫，等. 失眠症中西医治疗进展综述[J]. 中国疗养医学，2022，31（5）：483–491.

［7］郭斯圆，刘畅，周永道，等. 近现代中医临证治疗失眠的中医处方数据挖掘[J]. 中国社区医师，2017，33（33）：15–17.

［8］姜丹丹，孔德磊，申慧，等. 阻塞性睡眠呼吸暂停与失眠研究进展[J]. 中国实用内科杂志，2016，36（5）：412–415.

［9］蒋颂，陈贵海. 失眠的病理生理学改变及抗抑郁药物的治疗地位[J]. 中华临床医师杂志（电子版），2013，7（1）：170–171.

［10］鞠文雪，姚娓. 失眠的中医内治、外治法临床进展[J].辽宁中医药大学学报，2023，25（1）：147–151.

［11］康丽杰，许二平，丁娜娜，等. 归脾汤治疗失眠的研究进展[J]. 中华中医药学刊，2022，40（12）：64–69.

［12］林文馨，周建华. 中医药治疗失眠伴焦虑状态研究进展[J]. 实用中医内科杂志，2021，35（6）：109–112.

［13］刘鹏飞，康天威，白晶梅，等. 甘肃省成年人失眠状况调查与因素

分析及对策[J]. 中国初级卫生保健，2019，33（7）：60-61.

［14］刘迎辉，刘晓艳. 浅析秦汉时期五部著作对“不寐”病因病机的认识[J]. 时珍国医国药，2016，27（12）：2969-2971.

［15］陆晓峰，孙林，张慧珍，等. 睡眠障碍流行病学调查分析[J]. 甘肃中医，2011，24（2）：67-69.

［16］毛洪祥，王国强，杨碧秀. 失眠症的临床研究进展[J]. 国际精神病学杂志，2006，33（1）：1-4.

［17］宁慧，杨莉丽. 失眠的流行病学和现状[J]. 中国疗养医学，2004，13（6）：334-335.

［18］施建安，王焕林. 失眠症的临床研究进展[J]. 中华神经精神科杂志，1994，27（1）：52-54.

［19］孙洪生. 不寐病证的文献研究与学术源流探讨[D]. 北京：北京中医药大学，2006.

［20］王超，张永全，李建娴，等. 不寐症的中医药临床研究进展[J]. 大众科技，2021，23（12）：84-87.

［21］王怿，周嫦，吴琼，等.《神农本草经》治疗心病药物探析[J]. 中医文献杂志，2021，39（5）：26-30+58.

［22］张芳，刘清泉. 失眠的病因病机及脏腑论治[J]. 河南中医，2019，39（11）：1643-1647.

［23］张婧，沈莉. 沈莉辨治焦虑性失眠经验[J]. 湖南中医杂志，2021，37（6）：26-28.

［24］赵非一，许红，燕海霞. 古代四部代表性本草专著对失眠临床用药的贡献[J]. 长春中医药大学学报，2015，31（3）：631-634.

［25］赵文军，郭平. 失眠的病因分析及诊断与治疗[J]. 中国社区医师，2019，35（2）：106+108.

［26］赵正卿，李雁鹏，向小霞，等. 慢性失眠的发病机制与认知行为治疗[J]. 中国临床药理学与治疗学，2021，26（5）：482-486.

［27］马瑞萍，郜峦，陈云容，等.《王仲奇医案》之不寐案选介[J]. 中

医药临床杂志，2018，30（6）：1030-1032.

［28］张超，任彬彬. 冯明清教授治疗不寐经验[J]. 中国中医药现代远程教育，2015，13（11）：27-29.

［29］蔡文瑜，傅萍，马娴. 傅萍治疗围绝经期女性不寐经验[J]. 浙江中西医结合杂志，2017，27（7）：547-548.

［30］范慧婕，莫素莹，李孔正，等. 广东省名中医傅应昌健脾安眠汤治疗不寐的经验总结[J]. 中国中医药现代远程教育，2021，19（15）：55-57.

［31］焦富英，金迎. 洪治平教授治疗不寐经验[J]. 实用中医内科杂志，2011，25（8）：3-4.

［32］张云城，胡世平. 胡世平老师治疗不寐临床经验[J].中国当代医药，2017，24（10）：134-136.

［33］丁琦，王思佳，胡晓灵. 胡晓灵主任医师治疗不寐的临证经验[J]. 内蒙古中医药，2022，41（2）：93-94.

［34］聂颖颖，纪文岩. 吉中强教授治疗不寐的临床经验[J]. 中国医药指南，2015，13（25）：184-185.

［35］王紫君，高铭阳，李文杰. 李文杰教授治疗阴虚火旺型不寐经验[J]. 云南中医中药杂志，2022，43（5）：8-10.

［36］贾福运，苏禹如，朱婷婷，等. 李永成从脾胃论治不寐经验[J]. 湖南中医杂志，2021，37（9）：31-33.

［37］姚鹏宇，吕翠霞，陶汉华. 刘献琳基于叶天士“清上实下”治法理论运用乌蒐汤治疗不寐经验探析[J]. 河北中医，2019，41（9）：1293-1296.

［38］江玲，薛刚，王道成，等. 王道成治疗不寐经验撷菁[J]. 山西中医，2022，38（5）：4-6.

［39］魏洪玉. 王法德治疗不寐经验[J]. 河南中医学院学报，2009，24（2）：61-62.

［40］石云，王文健. 王文健诊治脾虚不化证候人群不寐经验[J]. 中医文献杂志，2019，37（5）：36-38.

［41］石玥，肖相如. 肖相如教授对失眠的理论认识及治疗经验[J]. 北京

中医药大学学报（中医临床版），2011，18（4）：24–25.

［42］陈嘉兴，许心如，刘红旭. 许心如教授治疗不寐经验[J]. 世界中西医结合杂志，2011，6（9）：745–746.

［43］刘灿容，廖成荣，杨英姿，等. 杨廉方运用四逆酸枣汤加减治疗不寐经验[J]. 湖南中医杂志，2016，32（7）：25–26.

［44］汪长春，杨文明. 杨文明治疗不寐经验[J]. 中医药临床杂志，2017，29（8）：1234–1236.

［45］蔡慧姿，江丰. 张伯礼教授治疗不寐的经验总结[J]. 天津中医药大学学报，2019，38（6）：521–524.

［46］宋昱娇，张喜奎. 张喜奎教授治疗不寐经验采撷[J]. 中国民族民间医药，2022，31（8）：74–76.

［47］安丽娟. 张志浩辨治不寐经验[J]. 上海中医药杂志，2008，42（11）：17–18.

［48］赵雪莹，刘儒佳. 段富津教授从胆辨治不寐验案举隅[J]. 环球中医药，2020，13（11）：1919–1921.

［49］洪登攀，王翠，张晓乐，等. 韩祖成教授应用逍遥散治疗肝郁脾虚型不寐的临床经验[J]. 临床医学研究与实践，2021，6（19）：32–34.

［50］邱婷婷，欧阳效强，刘中勇. 刘中勇辨治不寐临床经验[J]. 中医药通报，2016，15（2）：18–19.

［51］苏凤哲，路洁，刘喜明. 路志正教授治疗外感不寐临床经验[J]. 世界中西医结合杂志，2009，4（5）：312–314.

［52］李锐朋，金华锋，单红梅，等. 浅析马培之治疗不寐的医案和经验[J]. 四川中医，2014，32（11）：17–20.

［53］姚憬. 裘昌林治疗不寐证临床经验[J]. 实用中医内科杂志，2001，15（3）：15–16.

［54］王翠，付伶俐，王苗，等. 全国老中医药专家韩祖成治疗不寐病经验总结[J]. 辽宁中医药大学学报，2022，24（10）：205–211.

［55］许文杰，周一心，詹青，等. 王翘楚教授治疗不寐病医案4则[J]. 中

国医药导刊，2017，19（1）：87+90.

［56］赵华春，王叶，李正胜，等. 王玉林名老中医运用四味安眠汤治疗不寐证临床经验[J]. 亚太传统医药，2021，17（6）：79-81.

［57］李航，杨少山. 杨少山论治失眠症临床经验[J]. 实用中医内科杂志，2006，21（6）：595-596.

［58］朱诗鸣，葛琳仪，陈瑞琳，等. 葛琳仪运用调气法治疗失眠临床经验[J]. 时珍国医国药，2022，33（5）：1219-1220.

［59］张金霞. 顾锡镇教授治疗失眠经验总结[J]. 广西中医学院学报，2012，15（1）：14-15.

［60］娄爱琴，马云枝，沈晓明. 马云枝教授治疗失眠经验总结[J]. 中国中医药现代远程教育，2017，15（12）：73-75.

［61］渠乐，周云. 沈宝藩治疗不寐病的临床经验总结[J]. 世界中西医结合杂志，2020，15（2）：260-262+277.

［62］张玉，胡皓. 赵国岑老中医治疗失眠的经验[J]. 中国民间疗法，2017，25（1）：7-8.